Störung der Schmerzverarbeitung
bei chronischem Kopfschmerz
vom Spannungstyp

# Europäische Hochschulschriften
Publications Universitaires Européennes
European University Studies

**Reihe VI**
**Psychologie**

Série VI Series VI
Psychologie
Psychology

**Bd./Vol. 688**

PETER LANG
Frankfurt am Main · Berlin · Bern · Bruxelles · New York · Oxford · Wien

Anke Pielsticker

# Störung der Schmerzverarbeitung bei chronischem Kopfschmerz vom Spannungstyp

PETER LANG
Europäischer Verlag der Wissenschaften

Die Deutsche Bibliothek - CIP-Einheitsaufnahme

Pielsticker, Anke:

Störung der Schmerzverarbeitung bei chronischem Kopfschmerz vom Spannungstyp / Anke Pielsticker. - Frankfurt am Main ; Berlin ; Bern ; Bruxelles ; New York ; Oxford ; Wien : Lang, 2001
(Europäische Hochschulschriften : Reihe 6, Psychologie ; Bd. 688)
Zugl.: Bamberg, Univ., Diss., 2001
ISBN 3-631-37916-1

D 473
ISSN 0531-7347
ISBN 3-631-37916-1



www.peterlang.de

*Dem Andenken meines Vaters*

## Vorwort und Danksagung

Bei der Entstehung der vorliegenden Arbeit haben mich eine Reihe von Personen unterstützt, denen ich an dieser Stelle ganz herzlich danken möchte.

Herrn Prof. Dr. Stefan Lautenbacher gilt mein besonderer Dank. Ihm danke ich für die Überlassung des Themas und sein außergewöhnlich hohes Engagement in der Betreuung der Dissertation. Seine inhaltlichen und methodischen Anregungen waren äußerst konstruktiv und motivierend. Herrn Prof. Dr. Gunter Haag danke ich sehr herzlich für die Herstellung der Kooperation mit Herrn Prof. Dr. Stefan Lautenbacher. Im weiteren Verlauf war mir Herr Prof. Dr. Gunther Haag durch seine vielfältigen Anregungen und persönliche Unterstützung stets eine wichtige Hilfe. Herrn Prof. Dr. Hans Reinecker danke ich insbesondere für seine Beratung in formalen Angelegenheiten des Promotionsverfahren.

Danken möchte ich auch Herrn Priv.-Doz. Dr. Michael Zaudig, Herrn Dr. Wolfgang Gudden, sowie dem Geschäftsführer der Psychosomatischen Klinik Windach, Herrn Tono Suiter, die mir die Durchführung der Untersuchung im Rahmen meiner Tätigkeit in der Klinik Windach ermöglicht haben. Besonders bedanken möchte ich mich für die Genehmigung des unbezahlten Urlaubs, um den schriftlichen Teil der Dissertation zu einem erfolgreichen Abschluss bringen zu können. Wichtigen Anteil am Gelingen der Arbeit hatten auch das Team der Kopfschmerzabteilung und die Kollegen der Klinik, denen ich für die Unterstützung bei der Rekrutierung der Probanden sowie die Entlastung im Rahmen der klinischen Tätigkeit sehr dankbar bin. Des Weiteren möchte ich mich sehr herzlich bei allen Kollegen und Mitarbeitern der Klinik bedanken, die trotz des hohen zeitlichen Aufwandes bereit waren, als Kontrollpersonen an der Untersuchung teilzunehmen.

Für das Korrekturlesen der hier vorliegenden Dissertation danke ich ganz herzlich, Frau Dr. Andrea Rieth, Herrn Dr. Wolfgang Gudden, Herrn Dr. Peter Kropp und Herrn Dr. Fritz Jäger. Ihre produktive Kritik war mir eine große Hilfe. Von ganzem Herzen möchte ich mich schließlich bei meiner Mutter sowie bei allen Freunden bedanken, die mich persönlich und moralisch während der Entstehung der Arbeit unterstützt sowie in einigen Belangen des alltäglichen Lebens auch entlastet haben. Mein besonderer Dank gilt Frau Dipl.-Psych. Ines Klank und Frau Dipl.-Psych. Jana Schwartz-Uppendieck, die zu jeder Zeit ein offenes Ohr hatten und mich immer wieder ermutigten.

Utting, im Januar 2001 Anke Pielsticker

# Inhaltsverzeichnis

# 1 Einleitung

Die vorliegende Arbeit beschäftigt sich mit der Störung der Schmerzverarbeitung bei chronischem Kopfschmerz vom Spannungstyp. Thematisch ist der Gegenstand dieser Arbeit am ehesten der grundlagenorientierten klinischen Schmerzforschung zuzuordnen. Die systematische Untersuchung der Schmerzsensibilität mit experimentellen Methoden wurde erst in den letzten Jahren verstärkt bei klinischen Populationen durchgeführt. Aus der klinischen Schmerzforschung ist bekannt, dass chronische Schmerzpatienten im Vergleich zu Gesunden oft eine erhöhte Schmerzsensibilität aufweisen. Offen bleibt jedoch die Frage, ob die Schmerzsensibilität nur am Schmerzort oder anatomisch generalisiert erhöht ist. Darüber hinaus ist noch weitgehend ungeklärt durch welche psychobiologischen und psychopathologischen Mechanismen diese Veränderung der Schmerzsensibilität zustande kommt. Die Veränderungen der Schmerzwahrnehmung bei chronischen Schmerzzuständen sind wichtige Parameter für das Verständnis der Ursachen einer Erkrankung. Langfristig sind die Erkenntnisse in diesem Bereich sicher ein wertvoller Beitrag zur Verbesserung der Diagnostik und Therapie von Schmerzpatienten.

Bisherige empirische Befunde lassen annehmen, dass auch beim chronischen Kopfschmerz vom Spannungstyp eine Störung der Schmerzwahrnehmung vorliegt. In zahlreichen empirischen Studien konnten bei Patienten mit chronischem Kopfschmerz vom Spannungstyp im Vergleich zu Gesunden niedrigere Schmerzentdeckungsschwellen an der Schläfe nachgewiesen werden. An extrazephalen Orten (z.B. Finger) sind die Befunde bislang noch uneindeutig. Es erschien daher interessant, die Schmerzentdeckungsschwellen sowohl zephal als auch extrazephal an derselben Stichprobe nochmals zu untersuchen. Beim chronischen Kopfschmerz vom Spannungstyp wird im Vergleich zu anderen Kopfschmerzsyndromen von einem größeren Einfluss psychopathologischer Mechanismen berichtet. Dies kann sowohl mit der Chronifizierung der Symptomatik (kein attackenartiger Kopfschmerz) als auch mit den besonderen pathophysiologischen Mechanismen (muskuläre Prozesse) zusammenhängen. Als bedeutsame amplifizierende psychische Variable kann die Depression angenommen werden. Aussagekräftige Befunde zum Einfluss von Depression auf den chronischen Kopfschmerz vom Spannungstyp liegen derzeit jedoch noch nicht vor. Die Zusammenhänge zwischen Schmerzsensibilität und Depression sollen daher in der vorliegenden Arbeit untersucht werden.

Eine mögliche Erklärung für die Veränderung der Schmerzwahrnehmung beim chronischen Kopfschmerz vom Spannungstyp könnte eine inhibitorische Störung sein. Es wäre vorstellbar, dass bei starken chronischen Schmerzreizen das inhibitorische nozizeptive System defizitär ist und daraus eine erhöhte Schmerzsensibilität resultiert. Experimentelle Studien zur Schmerzinhibition sind bei chronischen Schmerzpatienten jedoch erst selten durchgeführt worden. Dies lag wohl zum einen daran, dass keine zufriedenstellende Methodik zur Verfügung stand, zum anderen an dem hohen experimentellen Aufwand. In der vorliegenden Arbeit werden daher erstmalig inhibitorische Prozesse beim chronischen Kopfschmerz vom Spannungstyp untersucht. Vergleichbare Untersuchungen wurden bislang ausschließlich bei Fibromyalgiepatienten durchgeführt (Kosek & Hansson, 1997; Lautenbacher & Rollman, 1997). Der Untersuchungsansatz kann also durchaus als innovativ betrachtet werden und ist einer der ersten Versuche, eine Störung der Schmerzinhibition als zugrundeliegenden Mechanismus für die Chronifizierung von Schmerzen bei einer spezifischen klinischen Gruppe systematisch experimentell zu untersuchen. Die Ergebnisse versprechen sowohl neue Erkenntnisse zur Pathophysiologie des chronischen Kopfschmerzes vom Spannungstyp als auch einen wertvollen Beitrag zur Klärung der an der Chronifizierung von chronischem Kopfschmerz vom Spannungstyp beteiligten psychobiologischen und psychopathologischen Faktoren.

An dieser Stelle soll ein kurzer Überblick über die Gliederung der Arbeit gegeben werden. Im Theorieteil dieser Arbeit werden zunächst die Grundlagen des chronischen Kopfschmerzes vom Spannungstyp beschrieben (s. Kap. 2). Hierzu gehört die Beschreibung der Symptomatik, die Diagnosekriterien mit differentialdiagnostischer Abgrenzung, empirische Daten zur Epidemiologie sowie die wichtigsten Modelle zur Ätiologie und Pathophysiologie des Krankheitsbildes. Zum besseren Verständnis des experimentellen Teils der Arbeit wird in Kap. 3 der aktuelle Forschungsstand zur Störung der Schmerzverarbeitung beim chronischen Kopfschmerz vom Spannungstyp dargestellt. Kap. 4 beschreibt bisherige Überlegungen zum Einfluss von Depression auf die Schmerzwahrnehmung.

Der experimentelle Teil der Arbeit beginnt mit der Ableitung der Fragestellungen und der Hypothesen (s. Kap. 5) auf der Basis des aktuellen Forschungsstandes. Im Kapitel zur Methode (s. Kap. 6) werden die Stichprobe, das Untersuchungsdesign, die eingesetzten Geräte, die psychophysikalischen und psychometrischen Verfahren beschrieben. Des Weiteren werden an dieser Stelle die Durchführung der Untersuchung und die statistischen Methoden zur Analyse der Ergebnisse dargestellt. Der Ergebnisteil (s. Kap. 7) fasst die gefundenen Ergebnisse der beiden durchgeführten Experimente hypothesengeleitet zusammen.

Abschließend werden die Ergebnisse zu den formulierten Hypothesen vor dem Hintergrund des bisherigen Forschungsstandes diskutiert und hieraus weiterführende Forschungsperspektiven abgeleitet (s. Kap. 8). Eine Zusammenfassung der vorliegenden Arbeit (s. Kap. 9) bildet den Abschluss dieser Dissertation.

# 2 Chronischer Kopfschmerz vom Spannungstyp

## 2.1 Klinisches Bild

*„Since the human animal prides himself on „using his head" it is ironic and perhaps not without meaning that his head should be the source of so much discomfort..." (Wolff, 1950)*

### 2.1.1 Lokalisation und Qualität der Schmerzen

Entsprechend der Klassifikation der International Headache Society (IHS) ist der Kopfschmerz vom Spannungstyp im typischen Fall durch einen stets bilateralen, entweder frontalen oder occipitalen oder einen von occipital nach frontal ausstrahlenden Schmerz von dumpfdrückendem Charakter gekennzeichnet (Olesen, 1988; Olesen & Rasmussen, 1995; Soyka, 1989). Frontale Schmerzen werden häufig mit einem Druckgefühl um und hinter den Augen angegeben. Hinzu tritt das Gefühl einer schweren Last auf der Schädeldecke oder eines engen Bandes um den Kopf (sog. „Schraubstockgefühl", vgl. Abb. 2-1).

**Abb. 2-1: Darstellung eines Kopfschmerzes vom Spannungstyp**

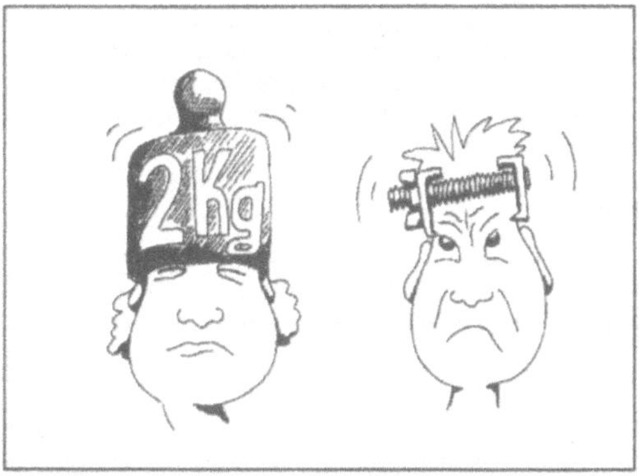


Typisch bohrender Schmerzcharakter und pressendes „Schraubstockgefühl" beim chronischen Kopfschmerz vom Spannungstyp; modifiziert nach Göbel (1994)

Auch migränetypische Symptome können beim Kopfschmerz vom Spannungstyp beobachtet werden, allerdings ist der Schweregrad deutlich geringer als bei der Migräne: 28 % der Patienten mit chronischem Kopfschmerz vom Spannungstyp berichten, dass der Kopfschmerz vom Spannungstyp einseitig auftreten kann, bei 44 % wird der Kopfschmerzcharakter als pulsierend-pochend angegeben (Göbel et al., 1993).

### 2.1.2 Schmerzintensität und funktionelle Beeinträchtigung

Der Kopfschmerz vom Spannungstyp ist eher von leichter bis mäßiger Intensität und verstärkt sich nicht bei körperlicher Aktivität. In einer Studie von Göbel et al. (1993) waren bei Patienten mit chronischem Kopfschmerz vom Spannungstyp mittelstarke (44 %) und starke Schmerzintensität (42 %) fast gleich häufig anzutreffen. Auf einer 7-stufigen numerischen Ratingskala (1 = „sehr schwache Beschwerden" bis 7 = „sehr starke Beschwerden") betrug der Mittelwert der Schmerzintensität 4.8. Der chronische Kopfschmerz vom Spannungstyp kann für den Betroffenen derart gravierend sein, dass er zur Aufgabe der beruflichen Tätigkeit und bei 47 % zu einer erheblichen Beeinträchtigung der Tagesaktivität führt (Göbel et al., 1993). In einer Studie von Rasmussen et al. (1991a) geben sogar 60 % der Patienten mit einem Kopfschmerz vom Spannungstyp an, dass der Kopfschmerz sowohl ihre Arbeitsleistung als auch ihre sozialen Aktivitäten beeinträchtige oder unmöglich mache. Holroyd et al. (2000) berichten in ihrer untersuchten Stichprobe (n = 245) bei 74 % der Patienten mit chronischem Kopfschmerz vom Spannungstyp über den Verlust von 7 Arbeitstagen in 6 Monaten aufgrund von Kopfschmerz sowie einen erheblichen Verlust der Arbeitsqualität an den übrigen Tagen. Bei anfallsweise auftretenden Kopfschmerzen wie der Migräne ist die Schmerzintensität häufig deutlich stärker ausgeprägt: 58% der Betroffenen geben während der Migräneattacke eine sehr starke Schmerzintensität und erhebliche Einschränkungen der Tagesaktivität an. Dennoch leiden Patienten mit Migräne nach den schmerzbezogenen Kriterien der Intensität, Häufigkeit und Dauer nicht mehr unter den Kopfschmerzen als Patienten mit chronischem Kopfschmerz vom Spannungstyp (De Benedittis & Lorenzetti, 1992; Mongini et al., 1992). Die Beeinträchtigung durch den chronischen Kopfschmerz vom Spannungstyp scheint daher weniger aus der Intensität als vielmehr aus der Permanenz der erlebten Schmerzen zu resultieren. Beim Vergleich mit anderen Schmerzsyndromen zeigt sich, dass die Schmerzstärke und die funktionelle Beeinträchtigung bei Kopfschmerzpatienten stärker ist als bei Patienten mit temporomandibularem Schmerzsyndrom (von Korff et al., 1988; Mongini et al., 1992), aber schwächer als bei Patienten mit chronischem Rückenschmerz (Hawley & Wolfe, 1991; von Korff et al., 1992; Turk & Rudy, 1990). So kehren 60 bis 70 % der Rückenschmerzpatienten, die länger als 6 Monate wegen Rückenschmerzen krankgeschrieben sind, nicht wieder in den Arbeitsprozess zurück (Hildebrandt, 1993).

### 2.1.3 Begleitsymptome

In der Regel treten beim chronischen Kopfschmerz vom Spannungstyp keinerlei vegetative oder visuelle Begleitsymptome auf. Göbel et al. (1993) fanden jedoch bei 51 % der Patienten mit chronischem Kopfschmerz vom Spannungstyp Lärmempfindlichkeit und bei 30 % Lichtempfindlichkeit.

### 2.1.4 Verlauf

Im Frühstadium kann sich der Kopfschmerz zu jeder Tageszeit entwickeln und langsam wieder abflauen; nach Jahren kann der Schmerz auch persistieren. Initial ist häufig noch eine eindeutige Zuordnung zu Konflikt- bzw. Stresssituationen nachvollziehbar, die im späteren Verlauf aufgrund der Chronifizierung nur noch schwer identifizierbar sind. Der Übergang von der episodischen in die chronische Verlaufsform wird durch die Kopfschmerzfrequenz definiert (s. Kap. 2.2.1, S. 5 f.). Der chronische Kopfschmerz vom Spannungstyp entwickelt sich nicht vor dem 10. Lebensjahr. Der Gipfel für das Auftreten von chronischem Kopfschmerz vom Spannungstyp liegt zwischen dem 15. und 20. Lebensjahr, in dieser Zeitspanne tritt der Kopfschmerz bei 33 % aller Betroffenen erstmalig auf. Bei mehr als 66 % aller Betroffenen hat die Erkrankung bereits vor dem 25. Lebensjahr begonnen. Der Spannungskopfschmerz manifestiert sich als chronischer Kopfschmerz nach einem subakuten Stadium häufig gegen Ende der dritten Lebensdekade. Die Prävalenzrate nimmt mit dem Lebensalter zu: bis zu 35 Jahren zeigt sich eine Prävalenz von 2 %, in der Altersgruppe 36-55 Jahre von 3 % und in der Altersgruppe über 56 Jahre von 4 % (Göbel et al., 1993).

### 2.1.5 Komorbidität

Nach Göbel et al. (1993) bestehen bei 50 % der Patienten (51 % der Frauen, 44 % der Männer) mit chronischem Kopfschmerz vom Spannungstyp zusätzlich andere Kopfschmerzformen. Das Auftreten verschiedener Kopfschmerzformen nimmt mit dem Lebensalter ab. 43 % der Patienten befinden sich wegen anderer Erkrankungen in ständiger ärztlicher Behandlung. Die häufigsten zusätzlichen Begleiterkrankungen sind arterielle Hypertonie, Schlafstörungen und Depression (s. Kap. 2.6, S. 20 ff.). Holroyd et al. (2000) geben für Patienten mit chronischem Kopfschmerz vom Spannungstyp ein drei- bis fünfzehnfach erhöhtes Risiko für die Entwicklung von Angststörungen und Depression an. Als mögliche gemeinsame Verbindung zwischen Kopfschmerzen, Schlafstörungen und Depression wird eine Veränderung im serotoninergen System diskutiert (s. Kap. 2.5.4, S. 19 f.).

## 2.2 Diagnose und Differentialdiagnose

### 2.2.1 Diagnosekriterien

Der Kopfschmerz vom Spannungstyp ist eine der 164 von der International Headache Society (IHS) klassifizierten Kopfschmerzformen. Die Kopfschmerzen werden nach der Klassifikation der IHS (Olesen, 1988; Olesen & Rasmussen, 1995; Soyka, 1989) in primäre und sekundäre oder symptomatische Kopfschmerzen untergliedert. Das neue Klassifikationssystem gibt veraltete nosologische Vorstellungen auf und unterscheidet nicht länger zwischen vaskulär und muskulär verursachten Kopfschmerzformen, da sich eine solche Trennung weder symptomatisch noch pathophysiologisch aufrechterhalten ließ (Dalessio, 1989; Rapoport, 1992). Für keines der bislang spezifizierten ätiologischen Konzepte gibt es genügend wissenschaftliche Evidenz (Göbel, 1997). Aufgrund der pathophysiologischen Ähnlichkeiten von Migräne und Kopfschmerz vom Spannungstyp wurde neuerdings bereits vorgeschlagen, diese eher auf einem Kontinuum („benign recurring headache") mit unterschiedlichem Schweregrad anzuordnen (Marcus, 1992; Sheftell, 1992; vgl. Abb. 2-7, S. 19).

Bei den primären Kopfschmerzen sind die Kopfschmerzen die eigentliche, primäre Erkrankung. Der Kopfschmerz vom Spannungstyp gehört neben der Migräne, dem Clusterkopfschmerz und anderen Kopfschmerzen ohne strukturelle Läsion zu den primären Kopfschmerzen. Sind die Kopfschmerzen Folge von organischen Erkrankungen, so werden sie als sekundäre Kopfschmerzen bezeichnet. Unter sekundären Kopfschmerzen werden Kopfschmerzen nach Schädeltrauma, bei Gefäßstörungen, bei nichtvaskulären intrakraniellen Störungen, durch Substanzeinwirkung oder -entzug, bei Allgemeininfektionen, bei Stoffwechselerkrankungen, bei Erkrankungen von Gesichts- oder Kopfstrukturen, bei Kopfneuralgien und Nervenschmerzen sowie nichtklassifizierbare Kopfschmerzen subsumiert.

Beim Kopfschmerz vom Spannungstyp wurde in der IHS-Klassifikation eine Unterteilung in eine episodische und eine chronische Verlaufsform sowie eine Unterteilung in Formen mit und ohne muskulären Faktor (erhöhte Schmerzempfindlichkeit perikranieller Muskeln bzw. muskuläre Verspannung) eingeführt. Letztere Unterteilung wird angesichts der geringen wissenschaftlichen Grundlagen als Option verstanden und muss bei der Vergabe der Diagnose nicht unbedingt berücksichtigt werden (Soyka, 1989). Der größte Teil der Patienten mit chronischem Kopfschmerz vom Spannungstyp weist keine erhöhte Muskelanspannung der perikraniellen Muskulatur auf (Pfaffenrath & Gerber, 1992; s. Kap. 2.5.1, S. 13 ff.). Nachdem einige Studien (Messinger et al., 1991; Pfaffenrath & Isler, 1993; Sanin et al., 1994; Solomon et al., 1992) aufgezeigt haben, dass Patienten mit häufigen primären Kopfschmerzen gemäß der IHS-Kriterien hinsichtlich der Differentialdiagnostik schwierig zu klassifizieren sind, wurden von Silberstein et al. (1994, 1996) in einer revidierten Version der IHS-Klassifikation spezifische Kriterien für täglichen und nahezu täglichen Kopfschmerz vorgeschlagen. Silberstein et al. (1996) differenzierten bei täglichem Kopfschmerz zwischen transformierter Migräne, neuem täglich persistierenden Kopfschmerz, kontinuierlicher Hemikranie und chronischem Kopfschmerz vom Spannungstyp. Die Diagnosekriterien für den chronischen Kopfschmerz vom Spannungstyp (Soyka, 1989) werden in Tab. 2-1 beschrieben.

**Tab. 2-1: Diagnostische Kriterien gemäß der IHS-Klassifikation für chronischen Kopfschmerz vom Spannungstyp**

A. *Durchschnittliche Kopfschmerzhäufigkeit wenigstens 15 Tage/Monat bzw. 180 Tage/Jahr über wenigstens 6 Monate hinweg mit den Kriterien, die unter B-D angeführt sind.*

B. *Wenigstens zwei der nachfolgend angeführten Schmerzcharakteristika:*

   1. *drückender oder ziehender Schmerz,*
   2. *leichte bis mäßige Schmerzintensität, die tägliche Aktivitäten beeinträchtigen kann, aber nicht unmöglich macht,*
   3. *beidseitige Lokalisation,*
   4. *keine Verstärkung durch Treppensteigen oder ähnliche körperliche Aktivitäten.*

C. *Beide nachfolgend angeführten Bedingungen:*

   1. *kein Erbrechen,*
   2. *nicht mehr als eine der nachfolgend angeführten Bedingungen: Übelkeit, Photophobie oder Phonophobie.*

D. *Wenigstens eine der nachfolgend angeführten Bedingungen:*

   1. *Vorgeschichte, körperliche und neurologische Untersuchung geben keinen Hinweis auf eine der Erkrankungen, die in den Gruppen 5-11*[1] *aufgelistet sind;*
   2. *Vorgeschichte und/oder körperliche und/oder neurologische Untersuchung lassen an eine derartige Erkrankung denken, die aber durch ergänzende weiterführende Untersuchungen ausgeschlossen wird;*
   3. *Eine Erkrankung aus den Gruppen 5-11*[1] *liegt vor, aber die Attacken des Kopfschmerzes vom Spannungstyp sind nicht erstmalig in einer zeitlichen Verbindung mit dieser Erkrankung aufgetreten.*

Der episodische Kopfschmerz vom Spannungstyp (ETTH[2]) wird als Variante des chronischen Kopfschmerzes vom Spannungstyp (CTTH[3]) angesehen und als wiederkehrende Episoden eines Kopfschmerzes, der Minuten oder Tage dauern kann, beschrieben. Bei der episodischen Verlaufsform beträgt die Zahl der Kopfschmerztage weniger als 180/Jahr bzw. weniger als 15/Monat. Die übrigen Kriterien des ETTH entsprechen denen des CTTH.

---

[1] Erkrankungen im Zusammenhang mit sekundären Kopfschmerzen (s. Kap. 2.2.1, S. 5)

[2] Der episodische Kopfschmerz vom Spannungstyp wird im Folgenden mit ETTH (episodic tension-type headache) abgekürzt.

[3] Der chronische Kopfschmerz vom Spannungstyp wird im Folgenden mit CTTH (chronic tension-type headache) abgekürzt.

### 2.2.2 Differentialdiagnose

#### *2.2.2.1 Medikamenteninduzierter Kopfschmerz*

Durch die regelmäßige Einnahme von Analgetika oder Opioiden kann bei Patienten mit CTTH ein medikamenteninduzierter Dauerkopfschmerz entstehen. Etwa 5-10 % aller Kopfschmerzpatienten (in spezialisierten Praxen und Kliniken) sind hiervon betroffen (Haag et al., 1999). Als Schwellendosis gelten hierbei z.B. mehr als 45 g Acetylsalicylsäure pro Monat, mehr als zweimalige Einnahme von opioidhaltigen Schmerzmitteln pro Monat oder mehr als 300 mg Benzodiazepine pro Monat (Göbel, 1997). Insbesondere sog. Kombinationspräparate stellen eine Gefährdung für die Entwicklung eines medikamenteninduzierten Kopfschmerzes dar (Diener & Wilkinson, 1998). Der Schmerzmittelkopfschmerz, der den CTTH imitieren oder überlagern kann, ist gekennzeichnet durch einen täglichen, entweder beidseitig oder einseitig und seitenkonstant bzw. seitenwechselnd lokalisierten, teils dumpfen, teils pulsierenden Kopfschmerz mit begleitenden, insgesamt gering ausgeprägten vegetativen und visuellen Symptomen (Diener, 1994). Nach dem Absetzen bzw. dem Entzug der Medikamente sollte sich der täglich auftretende Kopfschmerz zurückbilden und wieder seine primäre episodische Verlaufsform annehmen (Diener et al., 1989; Schnider et al., 1994).

#### *2.2.2.2 Zervikogener Kopfschmerz*

Der zervikogene Kopfschmerz (Pöllmann et al., 1996; Wilson, 1991) ist typischerweise ein ausschließlich einseitiger und seitenkonstanter Schmerz, stereotyp vom Nacken ausgehend. Auf einen basalen, in der Intensität zwischen leicht und mittel schwankend, dumpf ziehenden bis bohrenden Dauerschmerz setzen sich oft Stunden bis Tage dauernde Attacken auf.

Obligatorisch ist die mechanische Schmerzverstärkung bzw. Auslösbarkeit der Attacken, z.B. durch Kopfbewegung und längeres Beugen oder Strecken des Kopfes, gelegentlich auch beim Husten, Niesen oder beim Wasserlassen. Es besteht eine typische Schmerzausstrahlung von occipital nach frontal über die Wurzel C2, häufig auch ipsilateral zum Gesicht oder in die Schulter und den Arm ohne eindeutig radikulären Charakter. Fast immer wird eine schmerzhaft eingeschränkte Beweglichkeit der Halswirbelsäule und ein Spannungsgefühl der Nackenmuskulatur berichtet. Oft besteht eine Schonhaltung der HWS (Göbel et al., 1999).

## 2.3 Epidemiologie

Kopfschmerzen sind neben Rückenschmerzen die häufigste akute Schmerzform. Unter den chronischen Schmerzen nimmt der Kopfschmerz hinter dem Rückenschmerz und dem Schmerz an den unteren Extremitäten den dritten Rangplatz ein (Crook et al., 1984). Der Kopfschmerz vom Spannungstyp ist die häufigste Kopfschmerzform. Aus den verschiedenen internationalen epidemiologischen Studien (Paulin et al., 1985; Rasmussen et al., 1991b, 1992; Zhao et al., 1988) ist bekannt, dass zwischen 40 % und 90 % der Bevölkerung an Kopfschmerz vom Spannungstyp leidet. Der Kopfschmerz vom Spannungstyp betrifft Frauen in einem Verhältnis von maximal 1.5 : 1 mehr als Männer (Rasmussen et al., 1991b). Die Angaben[4] für den CTTH variieren international zwischen 3 % (Rasmussen et al., 1992) und 5 % (Castillo et al., 1999). In einer repräsentativen, populationsbezogenen Studie (n = 4 061) von Göbel et al. (1993) beträgt die Prävalenzrate[5] für Kopfschmerz vom Spannungstyp in Deutschland 38.3 %, die sich zu 92.2 % in episodischen und zu 7.8 % in chronischen Kopfschmerz vom Spannungstyp aufteilt (vgl. Abb. 2-2, S. 8).

[4, 5] Die Angaben beziehen sich auf die Lebenszeitprävalenz.

Die Lebenszeitprävalenz für den ETTH beträgt für Frauen 36 % und für Männer 46 %. Der CTTH findet sich mit einer Lebenszeitprävalenz von 3 % sowohl bei Frauen als auch bei Männern. Für den CTTH finden Rasmussen et al. (1992) in Dänemark eine identische Prävalenzrate[6] von 3 % wie Göbel et al. (1993) in Deutschland.

Die Häufigkeit der Kopfschmerzdiagnosen (bezogen auf Menschen mit Kopfschmerzen) verteilt sich zu 53.6 % auf den Kopfschmerz vom Spannungstyp, zu 38.4 % auf Migräne und zu 7.9 % auf andere Kopfschmerzen (vgl. Abb. 2-3). Für 92 % aller Kopfschmerzen sind demnach die Migräne und der Kopfschmerz vom Spannungstyp zuständig.

**Abb. 2-2: Prävalenzraten für Kopfschmerzen in Deutschland**

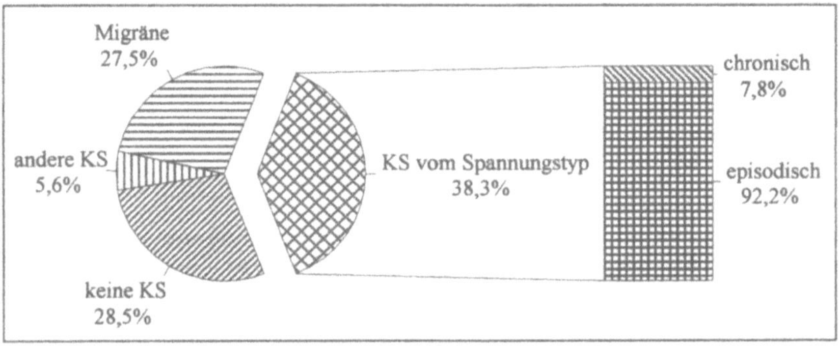


Eigene graphische Darstellung basierend auf den Daten von Göbel et al., 1993

**Abb. 2-3: Der Kopfschmerzeisberg in Deutschland**

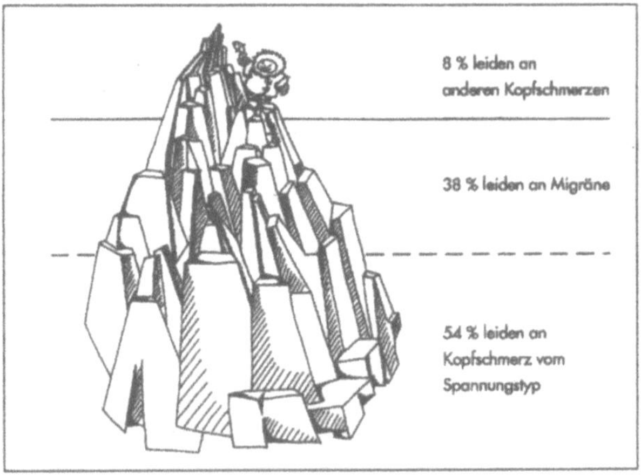


Häufigkeitsverteilung der Kopfschmerzdiagnosen, bezogen auf Menschen mit Kopfschmerzen (n = 2 902; 71.4 % der Gesamtpopulation); Aus: Göbel, 1994, S. 17

[6] Die Angabe bezieht sich auf die Lebenszeitprävalenz.

## 2.4 Ätiologie

### 2.4.1 Prädisponierende Faktoren

Ebenso wie bei der Migräne besteht auch beim Kopfschmerz vom Spannungstyp eine familiäre Häufung, allerdings deutlich geringer ausgeprägt (Pfaffenrath & Gerber, 1992). Nach Göbel (1997) liegt das familiäre Vorkommen des Kopfschmerzes vom Spannungstyp bei Verwandten ersten Grades bei 18 %. Als Parameter für das familiäre Vorkommen galt, dass Kopfschmerz in der Familie als besonderes Problem aufgefallen ist. In Dänemark berichteten Østergaard et al. (1997) über ein dreifach signifikant erhöhtes Risiko für die Entwicklung von CTTH unter Angehörigen ersten Grades von Kopfschmerzpatienten[7], verglichen mit der allgemeinen Bevölkerung. Das Risiko für das familiäre Auftreten von CTTH wurde durch eine Schätzung des Risikos der allgemeinen Bevölkerung, an dieser Symptomatik zu erkranken, berechnet. Die Ehefrauen der Patienten wiesen jedoch kein erhöhtes Risiko für CTTH auf, was von den Autoren als Hinweis auf die Bedeutung genetischer Faktoren interpretiert wurde. In einer neueren Studie (Russel et al., 1998) mit 122 CTTH-Patienten wurden bei 56 Patienten 71 Verwandte ersten Grades mit CTTH[8] gefunden. Die Angaben entsprechen einem familiären Vorkommen von 45.9 %.

Wenn aufgrund der hohen Prävalenzrate ein genetischer Einfluss von Bedeutung sein sollte, dann muss angenommen werden, dass dieser genetische Einfluss eher polygenetisch vermittelt wird (Olesen & Schoenen, 1993). Insgesamt wird der Einfluss von genetischen Faktoren nach dem bisherigen Forschungsstand jedoch eher als unwahrscheinlich angesehen.

Fasst man den symptomatischen Bereich etwas weiter, so erscheint interessant, dass in der Untersuchung von Gralow et al. (1995) immerhin bei 48.8 % der Kopfschmerzpatienten andere Schmerzsyndrome (ohne weitere Differenzierung) mit vergleichbarer Chronifizierung in der Familie angegeben wurden. Dieser Befund lässt auch Lernmechanismen im Sinne von Seligmans Konzept der gelernten Hilflosigkeit (Miller & Norman, 1979; Seligman, 1979) als prädisponierende Faktoren annehmen.

### 2.4.2 Ätiologische Faktoren

Der CTTH kann eine Vielzahl unterschiedlicher ätiologischer Faktoren haben. Hypothesen über psychologische Ursachen der primären Kopfschmerzen sind in der Literatur weit verbreitet (Arena et. al. 1985; Shulman, 1991). Sie reichen von Zusammenhängen von Kopfschmerzen mit Persönlichkeitszügen (wie Gewissenhaftigkeit, Strebsamkeit und zwanghaften Zügen), psychodynamischen Konflikten (Frustration, Angst und Ärger), psychiatrischen Erkrankungen (Angststörungen, Depression, somatoforme Störungen, Manie, Abhängigkeit und Entzug), gelerntem (konditioniertem) Krankheitsverhalten sowie mit kritischen Lebensereignissen (Adler & Morrissey Adler, 1987; Blanchard et al., 1989; Krishnan et al., 1988b). Das Konzept einer kopfschmerzspezifischen Persönlichkeit gilt inzwischen als widerlegt (Frazier, 1980). Auch die psychoanalytische Auffassung, wonach psychogener Schmerz durch eine suboptimale Lösung für einen unbewußten Konflikt entsteht (Adler & Morrissey Adler, 1987; Pilowsky, 1978), konnte bislang nicht empirisch bestätigt werden (Andrasik et al., 1982b; Andrasik & Holroyd, 1980). Die Entstehung von Kopfschmerz infolge klassischer oder operanter Konditionierung ist zwar wissenschaftlich wenig erforscht, gilt jedoch therapeutisch als sehr relevant.

---

[7, 8] Sowohl die Patienten als auch die Verwandten erfüllten die diagnostischen Kriterien der IHS für CTTH (Olesen, 1988; Olesen & Rasmussen, 1995; Soyka, 1989).

In der klinischen Praxis finden sich immer wieder Fälle von Kopfschmerzen in Reaktion auf unangenehme Stimuli (z.B. Konfrontation mit Konflikten am Arbeitsplatz) bzw. eine Aufrechterhaltung der Kopfschmerzen durch Verstärkung (z.B. Zuwendung durch Bezugspersonen) oder Vermeidung (z.B. Rentenbegehren).

Befragt man Patienten direkt zu ihrer Meinung über ihre Kopfschmerzätiologie, gaben in der repräsentativen Umfrage von Sternbach (1986) 39 % der Befragten Stress als Hauptursache für Kopfschmerzen an, weitere 50 % nannten ihn an zweiter oder dritter Stelle. In einer Studie von Langemark et al. (1988) gaben 23 % einen starken und 41 % einen leichten Einfluss von Stress auf den Spannungskopfschmerz an. Stress kann in Zusammenhang mit Verlust (z.B. Tod einer Bezugsperson, Verlust von Besitz), Gefahr (z.B. Androhung von Verlust) oder einer schwierigen Lebenssituation (z.B. Unzufriedenheit im Beruf) auftreten. Obgleich der großen Bedeutung von Stressfaktoren in der Generierung von Kopfschmerzen, gibt es nur wenige prospektive Studien, die den Zusammenhang zwischen stresshaften Ereignissen im Alltag und der Ausprägung von Kopfschmerz vom Spannungstyp untersucht haben. Dalkvist et al. (1984) fanden anhand der Tagebuch-Methode eine Tendenz für Ärger als auslösende Bedingung für Kopfschmerzen. Eine weitere Studie mit der Tagebuch-Methode (Francis-Jones, 1989) an Patienten mit CTTH (n = 114) ergab, dass bei Beginn der Kopfschmerzen signifikant häufiger subjektive Stressereignisse auftraten als in kopfschmerzfreien Intervallen. Traten die Stressereignisse während der Kopfschmerzen auf, so war ein Anstieg der Kopfschmerzintensität zu beobachten. In verschiedenen Laborexperimenten konnte ebenfalls der Faktor Stress (z.B. operationalisiert durch Rechenaufgaben oder Androhen aversiver Stimuli) als Auslöser für Kopfschmerz vom Spannungstyp identifiziert werden (Gannon et al., 1987; Haynes et al., 1990; Martin et al., 1992). Eine Studie von Mosley et al. (1991) ergab Hinweise dafür, dass kontinuierlicher Stress Kopfschmerz vom Spannungstyp auslöst, während akute Stressspitzen für Migräneattacken verantwortlich sein könnten. Donias et al. (1991) fanden, dass Kopfschmerz vom Spannungstyp eher durch spezifische (negative emotionale Zustände wie Ärger und Angst), während Migräne eher durch uniforme emotionale Faktoren ausgelöst wird. Entscheidend scheint jedoch zu sein, ob Stress auch als solcher wirkt und erlebt wird. Die stresshafte Situation muss vom Betreffenden auch als Stress wahrgenommen und bewertet werden (Ficek et al., 1995). Weiterhin ist bedeutsam, dass der Betreffende eine mögliche Implikation für sein Wohlbefinden sieht und ob der Betreffende über ausreichende Bewältigungsstrategien verfügt, um auf die stresshafte Situation zielgerichtet reagieren zu können (Lazarus & Folkman, 1984). Durch eine Studie von Andrasik (1992) wird die Annahme gestützt, dass eine kontinuierliche Einwirkung selbst geringer Stressfaktoren („everyday ups and downs") zum Kopfschmerzgeschehen beiträgt, während außergewöhnliche, extreme Stresssituationen weniger entscheidend sind. In der Klassifikation der IHS (Soyka, 1989) werden 7 mögliche ursächliche Faktoren für CTTH angegeben, die ganz unterschiedliche Aspekte umfassen und sich von primär organischen Bedingungen bis hin zu komplexen psychischen Störungen erstrecken (vgl. Abb. 2-4, S. 11).

Die einzelnen ätiologischen Faktoren werden, mit Ausnahme des bereits diskutierten Faktors psychosozialer Stress, nachfolgend kurz erläutert. Die oromandibulare Dysfunktion, eine Funktionsstörung des Kauapparates, beschreibt Gelenkgeräusche bei Kieferbewegungen, eingeschränkte oder ruckartige Kieferbewegungen, Schmerz bei Kieferbewegungen, Sperre beim Kieferöffnen, Zusammenpressen oder Knirschen der Zähne und andere orale Fehlfunktionen wie Beißen oder Pressen im Bereich von Zunge, Lippen und Wange. Bei Patienten mit einer oromandibularen Dysfunktion sind Kopfschmerzen doppelt so häufig anzutreffen wie in der allgemeinen Bevölkerung (Göbel, 1997). Die im Rahmen der oromandibularen Dysfunktion auftretende erhöhte Schmerzsensibilität der Kaumuskulatur, der Schmerz im Bereich der präaurikulären Region und der Kiefergelenke gelten als mögliche ätiologische Faktoren für den CTTH (Soyka, 1989). Derartige Beschwerden stellen einen Überlappungsbereich mit dem temporomandibularen Schmerzsyndrom dar (Merskey & Bogduk, 1994).

**Abb. 2-4: Ätiologische Faktoren beim chronischen Kopfschmerz vom Spannungstyp**

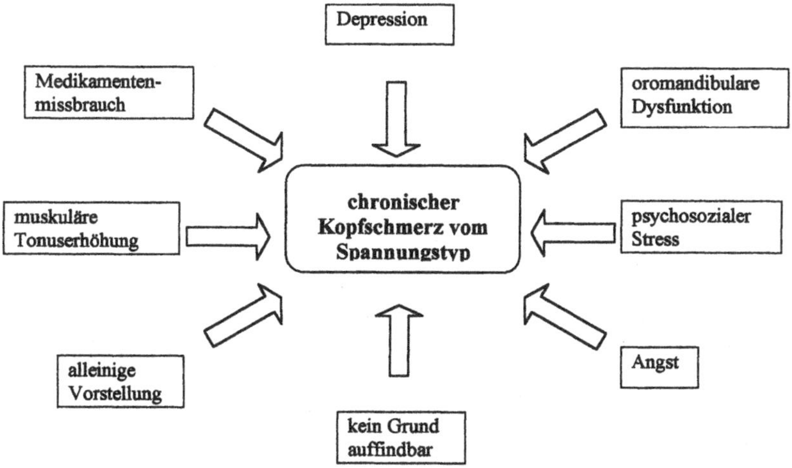


Angst kann als ätiologischer Faktor z.B. in Form von Erwartungsangst bei episodenhaftem Kopfschmerz, übermäßiger Beobachtung der Symptomatik oder als Entmutigung bei Wiederauftreten bzw. Verstärkung der Kopfschmerzen eine Rolle spielen (Shulman, 1991). Mit der Angst sind eine Reihe von Regulationsvorgängen im Zentralnervensystem und im peripheren Nervensystem (erhöhte Aktivierung und Anspannung des Körpers als Vorbereitung auf Angriff oder Flucht) verbunden. Halten solche Bedingungen länger an, kann es zu einer Überbeanspruchung der Systeme kommen. Spezifische Studien zur Angst als ätiologischer Faktor beim CTTH sind der Autorin jedoch nicht bekannt.

Auf die Bedeutung der Depression für die Entwicklung von CTTH wird in Kap. 2.6 (s. S. 20 ff.) näher eingegangen. Während Diamond (1987) annimmt, dass Kopfschmerzen möglicherweise eine Symptomausdrucksform für Depressionen darstellen, sprechen die Ergebnisse von Stronks et al. (1999) eher für eine reaktive Depression bei Kopfschmerzen.

Der Faktor Kopfschmerz als alleinige Vorstellung weist auf die Differentialdiagnosen Konversionsreaktion oder Coenästhesien bei schizophrenen Erkrankungen hin (Andrasik & Passchier, 1993; Kuritzky et al., 1999; Shulman, 1991). Bei beiden Diagnosen ist der Kopfschmerz selten das einzige Symptom. Obwohl Schizophrene ihren Kopfschmerz präzise beschreiben können, erleben sie ihn im Vergleich zu anderen Kopfschmerzpatienten deutlich weniger emotional und klagen auch seltener über die Schmerzen.

Der Einfluss muskulärer Faktoren auf die Entwicklung von CTTH wird in zahlreichen Studien (s. Kap. 3.3.1, S. 28 ff.) belegt. Bereits die frühere Namensgebung Spannungskopfschmerz oder Muskelkontraktionskopfschmerz zielte darauf ab, dass eine erhöhte Muskelanspannung im Bereich der Schulter-Nacken- und Kopfmuskulatur (s. Kap. 2.5.1, S. 13 ff.) in Verbindung mit einem erhöhten Grad psychischer Anspannung für die Entstehung der Kopfschmerzen verantwortlich ist. Muskuläre Tonuserhöhung kann durch eine unphysiologische

Position beim Arbeiten, durch Haltungsstörungen, Störungen durch Mangel an Schlaf oder Ruhepausen mit Entspannung verursacht werden. Einen Beleg für die ätiologische Bedeutung der abnormen Anspannung der Kopfmuskulatur liefert die Studie von Jensen & Olesen (1996), in der Gesunde und Kopfschmerzpatienten aufgefordert wurden, 30 Min. lang die Zähne kräftig zusammenzubeißen. 69 % der Patienten, aber nur 17 % der gesunden Probanden entwickelten in den darauf folgenden Stunden Kopfschmerzen.

Ein vermehrter Konsum von Schmerz- oder Beruhigungsmitteln (s. Kap. 2.2.2.1, S. 7) kann ebenfalls für die Entwicklung von CTTH verantwortlich sein. Bestimmte Mengen von Analgetika bewirken eine Störung der zentralen Neurotransmission und führen damit eine Störung im antinozizeptiven System herbei.

Für alle genannten ätiologischen Faktoren gilt, dass das Vorhandensein derartiger Störungen nicht unabdingbar zur Genese von Kopfschmerzen führen muss. Insgesamt ist häufig eine multifaktorielle Genese des Kopfschmerzes vom Spannungstyp anzunehmen. Psychologische Ursachen der primären Kopfschmerzen werden insgesamt sehr kontrovers diskutiert. Der Faktor psychosozialer Stress ist wohl der bedeutendste ätiologische Faktor beim CTTH und kann inzwischen als ausreichend empirisch gestützt gelten. Zur weiteren Klärung der Rolle psychischer Faktoren in der Ätiologie des CTTH wäre idealerweise eine prospektive Langzeitstudie erforderlich. Bei vielen Patienten findet sich trotz eingehender Analyse kein ätiologisch fassbarer Grund. Es erscheint möglich, dass bei diesen Patienten pathophysiologische Mechanismen wirken, die derzeit durch periphere und zentrale Parameter noch nicht erfasst werden können (Pfaffenrath et al., 1998). Die aktuell diskutierten pathophysiologischen Mechanismen werden in Kap. 2.5 (s. S. 13 ff.) zusammengefasst.

### 2.4.3 Aufrechterhaltende Faktoren

Im Chronifizierungsprozess scheinen insbesondere psychische Faktoren eine Rolle zu spielen (Bech, 1993). Bereits in epidemiologischen Studien (Puca et al., 1999) ergeben sich Hinweise auf die große Bedeutung psychosozialer Stressoren für die Chronifizierung von Kopfschmerzen. Auch die frühere Namensgebung wie psychogener Kopfschmerz und Stresskopfschmerz wies auf psychische Faktoren beim chronischem Kopfschmerz vom Spannungstyp hin. Bei der Beurteilung der Chronifizierung können nun einerseits die psychischen Faktoren das erste Stadium der Chronifizierung charakterisieren; sind andererseits aber die psychischen Faktoren Folge des Kopfschmerzes, dann ist der Kopfschmerz das entscheidende primäre Stadium für die Ausbildung chronifizierender Konsequenzen.

In Anlehnung an die Unterscheidung von drei Chronifizierungsstadien für chronische Schmerzen nach Gerbershagen (1995) wird der Chronifizierungsprozess bei Kopfschmerzen vom Spannungstyp von Göbel (1995) in weitere Stadien unterteilt (vgl. Tab. 2-2, S. 13).

Göbel (1995) betont damit den Stellenwert der Depression als sekundäre psychische Störung des CTTH. Daneben können auch Angst und psychosozialer Stress als für die Chronifizierung bedeutsame psychische Faktoren angesehen werden (s. Kap. 2.4.2, S. 9 ff.). Aus klinischer Sicht scheinen ferner eine Hemmung expressiven Verhaltens unter sozialem Stress sowie ein Wahrnehmungsdefizit für Muskelspannungen eine Rolle im Chronifizierungsprozess zu spielen (Bischoff et al., 1999). Auf physiologischer Ebene erscheint es wahrscheinlich, dass Kopfschmerzpatienten während des Kopfschmerzes oder anderer Belastungen sekundär anhaltende Verspannungen der perikraniellen Muskulatur entwickeln und diese den Kopfschmerz steigern oder stabilisieren (Lautenbacher, 1999b).

**Tab. 2-2: Chronifizierungsprozess bei Kopfschmerzen vom Spannungstyp**

- Das **erste Stadium** ist ein *subklinisches* Stadium mit zeitlich begrenzten, hinsichtlich der Intensität schwach ausgeprägten Kopfschmerzsymptomen.
- Das **zweite Stadium** ist durch den *episodischen* Kopfschmerz vom Spannungstyp, operational definiert durch die IHS-Kriterien (Olesen, 1988; Olesen & Rasmussen, 1995; Soyka, 1989), charakterisiert. In diesem Stadium werden in der Regel Selbstmedikation und nicht-medikamentöse Therapieverfahren von den Betroffenen durchgeführt.
- Das **dritte Stadium** der *Chronifizierung* ist durch aktives Gesundheitsverhalten, Arztkonsultationen und Informationsaufnahme zum Kopfschmerzgeschehen charakterisiert.
- Bei mangelnder adäquater Therapie entsteht das **vierte Stadium**, der *chronische* Kopfschmerz vom Spannungstyp.
- Erfolgt auch hier keine adäquate Therapie, schließt sich als **fünftes Stadium** dann die Ausbildung *psychischer Konsequenzen* als Reaktion auf das Kopfschmerzgeschehen in Form von emotionalen, affektiven Dysfunktionen und Depression an.

## 2.5 Pathophysiologie

Im folgenden Kapitel zur Pathophysiologie des CTTH werden ausgehend von peripheren Mechanismen, wie die motorische Dysfunktion und die neurogene Entzündung, weiterführend auch zentrale Mechanismen, wie die zentrale Sensitivierung und die Dysfunktion des serotoninergen Systems, beschrieben. Abschließend wird ein integratives Modell zur Pathophysiologie von primären Kopfschmerzen vorgestellt.

### 2.5.1 Motorische Dysfunktion

Die motorische Dysfunktion galt viele Jahre als plausible Erklärung für die Entwicklung von CTTH. Ein überhöhter Tonus der Kopf-, Nacken- und Schultermuskulatur führt zu einer relativen Ischämie des Muskels mit Ausschüttung schmerzschwellenerniedrigender noxischer Stoffwechselprodukte. Die experimentellen Befunde zum Zusammenhang einer erhöhten EMG-Aktivität der Stirn-, Schläfen- und Nackenmuskulatur und Kopfschmerz vom Spannungstyp sind jedoch uneindeutig (Martin et al., 1992; Passchier et al., 1984). In mehreren Untersuchungen (Göbel et al., 1992b) konnte bei Patienten mit CTTH im Vergleich zu gesunden Probanden keine übermäßige Aktivität der Kopfmuskulatur (elektromyographische Ableitungen am M. frontalis und am M. temporalis) nachgewiesen werden. Selbst der erwartete Unterschied zwischen Patienten mit CTTH und Migränikern konnte nicht belegt werden (Ahles et al., 1988; Arena et al., 1985; Feuerstein et al., 1982; Göbel et al., 1992b; Passchier et al., 1984). Nur in wenigen Studien war die Grundspannung bestimmter Muskeln bei Kopfschmerzpatienten höher als bei gesunden Personen (Ahles et al., 1988; Hatch et al., 1992) und bei anderen Schmerzpatienten (Cram & Steger, 1983).

Zudem unterschied sich die Grundspannung der Stirn- und Nackenmuskulatur bei Kopfschmerzpatienten nicht zwischen Kopfschmerzepisode und schmerzfreiem Intervall (Arena et al., 1985). Auch eine erhöhte Stressreagibilität der perikraniellen Muskulatur konnte nicht eindeutig bestätigt werden (Feuerstein et al., 1982; Gannon et al., 1981). Lautenbacher (1999b) folgert, dass möglicherweise die Messung des M. frontalis hier nicht das optimale Vorgehen darstellt. Bei Messungen am M. temporalis konnte eine leicht erhöhte Stressreagibilität im EMG bei Patienten mit Kopfschmerz vom Spannungstyp festgestellt werden (Hatch et al., 1992; Traue et al., 1986). Des Weiteren wurde von Göbel et al. (1992b) betont, dass die Wahl der Stressoren bedeutsam sei. So beobachteten sie Unterschiede zwischen Patienten mit

Kopfschmerzen vom Spannungstyp, Migränikern und gesunden Kontrollpersonen in der EMG-Aktivität der perikraniellen Muskulatur erst, wenn der als Stressor eingesetzte experimentelle Schmerzreiz (mechanische Stimulation) hohe Intensitäten erreichte. Die muskuläre Entspannung nach einer Stressphase wurde bislang selten untersucht, so dass eine abschließende Bewertung hierzu nur schwer möglich ist. Arena et al. (1985) berichteten, dass Kopfschmerzpatienten länger eine erhöhte EMG-Aktivität in der Nackenmuskulatur aufwiesen als gesunde Kontrollpersonen. Dies war jedoch nur zu beobachten, wenn die Patienten zum Zeitpunkt der Untersuchung unter Kopfschmerzen litten. Eine fortdauernde Anspannung des M. frontalis und des M. trapezius nach Stressende fanden sowohl Traue et al. (1986) als auch Hatch et al. (1992) für die Nackenmuskulatur. In einer neueren Studie schließen Karst et al. (2000) aus der Unwirksamkeit der Anwendung von Nadel-Akupunktur bei CTTH ebenfalls, dass eine erhöhte Aktivität der perikraniellen Muskulatur nur eine untergeordnete Rolle in der Pathogenese des CTTH spielt. In Anbetracht des aktuellen Forschungsstandes kann die Annahme, dass CTTH mit einer erhöhten EMG-Aktivität der Kopfmuskulatur im Zusammenhang steht, nicht aufrechterhalten werden (Schoenen, 1993). Verspannungen der perikraniellen Muskulatur können auch nicht unbedingt als spezifisch für den CTTH angesehen werden.

Dennoch konnten bei chronischen Muskelschmerzen morphologische und funktionelle Veränderungen im Muskel festgestellt werden (Göbel, 1997): Die Typ-I-Fasern sowie die Typ-II-Fasern sind bei Patienten mit CTTH signifikant vergrößert. Darüber hinaus findet sich ein verringertes Blutkapillar-Faser-Verhältnis bei betroffenen Patienten im Vergleich zu gesunden Kontrollprobanden. Es kann angenommen werden, dass dadurch die Möglichkeit der Substratzufuhr und des Metabolitenabtransports reduziert ist. Als weiteres Charakteristikum zeigt sich in schmerzhaften Muskeln ein Anstieg der mitochondrialen Dichte, ein reduzierter lokaler Blutfluss und eine Reduktion an energiereichen Phosphaten. Bei einer zeitlichen und räumlichen Summation solcher Mikroläsionen und mangelnden Reparaturmechanismen im Muskel wäre es möglich, dass ein klinischer Kopfschmerz generiert wird. Die supraspinale Sensitivierung für Schmerzreize (s. Kap. 3.2, S. 27 f.) scheint dabei der wesentliche Faktor für die Entwicklung des CTTH zu sein, da die Muskelanspannung unter zentraler Kontrolle steht und eine unzureichende oder fehlerhafte Innervation des Bewegungsapparates aufgrund einer gestörten zentralen Ansteuerung eine Hauptquelle für die inadäquate Muskelfunktion ist (Pfaffenrath et al, 1998).

Einen weiteren Beleg für die motorische Dysfunktion stellen Befunde zur verkürzten exterozeptiven Suppression der Aktivität des M. temporalis dar. Bei der exterozeptiven Suppression (ES) handelt es sich um einen nozifensiven Reflex zum Schutz des Kauapparates. Der sog. Kieferöffnungsreflex besteht darin, dass bei schmerzhafter Stimulation oraler Strukturen (z.B. Verletzung der Lippen oder Zunge während des Kauens) schnell die Kiefermuskelaktivität gehemmt und der Kieferschluss gebremst bzw. sogar durch Kieferöffnen antagonisiert wird. Dieses Phänomen wird als exterozeptive Suppression (ES) der Aktivität des M. temporalis bezeichnet. Der Schutzreflex lässt sich im EMG in Form von Suppressionsphasen beobachten. Typischerweise besteht die Suppression aus zwei aufeinanderfolgenden Ruhephasen, der ES1 und der ES2. Die erste Hemmphase wird frühe exterozeptive Suppressionsphase (ES1), die zweite wird späte exterozeptive Suppressionsphase (ES2) genannt. Beide Phasen sind durch eine dazwischenliegende Phase mit Muskelaktivität (Fazilitationsperiode) voneinander getrennt (vgl. Abb. 2-5, S. 15).

Die Analyse der neurophysiologischen Vermittlung der Suppressionsphasen ergab die Erkenntnis, dass die ES1 disynaptisch auf spinaler Ebene verschaltet wird, während die ES2 polysynaptisch auf Hirnstammebene verarbeitet wird. Die bei der Vermittlung des Reflexes im Einzelnen involvierten Hirnstammsysteme sind nach heutigem Kenntnisstand Kerne in der Formatio reticularis wie der Nucleus raphe magnus und der Nucleus reticularis lateralis sowie das periaquäduktale Grau (Schoenen, 1993). Die ES1 funktioniert als ein einfacher Steuermechanismus des Kauapparates, der durch schnell leitende Afferenzen, die nicht schmerzvermittelnd sind, aktiviert wird. Die ES2 wird über Systeme vermittelt, die dem sog. deszendierenden antinozizeptiven System zugerechnet werden. Die ES2 spiegelt somit das elektrophysiologisch sichtbare Korrelat einer Reaktion auf die zentrale Verarbeitung von Schmerzreizen wieder. Im Labor lässt sich der Kieferöffnungsreflex durch experimentelle Reizung von Afferenzen des N. trigeminus leicht auslösen. Die ES2 wird in ihrer maximalen Ausprägung offensichtlich durch schmerzhafte Reize hervorgerufen. Da die ES1 für die Schmerzverarbeitung vermutlich nur von untergeordneter Bedeutung ist, beziehen sich die weiteren Ausführungen ausschließlich auf die ES2.

**Abb. 2-5: Normales Ableitbild der ES des M. temporalis bei Reizung des 2. und 3. Astes des N. trigeminus**

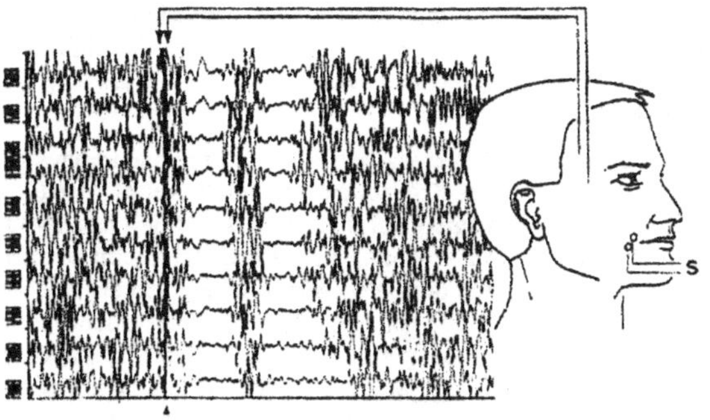


Zu erkennen ist eine frühe (ES1) und eine späte (ES2) exterozeptive Suppressionsperiode. Zwischen beiden Suppressionsperioden liegt eine Phase mit vermehrter Muskelaktivität, die sog. Fazilitationsperiode. Die Pfeile markieren den Zeitpunkt der Applikation des Schmerzreizes (S) am M. masseter. Darstellung von 10 Reizwiederholungen im Abstand von 2 s (Aus: Göbel, 1997, S. 412)

In empirischen Studien (Göbel, 1997; Schoenen et al., 1987) konnte gezeigt werden, dass der Kieferöffnungsreflex, insbesondere die ES2, bei Patienten mit CTTH verkürzt ist. Eine systematische Analyse der Suppressionsperioden zeigte, dass bis zu 80 % der untersuchten Patienten mit CTTH bedeutsame Anomalien im Verhalten der späten Suppressionsperiode aufweisen. Patienten mit CTTH zeigen demnach auf Schmerzreize im Gesichtsbereich eine deutlich verkürzte oder gar ausgefallene Reflexantwort. Patienten mit Migräne oder Clusterkopfschmerz zeigen hingegen keine pathologischen Veränderungen der Reflexantwort. Die fehlerhafte Regulation der Kopfmuskulatur auf Schmerzreize bei CTTH gilt inzwischen als nachgewiesen.

Für die Interpretation der fehlenden bzw. verkürzten Suppressionsperioden bei CTTH erscheint die Betrachtung der Reflexantwort von Gesunden hilfreich. Gesunde zeigen eine deutliche Reizabhängigkeit der späten Suppressionsperiode: schwache Reize bedingen eine kurze Phase, während starke Reize lange Suppressionsperioden hervorrufen. Die verkürzten oder fehlenden Suppressionsperioden bei Patienten mit CTTH könnten daher auch Folge einer schwächeren Wahrnehmung der Reize sein. Diese Annahme steht jedoch im Widerspruch zu Studienergebnissen, in denen von einer erhöhten Schmerzsensibilität bei CTTH berichtet wird (s. Kap. 3.3, S. 28 ff.). Göbel et al. (1996) nehmen an, dass durch eine erhöhte Aktivierung aus der Peripherie (wie z.B. durch erhöhte Schmerzsensibilität der Muskulatur) auch die zentrale efferente Aktivität erhöht wird. Die Folge einer verstärkten afferenten und efferenten

Aktivierung kann die Hemmung der inhibitorischen Hirnstammneurone im periaquäduktalen Grau und im Nucleus raphe sein. Die permanente zentrale efferente Aktivierung mit Hemmung der inhibitorischen Interneurone im antinozizeptiven System könnte demnach für die Verkürzung der ES2 verantwortlich sein (s. Kap. 3.2, S. 27 f.).

Als Beleg für die Annahme einer zentralen Inhibitionsstörung werden Studien herangezogen, in denen das Reflexverhalten durch Medikamente (z.B. Serotoninagonisten oder -antagonisten, Acetylsalicylsäure oder Naloxon) oder durch Verhaltensmaßnahmen verändert werden konnte. So konnten Göbel & Weigle (1991) sowie Göbel et al. (1992a) zeigen, dass Acetylsalicylsäure bei Patienten mit CTTH und in geringerem Maße auch bei Gesunden zu einer signifikanten Verlängerung der Dauer der ES2 führt. Auch die opiatantagonistische Wirkung von Naloxon führt bei Patienten mit CTTH zu einer teilweisen Aufhebung der durch Prästimuli peripher induzierten Inhibition der ES2 (Göbel et al., 1996). Nach Schoenen & Barkley (1993) werden die durch die periphere Reizung evozierten „diffuse noxious inhibitory controls“ (DNICs), die das endogene Opioidsystem einbeziehen, durch Naloxon teilweise antagonisiert. Dies wiederum wirkt sich auch auf die ES aus, da inhibitorische Hirnstammneurone, die letztlich verantwortlich zu sein scheinen für die Ausprägung der ES2, unter dem Einfluss der DNICs stehen.

Die exterozeptive Suppression gilt inzwischen als wichtiges neurophysiologisches Zusatzkriterium für die Diagnose primärer Kopfschmerzen (Göbel et al., 1996). In einer neueren Studie von Lipchik et al. (1997) zeigten sich bei durchschnittlich erst 19 Jahre alten Patientinnen mit CTTH keine signifikanten Änderungen der ES2. Dies wird so interpretiert, dass die verkürzte ES2-Dauer eher eine Folge der chronischen Schmerzen als eine ursächliche Bedingung für die Entstehung der Schmerzen ist. Allerdings berichtet Göbel (1997) auch über verkürzte oder fehlende späte Suppressionsperioden bei episodischem Kopfschmerz vom Spannungstyp. Es fehlen jedoch derzeit noch Studien, die den Zusammenhang zwischen den Veränderungen der ES mit der Attackenhäufigkeit, der Schmerzintensität und den sonstigen Kopfschmerzcharakteristika genauer untersuchen. Insgesamt weist die derzeitige Befundlage jedoch darauf hin, dass die pathologische Veränderung der beiden Suppressionsphasen beim CTTH auf eine Störung der endogenen antinozeptiven Verarbeitung von Schmerzimpulsen auf Hirnstammebene zurückzuführen ist.

### 2.5.2 Neurogene Entzündung

Ein weiterer pathophysiologischer Mechanismus des CTTH basiert auf neueren Erkenntnissen zur Pathogenese der Migräne. Der Mechanismus der neurogenen Entzündung wurde bislang vor allem für die Entstehung der Migräne als bedeutsam erachtet und wird in den letzten Jahren auch immer häufiger als pathophysiologischer Mechanismus für den CTTH diskutiert (Olesen, 1991; Göbel, 1997). Die neurogene Entzündung kann durch intradermale Injektion von Capsaicin auch im Bereich der Muskulatur und der Haut ausgelöst werden. Die neurogene Entzündung im Bereich der Kopfmuskulatur entsteht durch die Aktivierung von Nozizeptoren, die durch gewebeschädigende oder -bedrohende Reize erregt werden. Die Sensitivierung von Nozizeptoren erfolgt durch körpereigene chemische Substanzen, indem aus den Nozizeptoren Schmerz- und Entzündungsmediatoren freigesetzt werden. Im Besonderen kommt es zu einer verstärkten Bildung von peripheren Opiatrezeptoren und der Synthese sowie Freisetzung von schmerzverstärkend wirkenden Neuropeptiden wie „calcitonin gene-related peptide“ (CGRP), der Substanz P und anderen vasoaktiven Substanzen. Die Neuropeptide bewirken eine starke Vasodilatation, Steigerung der Gefäßpermeabilität und weitere zelluläre Reaktionen (Zimmermann, 1993).

Die Entstehung der neurogenen Entzündung ist keine entscheidende Bedingung für die Ausbreitung von Schmerz und die Entstehung von Hypästhesie und Allodynie. Die Veränderungen, die zu einer Ausbreitung des Schmerzes und zu den veränderten Wahrnehmungsphänomenen in der Haut führen, werden im Zentralnervensystem generiert.

### 2.5.3 Zentrale Sensitivierung

Aus der allgemeinen Schmerzforschung ist bekannt, dass bereits durch eine kurzdauernde nozizeptive Reizung über die Aktivierung einer intrazellulären Signalkaskade eine funktionelle und strukturelle neuronale Plastizität induziert werden kann. Die funktionelle Neuroplastizität führt dazu, dass Neurone ihre Entladungstätigkeit in Antwort auf einen nozizeptiven Reiz erhöhen, möglicherweise auch spontan aktiv werden und somit ohne weitere sensorische Reizung dem Gehirn Schmerz signalisieren (Tölle, 2000). Die funktionelle Plastizität bewirkt auch eine strukturelle Plastizität: Dauerhaft gesteigerte Erregbarkeit und Erregung von Neuronenverbänden verändern auch die Strukturen auf zellulärer Ebene wie z.B. in Form von axonalen Sprossungen und Umbau von Synapsen (Alvares & Fitzgerald, 1999; Mense 1999).

Auch beim chronischen Kopfschmerz vom Spannungstyp wird inzwischen eine zentrale Sensitivierung angenommen. Die zentrale Sensitivierung beginnt mit einer gesteigerten Aktivierung afferenter unmyelinisierter C-Fasern (s. Kap. 3.1, S. 23 ff.). Afferenzen, die mit Kopfschmerzen assoziiert sind, projizieren durch die drei Äste des Nervus Trigeminus zum caudalen Trigeminuskern und über die Nervi occipitales zu den oberen Zervikalsegmenten (vgl. Abb. 2-6, S. 18). Diese nozizeptiven Afferenzen stammen aus intra- und extrakraniellen Blutgefäßen, der Dura mater und der Skelettmuskulatur. Bereits nach einigen Minuten kann sich die zentrale Aktivierung auf benachbarte Neurone ausweiten und bis zu 24 Stunden anhalten. Bei fortbestehender Erregung der nozizeptiven Afferenzen werden aus den Nozizeptoren vermehrt Neuropeptide mit exzitatorischer Wirkung, wie z.B. Neurokinine und Substanz P freigesetzt. Durch diese Neuropeptide werden weitere sekundäre intrazelluläre und extrazelluläre Veränderungen mit der Folge einer Synthese von neuen Proteinen bedingt. Die neuen Proteine (z.B. CGRP) verstärken die exzitatorische Wirkung der Neuropeptide. Die endogenen schmerzauslösenden Substanzen verstärken sich gegenseitig bezüglich ihrer stimulierenden Effekte auf rezeptive Nervenendigungen. Die Neuropeptide erregen über postsynaptische NMDA-Rezeptoren die Hinterhornneurone und steigern somit die Effektivität der synaptischen Übertragung im ZNS. In der Konsequenz verstärkt die Freisetzung von Neuropeptiden die Erregbarkeit betroffener Neurone und führt damit zu anhaltender neuronaler Aktivität. Durch den nozizeptiven Impulseinstrom werden die sensiblen Hinterhornneurone des Rückenmarks bezüglich Empfindlichkeit getriggert und reagieren nun bereits auf deutlich geringgradigere Impulse entsprechender Neurone (zentrale Sensitivierung). Außerdem werden die rezeptiven Felder in den Hinterhornneuronen ausgedehnt und die entsprechenden sensorischen Schwellen erniedrigt.

So lassen sich Neuronen jetzt zusätzlich aus Bereichen der Körperperipherie erregen, von denen aus sie ursprünglich nicht aktiviert werden konnten. Über das in Abb. 2-6 (s. S. 18) dargestellte neuronale Netzwerk kann es daher neben den Kopfschmerzen auch zu Schmerzen im Bereich des Nackens und der Schulter kommen. Dieses Phänomen ist auch auf eine Hemmung inhibitorischer Hirnstammneurone im periaquäduktalen Grau und im Nucleus raphe magnus zurückzuführen (Langemark et al., 1993). Eine derartige Störung des deszendierenden antinozizeptiven Systems hat das Nachlassen der Schmerzinhibition zur Folge, was wiederum bewirkt, dass leichte muskuläre Irritationen bereits zu überschwelligen Schmerzstimuli werden können (Olesen, 1991). Hieraus entsteht das Phänomen der Allodynie: Rezeptoren, die normalerweise erst durch starke Reize aktiviert werden, können nun auch bei schwachen Reizen erregt werden. Für die Kopfschmerzpathogenese kann die durch die zentrale Sensitivierung und die Störung des deszendierenden antinozizeptiven

Systems bedingte zentralnervöse Veränderung der Schmerzsensibilität als essentiell angesehen werden (Olesen & Schoenen, 1993).

**Abb. 2-6: Neuronale Verbindungen zwischen dem N. trigeminus, dem Nucleus caudalis des N. trigeminus und den oberen zervikalen Segmenten**

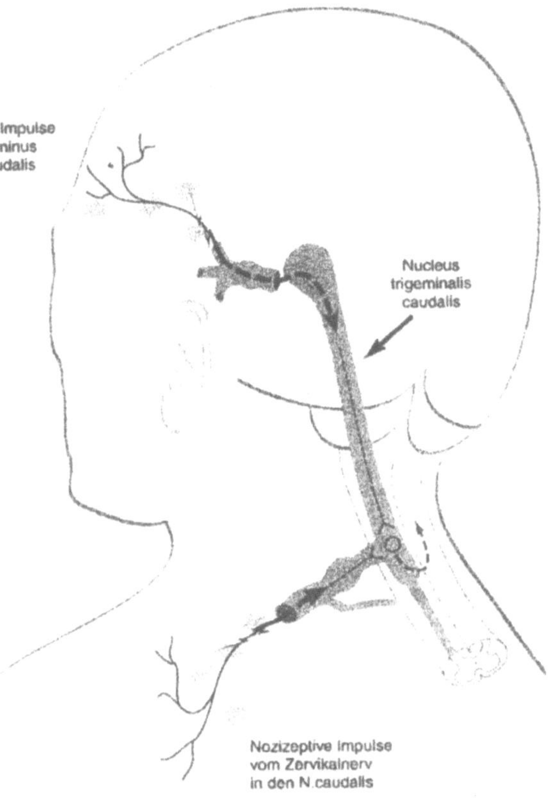


Aus: Göbel, 1997, S. 410

Eine wesentliche initiale Rolle bei der Auslösung und Chronifizierung der beschriebenen Mechanismen nehmen auch psychische Faktoren ein. So können z.B. Angst und Stress einerseits zu einer Aktivierung von myofascialen Mechanorezeptoren beitragen und andererseits direkt eine erhöhte ZNS-Erregbarkeit bedingen. Außerdem kann die Dauereinnahme von Analgetika zu einer Störung der endogenen antinozizeptiven Aktivität mit reduzierter Inhibition von nozizeptiven Afferenzen führen. Die skizzierten Mechanismen erklären wie Schmerz im Muskel auch ohne strukturelle Läsionen auftreten kann. Bei Kopfschmerzen mit erhöhter Schmerzsensibilität der Muskulatur könnte es demnach zu einem Auftreten beider Mechanismen (direkte Steigerung der Erregbarkeit und Reduktion der normalen inhibitorischen Mechanismen) kommen, während es bei Kopfschmerzen ohne erhöhte Muskelschmerzsensibilität vermutlich nur zu einer zentralen Störung der inhibitorische Aktivität kommt (Bischoff et al., 1999).

### 2.5.4 Dysfunktion des serotoninergen Systems

Serotonin wird inzwischen nicht nur in der Pathophysiologie der Migräne sondern auch in der Pathophysiologie des CTTH eine bedeutsame Rolle zugeschrieben. In einigen Studien (Ferrari, 1993; Hannah et al., 1991; Ribeiro et al., 1990; Rolf et al., 1981) fanden sich bei Patienten mit CTTH reduzierte thrombozytäre Serotonin-Konzentrationen, was möglicherweise auf männliche Patienten beschränkt ist (Anthony & Lance, 1989). Dieser Befund wird zentral als Serotonindefizit im gesamten antinozizeptiven System gedeutet. In anderen Studien mit geringerer Stichprobengröße (Ferrari et al., 1989; Shukla et al., 1987) wurden normale thrombozytäre Serotonin-Konzentrationen bei CTTH festgestellt.

Insgesamt sind die Untersuchungsergebnisse noch widersprüchlich. Dies ist auf unterschiedliche Patientenselektion, unterschiedliche Zeitpunkte der Untersuchung (bei Kopfschmerzen oder im kopfschmerzfreien Intervall) und unterschiedliche methodische Ansätze zurückzuführen (Ferrari, 1993). Die Rolle des serotoninergen Systems in der Pathophysiologie des CTTH ist damit noch ungeklärt. Es bedarf noch weiterer Studien, um eindeutige Schlussfolgerungen ziehen zu können.

Zusammenfassend kann festgehalten werden, dass es bereits zahlreiche experimentelle Belege dafür gibt, dass bei der Pathophysiologie des CTTH sowohl periphere als auch zentrale Mechanismen beteiligt sind. Bisherige Vorstellungen zur Pathophysiologie primärer Kopfschmerzen, die Migräne sei vaskulär und der Kopfschmerz vom Spannungstyp muskulär bedingt, müssen nunmehr als obsolet betrachtet werden. Der neue Kenntnisstand, der sowohl für die Migräne als auch für den Kopfschmerz vom Spannungstyp eine zentralnervöse Regulationsstörung im Sinne einer sympathischen Unterfunktion postuliert (Ostertag et al., 1998; Silberstein, 1992), hat zu der Überlegung geführt, die beiden Kopfschmerzformen auf einem Kontinuum anzuordnen (vgl. Abb. 2-7).

**Abb. 2-7: Kontinuum primärer Kopfscherzen**

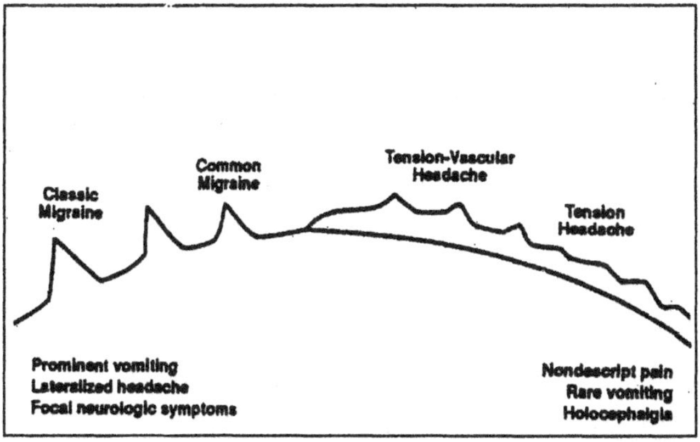


Aus: Sheftell, 1992, S. 33

Das Modell geht davon aus, dass primär muskulär bedingter CTTH mit zunehmendem Schweregrad auch einen pochenden oder hämmernden Schmerzcharakter aufweist sowie auch mit Übelkeit und Erbrechen einhergehen kann und damit ein Überlappungsbereich zur primär vaskukär bedingten Migräne entsteht (Langemark et. al., 1988). Auch Olesen (1991) nimmt an, dass für die Pathogenese des CTTH sowohl muskuläre als auch vaskuläre Prozesse in zephalen Strukturen beteiligt sind. In seinem myofascial-supraspinal-vaskulären Modell des Spannungskopfschmerzes postuliert Olesen (1991), dass eine Dauersensitivierung im myofascialen Gewebe zu einer Daueraktivierung zentraler nozizeptiver Neurone (Nucleus caudalis-Neurone) führt, welche dann auf episodische, geringe perivaskuläre Reize mit migräne-ähnlichen Kopfschmerzen reagieren. Umgekehrt ist auch eine Beeinflussung der muskulären Prozesse durch perivaskuläre Prozesse vorstellbar. Die spezifischen Interrelationen zwischen myofascialer und vaskulärer Nozizeption sind jedoch noch weitgehend unklar.

## 2.6 Chronischer Kopfschmerz vom Spannungstyp und psychische Störungen

Vom ätiopathogenetischen Standpunkt aus bleibt vielfach offen, ob psychische Störungen Ursache, Begleiterscheinung oder Folge der Kopfschmerzen sind (s. Kap. 2.4, S. 9 ff.). Im Folgenden wird daher lediglich die Komorbidität von CTTH und psychischen Störungen betrachtet, ohne zwischen Ursache und Folge zu unterscheiden. In Anbetracht der Fragestellung der vorliegenden Arbeit (s. Kap. 5.2, S. 44 f.) konzentrieren sich die weiteren Ausführungen schwerpunktmäßig auf die Komorbidität von CTTH und Depression.

In neueren Studien konnte gezeigt werden, dass mehr als zwei Drittel aller Kopfschmerzpatienten ausgeprägte psychische Störungen aufweisen (Göbel, 1997). Die Meta-Analyse von Holroyd & Penzien (1986) ergab nach Durchsicht von nahezu 200 Studien im Bereich Kopfschmerz, dass 71 % aller Kopfschmerzpatienten Auffälligkeiten im Verhalten und in psychischen Testscores aufweisen; Depressivität, Schlafstörungen, Angst, sozialer Rückzug sind die häufigsten psychischen Auffälligkeiten. Bei 29 % zeigen sich keine signifikanten Unterschiede zu gesunden Kontrollpersonen. Das Ausmaß der psychopathologischen Auffälligkeiten ist jedoch nur bei 5 bis 15 % klinisch relevant.

Merskey et al. (1985) berichteten, dass bei 20 % der Kopfschmerzpatienten einer neurologischen Tagklinik (n = 103) eine psychiatrische Erkrankung festgestellt wurde; die psychiatrische Morbidität lag damit leicht über der aus allgemeinmedizinischen Praxen. Sandrini et al. (1995) fanden unter 98 Patienten mit CTTH (n = 98) lediglich 9.2 % ohne psychiatrische Diagnose. Guidetti et al. (1998) fanden bei 50 % der mit dem SKID[9] nach DSM-III-R-Kriterien[10] diagnostizierten Patienten mit CTTH (n = 36) eine psychiatrische Diagnose; bei 19.4 % war sogar mehr als eine psychische Störung festzustellen. Die neuesten Ergebnisse einer Multicenter-Studie in Italien (Puca et al., 1999) deuten auf einen zunehmenden Anstieg psychiatrischer Erkrankungen unter Patienten mit CTTH hin: Bei 84.8 % aller Patienten (n = 217) mit Kopfschmerz vom Spannungstyp wurde entweder ein psychosozialer Stressor nach DSM-IV-Kriterien[11] oder eine psychiatrische Diagnose festgestellt.

---

[9] Strukturiertes Klinisches Interview für DSM-III-R (Wittchen et al., 1990)

[10] Diagnostisches und statistisches Manual psychischer Störungen DSM-III-R (American Psychiatric Association, 1987; Wittchen et al., 1989)

[11] Diagnostisches und statistisches Manual psychischer Störungen DSM-IV (American Psychiatric Association, 1994; Saß et al., 1996). Psychosozialer Stress ist nach DSM-IV definiert als: partnerschaftlicher Stress, Familien- und Elternstress, anderer auf zwischenmenschliche Beziehungen bezogener Stress, Stress im Beruf, Stress aufgrund bestimmter Lebensumstände, finanzieller Stress, Stress bei Gesetzeskonflikten, Stress bei Entwicklungskonflikten, Stress bei körperlichen Erkrankungen oder Verletzungen (s. Kap. 2.4.2, S. 9 ff.).

Betrachtet man die psychischen Störungen im Einzelnen, so ergibt sich aus der Studie von Puca et al. (1999) folgendes Bild: Unter Berücksichtigung der IHS-[12] und DSM-III-R-Kriterien war bei Patienten mit CTTH die Prävalenz für Angststörungen 52.5 % (darunter vorwiegend generalisierte Angststörung), für Depression 36.4 % (darunter hauptsächlich Dysthymia) und für somatoforme Störungen 21.7 %. Während die psychosozialen Stressoren in der Gruppe der Patienten mit ETTH (36.1 %) gegenüber denen mit CTTH (22.9 %) signifikant häufiger auftraten (p = 0.040), war die psychiatrische Komorbidität in der Subgruppe CTTH (84.8 %) signifikant größer (p = 0.020) als bei ETTH (70.4 %). Dieses Resultat betont die große Bedeutung psychosozialer Stressoren und psychischer Störungen für die Chronifizierung des Kopfschmerzes vom Spannungstyp.

Merskey et al. (1985) fanden bei 7 % eine depressive Störung. Sandrini et al. (1995) diagnostizierten nach entsprechender Überprüfung gemäß IHS- und DSM-III-R Kriterien mit dem SKID (Wittchen et al., 1989) 72.4 % Angststörungen, 55.1 % affektive Störungen und 3.1 % somatoforme Störungen. In der Studie von Sandrini et al. (1995) litten ein Drittel der Patienten mit affektiven Störungen unter Major Depression. Bei ca. 50 % der Patienten wurde mehr als eine psychiatrische Diagnose vergeben; bei 46 % lagen Angst und affektive Störungen gleichzeitig vor. Gralow et al. (1995) berichteten, dass bei 45.3 % der Kopfschmerzpatienten multilokuläre Schmerzen vorlagen. Es sei an dieser Stelle darauf hingewiesen, dass nach Dworkin et al. (1990) durch das Vorliegen mehrerer chronischer Schmerzsyndrome das Risiko zur Entwicklung einer sekundären Depression erhöht ist. Depressionen und Angststörungen können demnach als die häufigsten psychiatrischen Störungen bei Kopfschmerzen angesehen werden. Im Folgenden werden die Besonderheiten der Depression bei Kopfschmerzen näher beschrieben.

Die Depression kann zum einen eine larvierte Depression darstellen, zum anderen als emotionale Konsequenz maladaptiver Bewältigungsversuche eine reaktive Depression sein (Blanchard et al., 1989). Betrachtet man zunächst die Rolle der Depression bei Vorliegen chronischer Schmerzen allgemein, so weisen Untersuchungen zum Zusammenhang von Depression und chronischem Schmerz unterschiedlicher Ätiologie (Dworkin & Gitlin, 1991; Gaskin et al., 1992; Krishnan et al., 1988a; Lindsay & Wyckoff, 1981; Ward, 1990) darauf hin, dass Depression häufiger Folge (38 %) als Ursache von Schmerzen (12 %) ist (Lindsay & Wyckoff, 1981).

Blumer & Heilbronn (1982) betrachten den chronischen Schmerz ebenso wie andere Autoren (Diamond, 1964; Gupta, 1986) allgemein als eine Variante der depressiven Störung und sprechen in diesem Zusammenhang auch von einer dysthymen Schmerzstörung. Handelt es sich bei der Depression hingegen um eine reaktive Störung, verändert sich das Ausmaß der Depression in Abhängigkeit von der Intensität der allgemeinen Schmerzen (Haythornthwaite et al., 1991; von Knorring, 1975). Die häufigste Form der reaktiven Depression sind die dysthyme Störung und die Major Depression (Dworkin & Gitlin, 1991). Die Prävalenz für die dysthyme Störung bei Patienten mit chronischem Schmerz wird in verschiedenen Studien zwischen 4.3 % (Hudson et al., 1985) und 43.3 % (Chaturvedi, 1987) angegeben; die Prävalenz für die Major Depression liegt zwischen 1.5 % (Muse, 1985) und 54.5 % (France et al., 1987).

[12] Headache Classification Committee of the International Headache Society (Olesen, 1988; Olesen & Rasmussen, 1995; Soyka, 1989)

Spezielle Untersuchungen zum Zusammenhang von Depression und Kopfschmerzen wurden bislang nur wenige durchgeführt. Blanchard et al. (1989) fanden bei Patienten mit CTTH im Vergleich zu Migränikern höhere Werte für Depression und Angst. In den Studien von Stronks et al. (1999) und Ficek et al. (1995) hatten die Patienten mit CTTH zwar signifikant höhere Depressionswerte (BDI) als die Gesunden; die Depressionswerte entsprachen jedoch allenfalls einer schwachen Depression. In einer Studie von Gralow et al. (1995) war bei 35 % der Patienten mit Kopfschmerz vom Spannungstyp ein depressiver Konfliktverarbeitungsstil anzutreffen; an zweiter Stelle stand der narzisstische Verarbeitungsstil. Diese Ergebnisse sprechen eher für eine reaktive Depression bei Kopfschmerzen (Stronks et al., 1999). Da nicht alle chronischen Kopfschmerzpatienten eine reaktive Depression entwickeln, scheinen bestimmte Vulnerabilitätsfaktoren vorzuliegen. Vorstellbar wäre, dass der Einfluss des Chronifizierungsstadiums (Intensität und Beschwerdedauer der Kopfschmerzen), die Persönlichkeitsstruktur (Verarbeitungsstil) sowie soziale Faktoren (soziale Unterstützung) bedeutsam sind dafür, ob ein Patient mit CTTH auch in der Folge eine depressive Störung entwickelt. Auf der biologischen Ebene wurde der Serotoninmangel im zentralen Nervensystem als gemeinsame Vulnerabilität diskutiert (s. Kap. 2.5.4, S. 19 f.). Ist der Kopfschmerz eine Variante der Depression, so liegen in der Regel noch weitere somatische Symptome vor. Das Ausmaß der Depression ist eher unabhängig von der Intensität der Kopfschmerzen und schwankt vielmehr vor dem Hintergrund von situativen Auslösern oder bleibt unverändert vorhanden. Darüber hinaus gibt es Befunde, die zeigen, dass antidepressive Substanzen einen positiven Einfluss auf den Kopfschmerzverlauf haben können (Egbunike & Chaffee, 1990; Onghena & Houdenhove, 1992; Sharav et al., 1987).

Das Ausmaß der psychischen Störungen bei Kopfschmerzen ist im Vergleich mit anderen chronischen Schmerzsyndromen eher gering und klinisch weniger bedeutsam. In einer Reihe von Studien mit dem Minnesota Multiphasic Personality Inventory (Andrasik et al. 1982a; Blanchard et al., 1989; Keefe, 1982; Kinder et al., 1992; Kudrow & Sutkus, 1979; Mongini et al. 1992; Sternbach et al., 1980) konnte gezeigt werden, dass Patienten mit CTTH etwas stärker psychisch beeinträchtigt sind als Migräniker. Egan & Betrus (1987) bestätigten diese Tendenz anhand der Symptom-Check-Liste (SCL-90-R). Sternbach et al. (1980) vermuteten, dass für diesen Unterschied die größere Frequenz von Kopfschmerzepisoden beim CTTH verantwortlich ist. Die Annahme konnte von De Domini et al. (1983), die für Patienten mit täglichen Kopfschmerzen höhere MMPI-Werte als für Patienten mit attackenartigen Kopfschmerzen fanden, bestätigt werden.

Ist das Ausmaß der psychischen Auffälligkeiten klinisch bedeutsam, so ist das Vorliegen einer psychischen Störung ein wichtiger Prädiktor für die weitere Entwicklung der Kopfschmerzen. Guidetti et al. (1998) belegten in ihrer prospektiven 8-Jahre-Follow-up-Untersuchung von insgesamt 100 jungen Erwachsenen (Alter: $\bar{x}$ =17.9 Jahre; s = 2.7 Jahre; Range = 12 - 26 Jahre) mit nach IHS-Kriterien diagnostizierten Kopfschmerzen vom Spannungstyp, dass bei 35.3 % der Patienten mit mehreren psychischen Störungen der CTTH persistiert; bei einer psychischen Störung ist immerhin noch bei 5.9 % ein CTTH zu finden. Insbesondere das Vorliegen von Angststörungen ist ein ungünstiger Prädiktor für die Chronifizierung der Kopfschmerzsymptomatik. Die große Relevanz der Komorbidität von psychischen Störungen beim CTTH kann damit als belegt gelten. Wenngleich bei fast zwei Drittel der Patienten mit CTTH psychische Auffälligkeiten zu beobachten sind, so ist das Ausmaß psychischer Störungen jedoch eher gering.

# 3 Störung der Schmerzwahrnehmung bei chronischem Kopfschmerz vom Spannungstyp

In diesem Kapitel werden zunächst die Mechanismen einer normalen Schmerzwahrnehmung und anschließend die Störung der Schmerzwahrnehmung beim CTTH[13] dargestellt. Ergänzend werden die Befunde der bisherigen empirischen Studien zur Hyperalgesie beim CTTH und zur Schmerzinhibition zusammengefasst.

## 3.1 Grundlagen der Schmerzwahrnehmung

Die schmerzhafte Sinnesempfindung entsteht durch die Aktivierung von Nozizeptoren, die durch gewebeschädigende oder -bedrohende Reize erregt werden. Bei noxischer Dauerstimulation kommt es zu einer Sensitivierung der Nozizeptoren, was sich in einer Erniedrigung der Erregungsschwelle, einer Erhöhung der Entladungsrate und dem Auftreten von Spontanaktivität äußert. Die Reizimpulse aus den Nozizeptoren werden über afferente Aδ- und C-Fasern zum Rückenmark geleitet und synaptisch auf exzitatorische Neurone im Hinterhorn bzw. in den analogen Hirnstammstrukturen des trigeminalen Schmerzsystems umgeschaltet (vgl. Abb. 3-1).

**Abb. 3-1: Zentralnervöse Leitung und Verarbeitung nozizeptiver Information**

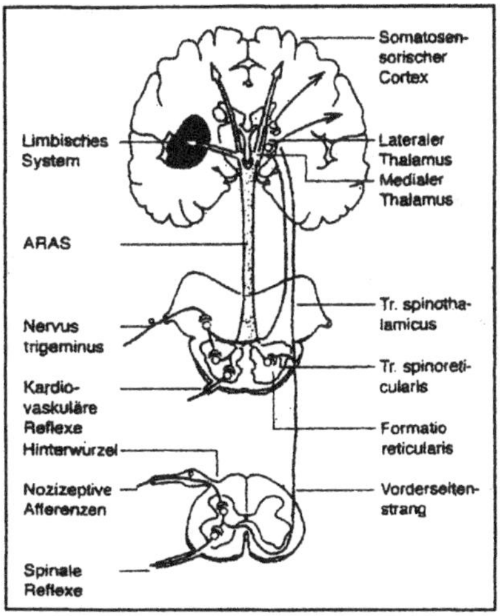


Aus: Zimmermann, 1993, S. 3

Für die Weiterleitung zum Großhirn werden zwei Systeme angenommen: das mediale System über die Formatio reticularis und die medialen Thalamuskerne und das laterale System über den somatosensorischen Thalamus.

13 chronischer Kopfschmerz vom Spannungstyp

Medial beeinflusst Schmerzinformation das aufsteigende retikuläre aktivierende System (ARAS), das die Erregbarkeit des Kortex steuert, sowie das limbische System. Das laterale System führt Information über den Tr. spinothalamicus und Tr. trigemino-thalamicus zum somatosensorischen Kern im lateralen Thalamus und von hier zum somatosensorischen Kortex. Etwas vereinfachend wird angenommen, dass der Tr. spinothalamicus primär der Fortleitung und Verarbeitung der sensorisch-diskriminativen Informationen und der Tr. spinoretikularis der Fortleitung der affektiv-motivationalen Information dient. Im Endhirn soll der somatosensorische Kortex hauptsächlich für die perzeptiven Leistungen, also für die bewusste Erkennung und Lokalisation von Schmerzen zuständig sein, während das limbische System vor allem für die affektiv-motivationalen Aspekte der Schmerzwahrnehmung verantwortlich sein soll (Birbaumer & Schmidt, 1996; Zimmermann, 1993). Dem präfrontalen Kortex und dem Gyrus cinguli wird besondere Bedeutung für die affektiv-motivationale sowie für die behavioral-attentionale Schmerzverarbeitung zugeschrieben (Kenshalo & Douglas, 1995; Willis, 1995).

In Studien mit bildgebenden Verfahren, wie der Positronen-Emissions-Tomographie (PET), wird bei experimentell induziertem Schmerz insbesondere eine Aktivierung im Thalamus, im anterioren Gyrus cinguli, in der Insula und im Nucleus lentiformis beobachtet (Apkarian, 1995; Casey & Minoshima, 1997; Coghill et al., 1994). Studien, in denen die Methode der funktionellen Magnetresonanztomographie (fMRI) eingesetzt wurde, haben sich mit der Aktivierung von Hirnregionen bei schmerzhaften und nichtschmerzhaften Reizen befasst. Davis et al. (1995) fanden, dass nichtschmerzhafte elektrische Nervenreizung das contralaterale kortikale SI-Feld aktivierte, nicht aber den Gyrus cinguli. Durch schmerzhafte elektrische Reizung wurden beide Strukturen aktiviert.

Die Ergebnisse bestätigen, dass die Enkodierung der sensorisch-diskriminativen und der affektiv-motivationalen Schmerzkomponente bestimmten Hirnarealen zugeschrieben werden können. Die genaue kortikale Repräsentation von verschiedenen Schmerzkomponenten wird derzeit jedoch noch kontrovers diskutiert. Die sensorisch-diskriminative Verarbeitung des Schmerzes (z.B. Intensitätskodierung des Schmerzes) wird von einigen Autoren dem somatosensorischen Kortex, von anderen Autoren zusätzlich dem periaquäduktalen Grau und dem posterioren Gyrus cinguli zugeschrieben. Die affektiv-motivationale Verarbeitung des Schmerzes (z.B. Aversivität des Schmerzes) wird relativ eindeutig dem anterioren Gyrus cinguli und dem präfrontalen Kortex zugeordnet (Derbyshire & Jones, 1998; Rainville et al., 1997; Tölle et al., 1999; Treede et al. 1999). Die Aktivierung des anterioren Gyrus cinguli wird auch als Grundlage aufmerksamkeitssteuernder Prozesse in der Schmerzverarbeitung interpretiert (Apkarian, 1995; Davis et al., 1997; Jones & Derbyshire, 1994; Kwan et al., 2000; Tölle et al., 1999).

Auf zentraler Ebene werden durch afferente Impulse aus der Peripherie nicht nur exzitatorische Vorgänge ausgelöst, sondern immer auch inhibitorische Vorgänge (Zieglgänsberger, 1986; Zimmermann, 1993). Das bedeutendste Modell zum Verständnis endogener Schmerz-Inhibitions-Mechanismen ist die Gate-Control-Theorie (Melzack & Wall, 1965; modifiziert von Melzack & Casey, 1968). Die Theorie geht davon aus, dass in bestimmten Schichten des spinalen Hinterhorns, insbesondere in der Substantia gelatinosa, nozizeptive Signale aus der Peripherie sowohl durch die Erregung bestimmter primärer Afferenzen als auch durch die Aktivität in deszendierenden Bahnsystemen mit Herkunft aus speziellen Hirnarealen moduliert werden können. Diese Inhibition kann sich als Dämpfung von nozizeptiven Reaktionen des Nervensystems bis hin zur Verminderung der wahrgenommenen Schmerzen auswirken (Zimmmermann, 1993). Bei Stimulation niederschwelliger Afferenzen (z.B. der Aβ-Fasern der Tastrezeptoren) wird vor allem die segmentale Hemmung (im selben Rückenmarkssegment) ausgelöst. Bei Stimulation der hochschwelligen Afferenzen (z.B. Nozizeptoren) werden hingegen auch supraspinale Inhibitionssysteme angestoßen, die zum Rückenmark absteigen und wahrscheinlich auch zum Großhirn projizieren. Dadurch kommt es zu räumlich weitreichenden Inhibitionseffekten (Willer et al., 1984).

Das für die Schmerzinhibition bedeutsamste Hirnareal ist der Hirnstamm und hierunter vor allem das periaquäduktale Grau und die dorsalen Anteile der Formatio reticularis. Das periaquäduktale Grau verfügt über eine hohe Konzentration von endogenen Opioiden sowie von Opioidrezeptoren und ist dadurch Wirkungsort der endogenen und exogenen Opioide. Außerdem befindet sich hier der Ausgangspunkt der zum Hinterhorn deszendierenden inhibitorischen Schmerzsysteme mit serotoninerger und noradrenerger Neurotransmission. Die inhibitorische Wirkung der deszendierenden Bahnsysteme im Hinterhorn realisiert sich entweder direkt über die Inhibition nozizeptiver Projektionsneurone oder indirekt über die Inhibition exzitatorischer und die Exzitation inhibitorischer Interneurone (Fields & Basbaum, 1994; Price, 1988; Willis, 1995; Zieglgänsberger & Tölle, 1993).

Die dorsalen Anteile der Formatio reticularis und der trigeminale Kern gehören wahrscheinlich zu den supraspinalen Komponenten des Regelkreises der „diffuse noxious inhibitory controls“ (DNICs). Es scheint, als wären sog. WDR (wide-dynamic-range)-Neurone mit aktivierendem Input bei nicht schmerzhafter mechanischer und schmerzhafter polymodaler Stimulation besonders sensitiv für diesen inhibitorischen Effekt (Le Bars et al., 1979a, 1979b; Schouenborg & Dickenson, 1985). Die WDR-Neurone befinden sich in den tieferen Schichten im Hinterhorn des Rückenmarks und können durch verschiedene Arten von Reizen erregt werden, einerseits durch leichte Berührung und durch nichtschmerzhaften tonischen Druck auf die Haut, andererseits aber auch durch noxische Reize, wie Hitzereize. Noxische Reizstärken induzieren in diesen Neuronen höhere Entladungsfrequenzen als Berührungsreize (Handwerker, 1999). Die Aktivität von WDR-Neuronen kann durch verschiedene synaptische Hemm- und Verstärkungsmechanismen moduliert werden, die auch die Schmerzsensibilität beeinflussen. Die Intensität eines wahrgenommenen Schmerzes ist daher möglicherweise mit der Entladungsfrequenz und der Zahl der aktivierten WDR-Neurone korreliert (Coghill et al., 1993).

Der Regelkreis der DNICs umfasst durch opioiderge und serotoninerge Verbindungsglieder auch Areale des Hirnstamms (de Broucker et al., 1990; Morton et al., 1987; Willer et al., 1990). Die DNICs sind sowohl durch Opiate (vermutlich im afferenten Teil der DNICs) als auch durch deren Antagonisten (vermutlich im efferenten Teil) abzuschwächen (Le Bars et al., 1992). Dies bedeutet, dass die endogene Schmerzhemmung durch Gabe von Analgetika abgeschwächt werden kann. Die DNICs werden durch starke und andauernde Schmerzreize schnell aktiviert und bedingen eine anatomisch generalisierte Hypalgesie außerhalb des primären Schmerzareals. Eine tonische Schmerzstimulation führt hierbei durch die Aktivierung spinaler und trigeminaler Afferenzen zur Inhibition von phasischen Schmerzen (Lautenbacher, 1999a). Ein solcher Mechanismus hilft bei akuten Schmerzen eine Schmerzausbreitung verhindern. Auf der phänomenologischen Ebene ist dieser Mechanismus als „Schmerz unterdrückt Schmerz“ bekannt (Devor, 1995).

Experimentell wurden die Mechanismen der Schmerzinhibition zunächst an Tieren genauer untersucht (Zimmermann, 1984). Bei anästhesierten Ratten konnte anhand von EEG-Ableitungen nachgewiesen werden, dass die Stimulation der schmerzübertragenden Neurone auch zu einer reduzierten Aktivität von Neuronen führt, die Gebiete außerhalb des Stimulationsortes versorgen (Dickensen & Le Bars, 1983; Le Bars et al., 1979a, 1979b). Auch bei der Katze konnte im Experiment eine solche Inhibition der nozizeptiven Neurone gezeigt werden (Morton et al., 1988). Anfang der Achtzigerjahre konnten die tierexperimentellen Befunde auch in Humanexperimenten bestätigt werden. In zahlreichen Experimenten (Plaghki et al.,

1994; Price & McHaffie, 1988; Talbot et al., 1989; Talbot et al., 1987; Willer et al., 1984) wurde beobachtet, dass akute Schmerzen ab einer bestimmten Dauer und Intensität die Schmerzsensibilität am ganzen Körper außerhalb des primären Schmerzareals reduzieren.

Lautenbacher et al. (1996) zeigten in einem neueren Experiment, dass das Eintauchen einer Hand in 46.5 °C heißes Wasser, das durchgängig als schmerzhaft heiß bewertet wurde, bei 20 gesunden Männern zu einer signifikanten Reduktion der Intensitätseinschätzung von Temperaturreizen an der Wange führte. Bei nicht schmerzhaften Wassertemperaturen von 42 °C war die Reduktion der Intensitätseinschätzungen nur noch bei schmerzhaften Temperaturreizen über 45 °C signifikant. Das Ergebnis deutet darauf hin, dass eine effiziente Schmerzinhibition am besten durch starke, schmerzhafte Reize ausgelöst werden kann. Eine andere Studie (Talbot et al., 1989) zeigt auf, dass die Schmerzinhibition durch akuten Schmerz nicht allein durch Aufmerksamkeitsdistraktion erklärt werden kann. Die Applikation von schmerzhaft kaltem Wasser an der Hand führte in diesem Experiment nur zu einem verzögerten Reagieren auf schmerzhafte Hitze, nicht aber zu einem verzögerten Reagieren auf Lichtreize.

Angesichts der bisherigen Befundlage wird angenommen, dass das Phänomen der heterotopen Schmerzinhibition durch akuten Schmerz generell, d.h. überall am Körper nachweisbar ist. Aktuelle Forschungsvorhaben untersuchen, ob das Phänomen „Schmerz unterdrückt Schmerz" nicht nur bei experimentell induzierten Schmerzen nachweisbar ist, sondern auch bei klinischen Schmerzen auftritt. Bei Patienten mit Fibromyalgie konnte bereits nachgewiesen werden, dass die heterotope Schmerzinhibition durch akuten Schmerz defizitär ist. Lautenbacher & Rollman (1997) fanden, dass starke tonische Hitzereize schmerzhafter und nicht schmerzhafter Qualität bei gesunden Personen die Schmerzentdeckungsschwelle[14] für elektrokutane Reize erhöhten, während Fibromyalgiepatienten keine Veränderung der Schmerzschwellen aufwiesen. Die elektrischen Reizentdeckungsschwellen[15] blieben in beiden Gruppen unverändert (vgl. Abb. 3-2, S. 27).

Kosek & Hansson (1997) kamen zu ähnlichen Ergebnissen. Im Vergleich zu gesunden Kontrollpersonen (n = 10) hatten Fibromyalgiepatientinnen (n = 10) bei zeitparallel durchgeführter heterotoper elektrischer Vibrationsstimulation signifikant niedrigere Schmerzschwellen für Druck- und Hitzereize. Bei zeitparallel durchgeführtem Tourniquet-Test veränderte sich im Unterschied zu Gesunden bei den Fibromyalgiepatientinnen die Druckschmerzsensibilität gegenüber der Baseline-Erhebung nicht.

Sowohl Lautenbacher & Rollman (1997) als auch Kosek & Hansson (1997) interpretieren die defizitäre Schmerzinhibition bei Fibromyalgie als eine Dysfunktion in den DNICs. Eine Untersuchung der heterotopen Schmerzinhibition durch akuten Schmerz bei weiteren klinischen Syndromen steht noch aus. Es erscheint inzwischen sehr wahrscheinlich, dass Störungen der Schmerzinhibition einen wesentlichen Faktor in der Verursachung von chronischen Schmerzen darstellen.

---

[14] Die Schmerzentdeckungsschwelle wird im Folgenden verkürzt als Schmerzschwelle bezeichnet.

[15] Die Reizentdeckungsschwelle wird im Folgenden verkürzt als Entdeckungsschwelle bezeichnet.

**Abb. 3-2: Wirkung tonischer Stimulation auf die elektrische Schmerzschwelle bei Fibromyalgie**

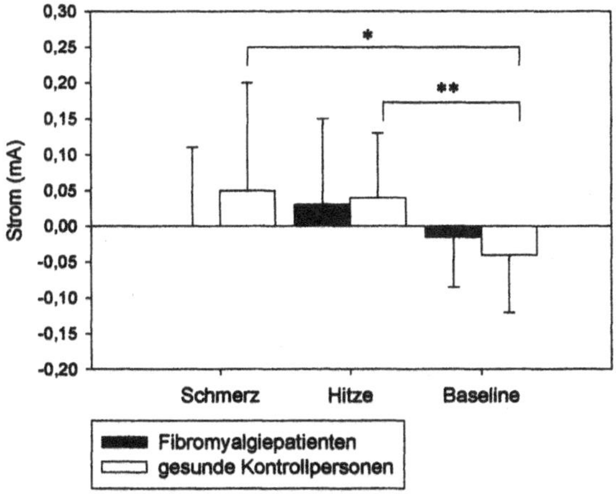


Residuen der elektrischen Schmerzschwellen (Abweichungen vom Gesamtmittelwert) am Unterarm bei zeitparalleler tonischer Hitzestimulation oberhalb („Schmerz“) und unterhalb („Hitze“) der Schmerzschwelle am Fuß bei 25 Fibromyalgiepatienten und 26 gesunden Kontrollpersonen; ** $p \leq 0.010$, * $p \leq 0.050$ für signifikante Unterschiede zwischen den Treatment-Bedingungen (modifiziert nach Lautenbacher & Rollman, 1997)

## 3.2 Störung der Schmerzwahrnehmung

### 3.2.1 Störung der Schmerzsensibilität

Die zentralnervös bedingte Veränderung der Schmerzsensibilität wird für die Kopfschmerzpathogenese als essentiell angesehen. Bereits in Kap. 2.5.3 (s. S. 17 f.) wurde ausgeführt, dass bei kontinuierlicher Reizung eine Erniedrigung der Reizschwelle zur Erzeugung von Schmerzen und damit eine erhöhte Schmerzsensibilität auf noxische Reize entsteht. Durch das Nachlassen der Schmerzinhibition können somit bereits leichte muskuläre Irritationen zu überschwelligen Schmerzstimuli werden (Olesen, 1991). Die Hyperalgesie wird inzwischen als Vulnerabilitätsfaktor für das Erstauftreten von Kopfschmerz vom Spannungstyp sowie längerfristig auch als Risikofaktor für die Chronifizierung angesehen (Lautenbacher, 1999a, 1999b). Bei Kopfschmerzpatienten wäre insbesondere eine zephale Hyperalgesie zu erwarten. Es wäre jedoch denkbar, dass im Rahmen des Chronifizierungsprozesses auch extrazephal Veränderungen der Schmerzsensibilität auftreten.

### 3.2.2 Störung der Schmerzinhibition

Neben einer supraspinalen Sensitivierung für Schmerzreize könnte beim chronischen Kopfschmerz vom Spannungstyp eine Daueraktivierung zentraler nozizeptiver Neurone vorliegen (s. Kap. 2.5.3, S. 17 f.). Es wird angenommen, dass diese Störung im antinozizeptiven System auf eine defizitäre Schmerzinhibition zurückzuführen ist. Auf zentraler Ebene könnte die Störung der Schmerzinhibition durch eine Hemmung der inhibitorischen Interneurone im

Hirnstamm verursacht werden. Es wird vermutet, dass die DNICs (s. Kap. 3.1, S. 23 ff.) demzufolge selbst durch starke Schmerzreize nicht mehr aktiviert werden können. In einem experimentellen Paradigma würde dementsprechend die Schmerzsensibilität für phasische Reize trotz eines zeitparallel applizierten tonischen Schmerzreizes unverändert bleiben. Das Phänomen „Schmerz unterdrückt Schmerz" träte somit nicht auf. In der vorliegenden Arbeit wird der Schmerz-Inhibitions-Mechanismus bei Patienten mit CTTH erstmalig anhand eines experimentellen DNIC-Paradigmas untersucht.

## 3.3 Empirische Studien zur Störung der Schmerzwahrnehmung

In diesem Kapitel wird nun der bisherige Forschungsstand zur Schmerzwahrnehmung beim chronischen Kopfschmerz vom Spannungstyp zusammengefasst. Andere ortsspezifische Symptomatiken, wie die Migräne und der Clusterkopfschmerz, finden insofern ebenfalls Erwähnung als sie Hinweise darauf geben, inwieweit beim CTTH tatsächlich eine ortsspezifische Störung vorliegt. In diesem Zusammenhang erscheint z.B. interessant, ob bei Migräne auch die nicht schmerzbetroffene Kopfhälfte eine Störung der Schmerzwahrnehmung aufweist. Es werden zunächst die Befunde zur zephalen und später die zur extrazephalen Hyperalgesie bei CTTH dargestellt. Die berichteten Studienergebnisse werden zur Übersicht in Tab. 3-1 (Studien zur zephalen Hyperalgesie) und Tab. 3-2 (Studien zur extrazephalen Hyperalgesie) dargestellt.

### 3.3.1 Studien zur zephalen Hyperalgesie

Zur zephalen Druckschmerzsensibilität beim chronischem Kopfschmerz vom Spannungstyp liegen inzwischen zahlreiche Befunde vor, die eindeutig eine Hyperalgesie bestätigen. Von den in Tab. 3-1 (s. S. 29 ff.) dargestellten 14 Studien zur Druckschmerzsensibilität wurde in 10 Studien eine Hyperalgesie für mechanische Schmerzschwellen gefunden. Empirische Studien zur thermischen und elektrischen Schmerzsensibilität wurden wesentlich seltener durchgeführt. Dementsprechend ist auch die Befundlage noch uneindeutig: während von den in Tab. 3-1 (s. S. 29 ff.) dargestellten 3 Studien zur thermischen Schmerzsensibilität nur in 2 Studien eine Hyperalgesie für thermische Schmerzschwellen bestätigt wurde, konnten beide Studien zur elektrischen Schmerzsensibilität eine Hyperalgesie belegen.

In den nachfolgenden Abschnitten werden die Studien nochmals zusammenfassend referiert. Hierbei werden zunächst Gruppenvergleiche (Vergleich von Patienten mit CTTH und gesunden Kontrollpersonen, s. Kap. 3.3.1.1 und Vergleich von Patienten mit CTTH und Patienten mit anderen primären Kopfschmerzformen, s. Kap. 3.3.1.2) und anschließend intraindividuelle Vergleiche (Vergleich der Schmerzsensibilität in der Kopfschmerzphase mit der kopfschmerzfreien Zeit, s. Kap. 3.3.1.3 und Vergleich schmerzhafter mit nicht-schmerzhaften Arealen, s. Kap. 3.3.1.4) berichtet.

#### *3.3.1.1 Vergleich von Patienten mit chronischem Kopfschmerz vom Spannungstyp und gesunden Kontrollpersonen*

Studien von Drummond (1987), Langemark & Olesen (1987), Langemark et al. (1989) Schoenen et al. (1991b) und Bendtsen et al. (1996a, 1996b) zeigten deutlich, dass die zephale Druckschmerzsensibilität bei Patienten mit CTTH gegenüber den gesunden Kontrollpersonen erhöht ist (vgl. Tab. 3-1, S. 29 ff., Studien Nr. 1, 2, 3, 7 und 16). Eine besondere Schmerzsensibilität war am individuellen Hauptort des Kopfschmerzes zu finden, wobei auch die übrigen Orte (Stirn, Schläfe, Hinterkopf, Nacken) schmerzempfindlicher waren als bei den Gesunden.

**Tab. 3-1: Studien zur zephalen Hyperalgesie bei chronischem Kopfschmerz vom Spannungstyp**

| Studien-Nr. | Autoren | Design | Versuchspersonen | Erkrankungsdauer | Ort der Stimulation | Art der Stimulation | Ergebnisse |
|---|---|---|---|---|---|---|---|
| 1 | Drummond, 1987 | Pat. u. Gesunde, KG-Studie | n=10 ETTH (A: $\bar{x}$=43; w=6, m=4), n=24 CTTH (A: $\bar{x}$=43; w=12, m=12), n=68 M (A: $\bar{x}$=42; w=51, m=17), n=35 G (parallelisiert nach Alter und Geschlecht) | keine Angabe, CTTH täglich auftretend | Stirn, Schläfe, Hinterkopf, Nacken | mechanisch (Druckdolorimetrie) | Hyperalgesie bei CTTH, ETTH u. M für mechanische Schmerzschwellen (besonders am Hauptort der Kopfschmerzen), bis mehrere Tage nach der Kopfschmerzphase nachweisbar |
| 2 | Langemark & Olesen, 1987 | Pat. u. Gesunde, KG-Studie | n=40 TTH (A: $\bar{x}$=44, Vb: 24-70 J.; w=29, m=11), n=40 G (A: $\bar{x}$=42, Vb: 20-68 J.; w=27, m=13). | keine Angabe | perikranielle Muskulatur | mechanisch | Hyperalgesie bei TTH für mechanische Schmerzschwellen |
| 3 | Langemark et al., 1989 | Pat. u. Gesunde, KG-Studie | n=50 CTTH (A: $\bar{x}$=42, Vb: 20-70 J.; 60% w) | > 6 Monate, | temporal, occipital | mechanisch (Fingerpalpation, Druckdolorimetrie) | Hyperalgesie bei CTTH für mechanische Schmerzschwellen |
| 4 | Langemark et al., 1989 | Pat. u. Gesunde, KG-Studie | n=32 CTTH (A: $\bar{x}$=40, Vb: 20-66 J.; 53% w), n=24 G (A: $\bar{x}$=47, Vb:13-70 J.; 54% w) | > 6 Monate | temporal | thermisch (Hitze, Kälte) | Hyperalgesie bei CTTH für thermische Schmerzschwellen, gleiche Temperatursensibilität bei CTTH u. G |
| 5 | Sandrini et al., 1991 | Pat. u. Gesunde, KG-Studie | n=21 C (A: $\bar{x}$=37, s=10; w=4, m=17) | > 6 Monate | Cornea, orbicularis oculi | elektrisch | Hyperalgesie bei Clusterkopfschmerz während der Attacke für ipsilateral gemessene elektrische Schmerzschwellen; zwischen den Attacken kein Gruppenunterschied zwischen Pat. mit Clusterkopfschmerz u. G |

Pat = Patienten, KG = Kontrollgruppe, n = Stichprobengröße, CTTH = chronischer Kopfschmerz vom Spannungstyp, ETTH = episodischer Kopfschmerz vom Spannungstyp, TTH = Kopfschmerz vom Spannungstyp (ohne weitere Differenzierung), M = Migräne, C = Clusterkopfschmerz, G = Gesunde, A = Alter, Vb = Variationsbreite (range), w = weiblich, m = männlich

| Studien-Nr. | Autoren | Design | Versuchspersonen | Erkrankungsdauer | Ort der Stimulation | Art der Stimulation | Ergebnisse |
|---|---|---|---|---|---|---|---|
| 6 | Schoenen et al., 1991a | Pat. u. Gesunde, KG-Studie | n=32 CTTH (A: $\bar{x}$=41, s=8), n=10 M (A: $\bar{x}$=39, s=10), n=20 G (parallelisiert nach Alter), ausschließlich weibliche Probandinnen | > 6 Monate | Schläfe, Stirn, suboccipital | mechanisch (Fingerpalpation, Druckdolorimetrie) | Hyperalgesie bei CTTH für mechanische Schmerzschwellen; nur an Stirn im Vergleich zu Gesunden signifikant erhöhte Druckschmerzsensibilität bei Migräne |
| 7 | Schoenen et al., 1991b | Pat. u. Gesunde, KG-Studie | n=32 CTTH (A: $\bar{x}$=38, Vb: 17-65 J.), n=20 G (A: $\bar{x}$=35, Vb: 16-55 J.), ausschließlich weibliche Probandinnen | > 6 Monate | Schläfe, Stirn, suboccipital | mechanisch (Fingerpalpation, Druckdolorimetrie) | Hyperalgesie bei CTTH für mechanische Schmerzschwellen |
| 8 | Bovim, 1992 | Pat. u. Gesunde, KG-Studie | n=17 TTH (davon 14 CTTH, A: $\bar{x}$=37, s=10; 47% w), n=18 MoA (A: $\bar{x}$=33, s=8; 72% w), n=8 MmA (A: $\bar{x}$=39, s=10; 88% w), n=32 Z (A: $\bar{x}$=43, s=11; 91% w), n=20 G (A: $\bar{x}$=42, s=15; 65% w) | > 6 Monate | perikranielle Muskulatur; occipital, frontal (dominant/ nicht dominant) | mechanisch (Druckdolorimetrie) | Hyperalgesie bei zervikogenem Kopfschmerz für occipital gemessene Druckschmerzschwellen; kein Unterschied zwischen TTH, M u. G; bei Z erhöhte Schmerzsensibilität auf dominanter Seite, bei M auf nicht-dominanter Seite |
| 9 | Marlowe, 1992 | Pat. u. Gesunde, KG-Studie | n=15 TTH, n=13 M, n=8 andere Kopfschmerzen (A: $\bar{x}$=42, Vb: 21-63 J.; w=22, m=14), n=36 G (parallelisiert nach Alter u. Geschlecht) | > 1 Jahr | Schläfe | thermisch (Eis), elektrisch | geringere Toleranz bei TTH für Kältereize, aber kein signifikanter Unterschied zwischen TTH u. G in den Schmerzschellen für Kältereize an der Schläfe, Hyperalgesie für elektrische Schmerz- und Toleranzschwellen |

Pat = Patienten, KG = Kontrollgruppe, n = Stichprobengröße, CTTH = chronischer Kopfschmerz vom Spannungstyp, ETTH = episodischer Kopfschmerz vom Spannungstyp, TTH = Kopfschmerz vom Spannungstyp (ohne weitere Differenzierung), M = Migräne, MoA = Migräne ohne Aura, MmA = Migräne mit Aura, Z = zervikogener Kopfschmerz, G = Gesunde, A = Alter, Vb = Variationsbreite (range), w = weiblich, m = männlich

| Studien-Nr. | Autoren | Design | Versuchspersonen | Erkrankungsdauer | Ort der Stimulation | Art der Stimulation | Ergebnisse |
|---|---|---|---|---|---|---|---|
| 10 | Göbel et al., 1992b | Pat. u. Gesunde, KG-Studie | n=20 ETTH (A: $\bar{x}$=23, s=6; w=15, m=5), n=23 M (A: $\bar{x}$=29, s=10; w=17, m=6), n=29 G (A: $\bar{x}$=26, s=2; w=18, m=11), Rekrutierung aller Probanden unter Studenten | keine Angabe | perikranielle Muskulatur (M. frontalis, M. temporalis) | mechanisch (Druckdolorimetrie, EMG) | kein Unterschied mit Druckdolorimetrie zwischen Pat. mit ETTH u. G.; keine erhöhte Druckschmerzsensibilität bei Migräne |
| 11 | Jensen et al., 1993 | Pat. Studie ohne KG | n=737 Pat. mit M, ETTH u. CTTH (Vb: 25-64 J.; w=385, m=352) | keine Angabe | perikranielle Muskulatur | mechanisch (Fingerpalpation) | Hyperalgesie bei ETTH u. CTTH für mechanische Schmerzschwellen, keine erhöhte Druckschmerzsensibilität bei Migräne |
| 12 | Göbel et al., 1994 | Doppelblind Design; Placebo-kontrollierte Medikamentenstudie | n=53 CTTH (davon n=29 Placebo u. n=24 Amitriptyline 75 mg; A: $\bar{x}$= 47, s=12) | bei 79 % >5 Jahre | perikranielle Muskulatur | mechanisch (Druckdolorimetrie, EMG), | Reduktion der Kopfschmerzsymptomatik u. Normalisierung der Schmerzsensibilität nach Einnahme von Amitriptylin, nur bei Anwendung starker experimenteller Reize nachweisbar |
| 13 | Sandrini et al., 1994 | Pat. u. Gesunde, KG-Studie | n=15 ETTH (A: $\bar{x}$=27, s=11; w=6, m=9), n=29 CTTH (A: $\bar{x}$=37, s=12; w=19, m=10), n=22 M (A: $\bar{x}$=36, s=9; w=12, m=10), n=50 G (parallelisiert nach Alter u. Geschlecht) | > 5 Jahre | M. frontalis, M. temporalis, M. trapezius | mechanisch (Druckdolorimetrie, EMG, Fingerpalpation) | Hyperalgesie bei CTTH für mechanische Schmerzschwellen am M. frontalis u. M. trapezius, keine erhöhte Druckschmerzsensibilität bei Migräne |
| 14 | Kim et al.,1995 | weibliche Pat. u. Gesunde, KG-Studie | n=31 ETTH (A: $\bar{x}$=28, s=10), n=32 G (A: $\bar{x}$=27, s=9) | keine Angabe | perikranielle Muskulatur (Kopf, Nacken) | mechanisch (elektronische Druckdolorimetrie) | Hyperalgesie bei ETTH für mechanische Schmerzschwellen im Kopf- und Nackenbereich |

Pat = Patienten, KG = Kontrollgruppe, n = Stichprobengröße, CTTH = chronischer Kopfschmerz vom Spannungstyp, ETTH = episodischer Kopfschmerz vom Spannungstyp, TTH = Kopfschmerz vom Spannungstyp (ohne weitere Differenzierung), M = Migräne, G = Gesunde, A = Alter, Vb = Variationsbreite (range), w = weiblich, m = männlich

| Studien-Nr. | Autoren | Design | Versuchspersonen | Erkrankungsdauer | Ort der Stimulation | Art der Stimulation | Ergebnisse |
|---|---|---|---|---|---|---|---|
| **15** | Jensen, 1995 | Pat. u. Gesunde, KG-Studie | n=28 TTH (davon 19 CTTH, A: $\bar{x}$=45, Vb: 28-63 J.; w=17, m=11), n=30 G (parallelisiert nach Alter u. Geschlecht) | > 1 Jahr | M. temporalis | mechanisch (Druckdolorimetrie, Fingerpalpation, EMG); thermisch (Hitze) | Hyperalgesie bei TTH für die thermische Schmerz- und Toleranzschwelle am M. temporalis, kein Unterschied zwischen TTH u. G. für mechanische Schmerz- und Toleranzschwellen |
| **16** | Bendtsen et al., 1996a, 1996b | Pat. u. Gesunde, KG-Studie | n=40 CTTH (A: $\bar{x}$=40, Vb: 18-60 J.; w=25, m=15), n=40 G (parallelisiert nach Alter u. Geschlecht) | keine Angabe | Schläfe | mechanisch (Fingerpalpation, elektronische Druckdolorimetrie); elektrisch (Elektrostimulator) | Hyperalgesie bei CTTH für mechanische Schmerz- u. Toleranzschwellen (Fingerpalpation) und elektrische Schmerzschwellen; kein signifikanter Gruppenunterschied bei Druckdolorimetrie |
| **17** | Jensen et al., 1998 | Pat. u. Gesunde, KG-Studie | n=18 CTTH mit MUS (A: $\bar{x}$=48, Vb: 34-64 J.; w=11, m=7), n=10 CTTH ohne MUS (A: $\bar{x}$=49, Vb: 37-59 J.; w=3, m=7), n=14 ETTH mit MUS (A: $\bar{x}$=40, Vb: 20-56 J.; w=13, m=1), n=14 ETTH ohne MUS (A: $\bar{x}$=43, Vb: 21-59 J.; w=9, m=5), n=30 G (A: $\bar{x}$=42, Vb: 23-67 J.; w=18, m=12) | > 1 Jahr | perikranielle Muskulatur | mechanisch (Fingerpalpation, elektronische Druckdolorimetrie, EMG); thermisch | Hyperalgesie für mechanische Reize bei CTTH mit MUS gegenüber CTTH ohne MUS; kein Unterschied zwischen Subgruppen der Pat. mit ETTH; kein Unterschied zwischen Subgruppen (mit u. ohne MUS) für thermische Reize; erhöhte EMG-Aktivität für CTTH mit MUS |
| **18** | Ashina et al., 1999 | Pat. u. Gesunde, KG-Studie | n=20 CTTH (A: $\bar{x}$=41, s=8; w=12, m=8), n=20 G (parallelisiert nach Alter und Geschlecht) | > 6 Monate | perikranielle Muskulatur | mechanisch (Fingerpalpation) | Hyperalgesie bei CTTH während und zwischen den Kopfschmerzphasen |

Pat = Patienten, KG = Kontrollgruppe, n = Stichprobengröße, CTTH = chronischer Kopfschmerz vom Spannungstyp, ETTH = episodischer Kopfschmerz vom Spannungstyp, MUS = muskuläre Störung, G = Gesunde, A = Alter, Vb = Variationsbreite (range), w = weiblich, m = männlich

In der Studie von Schoenen et al. (1991a) mit ausschließlich weiblichen Probandinnen waren die mechanischen Schmerzschwellen in der Suboccipital-Region am niedrigsten; jedoch auch an der Stirn und der Schläfe war der Unterschied zur gesunden Kontrollgruppe signifikant (vgl. Tab. 3-1, S. 30, Studie Nr. 6 und Abb. 3-3).

**Abb. 3-3: Zephale Schmerzsensibilität bei chronischem Kopfschmerz vom Spannungstyp**

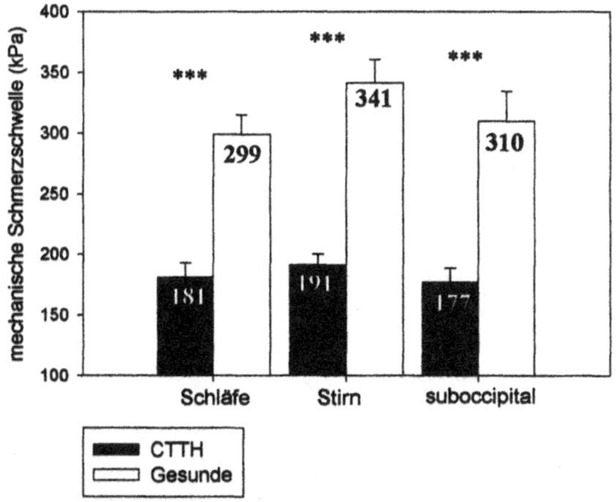


Mittelwert mit Standardabweichung der mechanischen Schmerzschwellen (in Kilopascal), gemessen mit einem Druckdolorimeter bei Patienten mit chronischem Kopfschmerz vom Spannungstyp (n = 32) und gesunden Kontrollpersonen (n = 20); *** p ≤ 0.001 für signifikante Unterschiede zwischen den Gruppen (modifiziert nach Schoenen et al., 1991a)

Auch die neueren Ergebnisse von Jensen et al. (1998) belegen in der Temporal- und Parietalregion eine zephale Hyperalgesie mittels Messung der mechanischen Schmerz- und Toleranzschwellen bei Patienten mit CTTH (vgl. Tab. 3-1, S. 32, Studie Nr. 17). Die Autoren unterscheiden in dieser Studie zwischen CTTH-Patienten mit und ohne muskuläre Störung und heben hervor, dass dieser psychophysikalische Befund ausschließlich für die diagnostische Gruppe der CTTH-Patienten mit klinisch erhöhter Schmerzsensibilität perikranieller Muskeln gilt (s. Kap. 2.2.1, S. 5). Jensen et al. (1998) schlussfolgern vor dem Hintergrund sonstiger Studienergebnisse unberechtigterweise daraus, dass muskuläre Faktoren hauptverantwortlich für die Chronifizierung des Spannungskopfschmerzes seien (s. Kap. 8.1.1, S. 119 ff.).

Die Hitze-/Kälteschmerzsensibilität scheint bei Patienten mit chronischem Kopfschmerz vom Spannungstyp ebenfalls erhöht zu sein. In der Studie von Marlowe (1992) hatten die Kopfschmerzpatienten für Kältereize niedrigere Toleranzschwellen als gesunde Kontrollpersonen; in den thermischen Schmerzschwellen unterschieden sich die Gruppen hingegen nicht (vgl. Tab. 3-1, S. 30, Studie Nr. 9). Langemark et al. (1989) berichteten bei Kopfschmerzpatienten im Vergleich zu Gesunden über signifikant niedrigere Hitze- und Kälteschmerzschwellen an der Schläfe (vgl. Tab. 3-1, S. 29, Studie Nr. 4). Bendtsen et al. (1996a, 1996b) konnten auch für die elektrischen Toleranzschwellen an der Schläfe eine höhere Schmerzsensibilität bei

Patienten mit chronischem Kopfschmerz vom Spannungstyp gegenüber gesunden Kontrollpersonen nachweisen (vgl. Tab. 3-1, S. 32, Studie Nr. 16).

In einer Medikamentenstudie (Göbel et al., 1994) trat nach Verabreichung von Amitriptylin sowohl eine Reduktion der Kopfschmerzsymptomatik als auch eine Normalisierung der Schmerzsensibilität ein, was jedoch nur bei Anwendung starker experimenteller Schmerzreize nachweisbar war (vgl. Tab. 3-1, S. 31, Studie Nr. 12). Hieraus könnte die Schlussfolgerung gezogen werden, dass dem Spannungskopfschmerz und der zephalen Hyperalgesie der gleiche Pathomechanismus zugrunde liegt.

#### *3.3.1.2 Vergleich von chronischem Kopfschmerz vom Spannungstyp mit anderen primären Kopfschmerzformen*

In den Studien von Drummond (1987) und von Schoenen et al (1991a) unterschieden sich die einzelnen Kopfschmerzformen (Migräne, episodischer und chronischer Kopfschmerz vom Spannungstyp) in ihrer erhöhten Schmerzsensibilität nicht voneinander (vgl. Tab. 3-1, S. 29 f., Studien Nr. 1 und 6), was wiederum für ähnliche pathophysiologische Prozesse bei primären Kopfschmerzen spricht (vgl. Abb. 2-7, S. 19). In anderen Studien konnten dennoch Unterschiede zwischen den einzelnen Kopfschmerzformen gefunden werden. In drei Studien (Göbel et al., 1992b; Jensen et al., 1993; Sandrini et al., 1994) wurde bei Migräne im Gegensatz zu CTTH keine veränderte zephale Druckschmerzsensibilität gegenüber Gesunden gefunden (vgl. Tab. 3-1, S. 31, Studien Nr. 10, 11 und 13).

Beim ETTH[16] scheint im Vergleich zum CTTH die zephal erhöhte Schmerzsensibilität nicht mehr so eindeutig nachweisbar zu sein. Kim et al. (1995) fanden bei Patienten mit ETTH insbesondere im Nackenbereich eine erhöhte Druckschmerzsensibilität an diversen Muskelgruppen im Vergleich mit Gesunden (vgl. Tab. 3-1, S. 31, Studie Nr. 14). Göbel et al. (1992b) beobachteten bei konstantem bilateralen Druck auf den M. temporalis jedoch keinen Unterschied in der zephalen Druckschmerzsensibilität zwischen Patienten mit ETTH und Gesunden (vgl. Tab. 3-1, S. 31, Studie Nr. 10). Jensen et al. (1998) kamen in einer neueren Studie zu ähnlichen Ergebnissen und fanden lediglich bei CTTH eine erhöhte Druckschmerzsensibilität, nicht jedoch beim ETTH (vgl. Tab. 3-1, S. 32, Studie Nr. 17).

In anderen Studien (Drummond, 1987; Jensen et al., 1993; Sandrini et al., 1994) zeigten Patienten mit ETTH ebenso wie Patienten mit CTTH eine erhöhte zephale Druckschmerzsensibilität (vgl. Tab. 3-1, S. 29 ff., Studien Nr. 1, 11, 13). Im Gegensatz zum CTTH kann die zephale Hyperalgesie beim ETTH nicht eindeutig belegt werden.

#### *3.3.1.3 Vergleich der Schmerzsensibilität in der Kopfschmerzphase mit der kopfschmerzfreien Zeit*

Vergleicht man die Schmerzsensibilität während der Kopfschmerzphase mit der kopfschmerzfreien Zeit so ergibt sich ein uneinheitliches Bild. Aktuell bestehender Kopfschmerz scheint die Schmerzsensibilität im Vergleich zur kopfschmerzfreien Zeit nochmals zu erhöhen (Jensen et al., 1993; vgl. Tab. 3-1, S. 31, Studie Nr. 11), wobei sich die Schmerzsensibilität mit zunehmendem Ausmaß der Kopfschmerzen erhöht (Langemark et al. 1989; vgl. Tab. 3-1, S. 29, Studie Nr. 3). In der Studie von Drummond (1987) bestand die Hyperalgesie sowohl in der Kopfschmerzattacke als auch noch mehrere Tage nach der Attacke, darüber hinaus war in der kopfschmerzfreien Zeit jedoch keine Hyperalgesie mehr nachweisbar (vgl. Tab. 3-1, S. 29, Studie Nr. 1).

---

[16] episodischer Kopfschmerz vom Spannungstyp

Jensen (1995) berichtet in der kopfschmerzfreien Zeit über höhere muskuläre Empfindlichkeit und erhöhte EMG-Werte, wobei sich die mechanischen und thermischen Schmerzschwellen der Patienten mit CTTH nicht von den Gesunden unterschieden (vgl. Tab. 3-1, S. 32, Studie Nr. 15). Marlowe (1992) stellt bei Patienten mit Kopfschmerz vom Spannungstyp in der Kopfschmerzphase wie in der kopfschmerzfreien Zeit eine vergleichbare Schmerzsensibilität fest (vgl. Tab. 3-1, S. 30, Studie Nr. 9). Bove & Nilsson (1999) finden bei Patienten mit ETTH, dass die Druckschmerzsensibilität unabhängig von der Präsenz der Kopfschmerzen ist. Auch Ashina et al. (1999) finden eine erhöhte Schmerzsensibilität bei Patienten mit CTTH sowohl während der Kopfschmerzen als auch in der kopfschmerzfreien Zeit (vgl. Tab. 3-1, S. 32, Studie Nr. 18). Angesichts dieser Befundlage ist derzeit nicht sicher entscheidbar, ob die zephale Hyperalgesie auf die Kopfschmerzphase beschränkt bleibt. Möglicherweise ist auch entscheidend zu welchem Zeitpunkt nach der Kopfschmerzphase die Messung durchgeführt wird. Eine über die Kopfschmerzphase hinausreichende Hyperalgesie würde die von Olesen (1991) postulierten langanhaltenden Veränderungen der neuronalen Erregbarkeit der Hinterhorn-Neurone (s. Kap. 3.2.1, S. 27), die möglicherweise zur Chronifizierung der Kopfschmerzen führen können, bestätigen.

#### *3.3.1.4 Vergleich schmerzhafter mit nicht-schmerzhaften Arealen*

Der Vergleich der Schmerzsensibilität an schmerzhaften und nicht-schmerzhaften Arealen gibt Hinweise darauf, inwieweit beim CTTH tatsächlich eine ortsspezifische Störung vorliegt. Sandrini et al. (1994) fanden bei CTTH eine größere Druckschmerzsensibilität am M. trapezius als am M. frontalis. Auch Drummond (1987) konnte bei CTTH im Schulter-Nackenbereich eine größere Druckschmerzsensibilität nachweisen als an der Stirn, Schläfe oder in der Occipital-Region. Beim Clusterkopfschmerz (Sandrini et al., 1991; vgl. Tab. 3-1, S. 29, Studie Nr. 5) und beim zervikogenen Kopfschmerz (Bovim, 1992; vgl. Tab. 3-1, S. 30, Studie Nr. 8) scheint ebenso wie beim CTTH die erhöhte zephale Schmerzsensibilität ausschließlich am betroffenen Kopfschmerzareal zu bestehen. Für die Migräniker fand Bovim (1992) hingegen eine erhöhte Schmerzsensibilität auf der nicht-schmerzhaften Kopfhälfte. Insgesamt scheinen die bisherigen Befunde bei CTTH das Vorliegen einer ortsspezifischen Störung zu stützen.

### 3.3.2 Studien zur extrazephalen Hyperalgesie

Die extrazephale Schmerzsensibilität, also Schmerzsensibilität außerhalb des Kopfbereiches, war bei Kopfschmerzpatienten wesentlich seltener Gegenstand der Untersuchung als die zephale Schmerzsensibilität. Die Befundlage ist derzeit noch nicht eindeutig, wobei es jedoch vermehrt Hinweise für eine generelle Hyperalgesie beim CTTH gibt. Die Ergebnisse der Studien zur extrazephalen Hyperalgesie werden in Tab. 3-2 (s. S. 36 f.) zusammenfassend dargestellt.

Bendtsen et al. (1996a) gelang es, bei Patienten mit CTTH im Vergleich zu Gesunden auch niedrigere Schmerz- und Toleranzschwellen für mechanische Reize am Finger (vgl. Tab. 3-2, S. 37, Studie Nr. 7) nachzuweisen. Schoenen et al. (1991a) fanden bei Patienten mit CTTH im Vergleich zu Gesunden signifikant niedrigere Schmerzschwellen für Druck an der Achillessehne (vgl. Tab. 3-2, S. 36, Studie Nr. 3). Des Weiteren konnten Jensen et al. (1998) zephal und extrazephal (Finger) eine generell erhöhte Druckschmerzsensibilität bei Patienten mit CTTH mit muskulärer Störung im Vergleich zu Patienten mit CTTH ohne muskuläre Störung nachweisen (vgl. Tab. 3-2, S. 37, Studie Nr. 8). Lediglich in den Studien von Drummond (1987) und Jensen (1995) konnten keine signifikanten Unterschiede zwischen Kopfschmerzpatienten und Gesunden hinsichtlich der Druckschmerzsensibilität am Finger (vgl. Tab. 3-2, S. 36 f.; Studien Nr. 1 und 6) nachgewiesen werden.

**Tab. 3-2: Studien zur extrazephalen Hyperalgesie bei chronischem Kopfschmerz vom Spannungstyp**

| Studien-Nr. | Autoren | Design | Versuchspersonen | Erkrankungsdauer | Ort der Stimulation | Art der Stimulation | Ergebnisse |
|---|---|---|---|---|---|---|---|
| 1 | Drummond, 1987 | Pat. u. Gesunde, KG-Studie | n=10 ETTH (A: $\bar{x}$=43; w=6, m=4), n=24 CTTH (A: $\bar{x}$=43; w=12, m=12), n=68 M (A: $\bar{x}$=42; w=51, m=17), n=35 G (parallelisiert nach Alter und Geschlecht) | keine Angabe | Finger | mechanisch (Druckdolorimetrie) | kein Gruppenunterschied in der Schmerzsensibilität am Finger |
| 2 | Langemark et al., 1989 | Pat. u. Gesunde, KG-Studie | n=32 CTTH (A: $\bar{x}$= 40, Vb: 20-66 J.; 53% w), n=24 G (A: $\bar{x}$=47, Vb:13-70 J.; 54% w) | > 6 Monate | Hand | thermisch (Hitze, Kälte) | Hyperalgesie bei CTTH für Hitze- und Kälteschmerzschwellen an der Hand |
| 3 | Schoenen et al., 1991a | Pat. u. Gesunde, KG-Studie | n=32 CTTH (A: $\bar{x}$=41, s=8), n=10 M (A: $\bar{x}$=39, s=10), n=20 G (parallelisiert nach Alter), ausschließlich weibliche Probandinnen | > 6 Monate | Achillessehne | mechanisch (Fingerpalpation, Druckdolorimetrie) | Hyperalgesie bei CTTH für mechanische Schmerzschwellen an der Achillessehne |
| 4 | Marlowe, 1992 | Pat. u. Gesunde, KG-Studie | n=36 TTH (A: $\bar{x}$=42, Vb: 21-63 J.; w=22, m=14), n=36 G (parallelisiert nach Alter und Geschlecht) | > 1 Jahr | Finger | thermisch (Eis), elektrisch | Hyperalgesie bei TTH für elektrische Schmerz- und Toleranzschwellen am Finger, kein Einfluss des Vorliegens von Kopfschmerzen zum Untersuchungszeitpunkt auf die Schmerzsensibilität |
| 5 | Langemark et al., 1993 | Pat. u. Gesunde, KG-Studie | n=40 CTTH (A: $\bar{x}$=40, Vb: 20-79 J.; w=24, m=16), n=29 G (parallelisiert nach Alter und Geschlecht) | > 6 Monate | M. biceps femoris, N. suralis (Ferse) | elektrisch | bei CTTH reduzierte Schwellen zur Auslösung des nozifensiven RIII-Reflexes und reduzierte Schmerztoleranzschwellen an der Ferse |

Pat = Patienten, KG = Kontrollgruppe, n = Stichprobengröße, CTTH = chronischer Kopfschmerz vom Spannungstyp, ETTH = episodischer Kopfschmerz vom Spannungstyp, TTH = Kopfschmerz vom Spannungstyp (ohne weitere Differenzierung), M = Migräne, G = Gesunde, A = Alter, Vb = Variationsbreite (range), w = weiblich, m = männlich

| Studien-Nr. | Autoren | Design | Versuchspersonen | Erkrankungsdauer | Ort der Stimulation | Art der Stimulation | Ergebnisse |
|---|---|---|---|---|---|---|---|
| 6 | Jensen, 1995 | Pat. u. Gesunde, KG-Studie | n=28 TTH (davon 19 CTTH, A: $\bar{x}$=45, Vb: 28-63 J.; w=17, m=11), n=30 G (parallelisiert nach Alter und Geschlecht) | > 1 Jahr | Finger | mechanisch (Druckdolorimetrie, Fingerpalpation); thermisch (Hitze) | kein Gruppenunterschied für thermische Schmerz- u. Toleranzschwellen am Finger |
| 7 | Bendtsen et al., 1996a | Pat. u. Gesunde, KG-Studie | n=40 CTTH (A: $\bar{x}$=40, Vb: 18-60 J.; w=25, m=15), n=40 G (parallelisiert nach Alter und Geschlecht) | keine Angabe | Finger | mechanisch (Fingerpalpation, elektronische Druckdolorimetrie) | Hyperalgesie bei CTTH für mechanische Schmerz- u. Toleranzschwellen (Fingerpalpation und Druckdolorimetrie) am Finger |
| 8 | Jensen et al., 1998 | Pat. u. Gesunde, KG-Studie | n=18 CTTH mit MUS (A: $\bar{x}$=48, Vb: 34-64 J.; w=11, m=7), n=10 CTTH ohne MUS (A: $\bar{x}$=49, Vb: 37-59 J.; w=3, m=7), n=14 ETTH mit MUS (A: $\bar{x}$=40, Vb: 20-56 J.; w=13, m=1), n=14 ETTH ohne MUS (A: $\bar{x}$=43, Vb: 21-59 J.; w=9, m=5), n=30 G (A: $\bar{x}$=42, Vb: 23-67 J.; w=18, m=12) | > 1 Jahr | Finger | mechanisch (Fingerpalpation, elektronische Druckdolorimetrie) | Hyperalgesie für mechanische Reize am Finger bei CTTH mit MUS gegenüber CTTH ohne MUS |

Pat = Patienten, KG = Kontrollgruppe, n = Stichprobengröße, CTTH = chronischer Kopfschmerz vom Spannungstyp, ETTH = episodischer Kopfschmerz vom Spannungstyp, TTH = Kopfschmerz vom Spannungstyp (ohne weitere Differenzierung), MUS = muskuläre Störung, G = Gesunde, A = Alter, Vb = Variationsbreite (range), w = weiblich, m = männlich

Langemark et al. (1989) fanden bei Patienten mit CTTH im Vergleich zu Gesunden reduzierte Hitze- und Kälteschmerzschwellen an der Hand (vgl. Tab. 3-2, S. 36, Studie Nr. 2 und Abb. 3-4).

**Abb. 3-4: Extrazephale Schmerzsensibilität bei chronischem Kopfschmerz vom Spannungstyp**

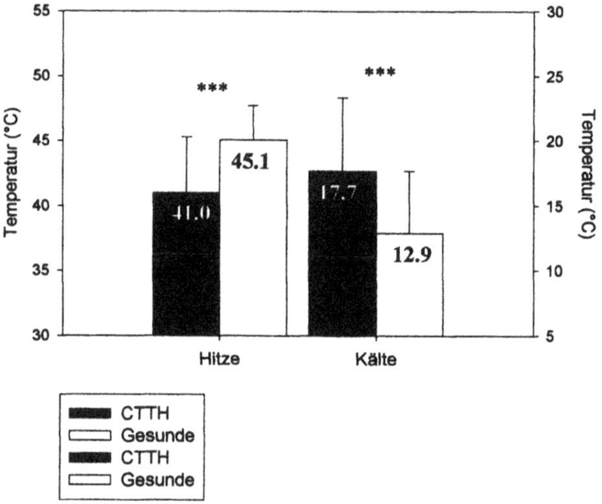


Mittelwert mit Standardabweichung der Schmerzschwellen für Hitze und Kälte an der Hand von Patienten mit chronischem Kopfschmerz vom Spannungstyp (n = 32) und gesunden Kontrollpersonen (n = 24); *** $p \leq 0.001$ für signifikante Unterschiede zwischen den Gruppen (modifiziert nach Langemark et al., 1989)

Marlowe (1992) maß bei Kopfschmerzpatienten im Vergleich zu Gesunden niedrigere elektrische Schmerzschwellen und Toleranzgrenzen am Finger (vgl. Tab. 3-2, S. 36, Studie Nr. 4). Langemark et al. (1993) fanden bei Patienten mit CTTH mittels Stimulation des N. suralis an der Ferse eine im Vergleich zu Gesunden reduzierte Schwelle zur Auslösung des nozifensiven RIII-Reflexes, eine reduzierte Toleranzschwelle und erhöhte Einschätzungen der experimentellen Schmerzstärke (vgl. Tab. 3-2, S. 36, Studie Nr. 5).

Lautenbacher (1999b) vermutet, dass extrazephale Hyperalgesien bevorzugt bei besonders schweren Kopfschmerzsyndromen auftreten. Der Aspekt der Chronifizierung, z.B. operationalisierbar durch Erkrankungsdauer und Anzahl der Schmerztage/Jahr, sollte daher bei zukünftigen Studien Berücksichtigung finden. Weiterhin stellt Lautenbacher (1999b) die Hypothese auf, dass sich beim CTTH die zephalen Hyperalgesien den extrazephalen Hyperalgesien „aufpfropfen", d.h. der Kopf ein ganz besonders schmerzempfindliches Areal darstellt. Eine generelle Hyperalgesie würde jedoch keine ausreichende Erklärung für die Entstehung des Kopfschmerzes vom Spannungstyp darstellen, da eine solche Störung der Schmerzwahrnehmung zu ortsunspezifisch ist. Insgesamt würde das Vorliegen einer generellen Hyperalgesie darauf hindeuten, dass beim CTTH zentrale Mechanismen, wie die zentrale Sensitivierung und die damit verbundene Reduktion der körpereigenen inhibitorischen antinozizeptiven Mechanismen, in der Pathogenese eine wichtige Rolle spielen (s. Kap. 2.5.3, S. 17 f.).

# 4 Störung der Schmerzwahrnehmung bei Depression

Angesichts der Entwicklung klinisch tauglicher Methoden nahm in den letzten Jahren das Interesse an der Untersuchung der Schmerzwahrnehmung bei psychischen Störungen deutlich zu. Die Depression wurde bislang unter den psychischen Störungen im Zusammenhang mit Schmerzwahrnehmung am häufigsten untersucht. Das größere Forschungsinteresse an der Depression mag zum einen in der hohen Komorbidität zwischen chronischen Schmerzsyndromen und Depression begründet sein (s. Kap. 2.6, S. 20 ff.); zum anderen beeinflusst das Ausmaß an Depressivität nachweislich auch die Schmerzintensität, die schmerzbedingte Beeinträchtigung sowie das Schmerzverhalten (Gaskin et al., 1992; Haythornthwaite et al., 1991). Es liegen inzwischen zahlreiche Belege dafür vor, dass das Störungsbild der Depression mit einer veränderten Schmerzwahrnehmung einhergeht. Es erscheint somit sehr wahrscheinlich, dass die Depression einen nicht zu vernachlässigenden Einfluss auf die Schmerzwahrnehmung hat. Aufgrund der hohen Komorbidität von Depression und CTTH[17] (s. Kap. 2.6, S. 20 ff.) wird die Variable Depression in der vorliegenden Arbeit als Kovariate miteinbezogen.

Obwohl zwischen chronischem Kopfschmerz vom Spannungstyp und Depression ein enger Zusammenhang besteht (von Knorring et al., 1983), scheinen hinsichtlich der Schmerzwahrnehmung nur wenig Gemeinsamkeiten zu bestehen. Legt man die Annahme zugrunde, dass Depression und chronischer Kopfschmerz beides Serotonin-Mangelsyndrome sind (s. Kap. 2.5.4, S. 19 f.), wäre bei depressiven Patienten eine erhöhte Schmerzsensibilität zu erwarten, da Serotonin zentral vorwiegend schmerzinhibitorische Wirkung zugeschrieben wird. Bei Patienten mit CTTH wurde in der Regel auch eine Hyperalgesie nachgewiesen. Bei mittelschweren bis schweren Depressionen wurde jedoch eine Hypalgesie und nicht wie erwartet eine Hyperalgesie festgestellt. Die relevanten empirischen Studien zur Schmerzsensibilität von depressiven Patienten sowie zur Erforschung der Ursachen für die reduzierte Schmerzsensibilität bei Depression werden an dieser Stelle vorgestellt.

Erste empirische Belege für die Hypalgesie bei Depressiven wurden bereits 1954 von Hall & Stride berichtet, die insbesondere bei sog. endogenen Depressionen erhöhte Hitzeschmerzschwellen beobachteten. In einer Studie, in der von Knorring (1978) 100 depressive Patienten mit ($n = 41$) und ohne psychotische Symptome ($n = 59$) untersuchte, konnte die Hypalgesie bei Depression ebenfalls bestätigt werden.

Es ergaben sich für die Patienten mit uni- und bipolaren affektiven Psychosen höhere elektrische Schmerz- und Toleranzschwellen als bei Patienten mit neurotischer Depression, atypischer Depression oder mit zykloider Psychose. Auch Lautenbacher et al. (1999b) fanden eine Hypalgesie bei Patienten mit Major Depression ($n = 13$). Die depressiven Patienten hatten in dieser Studie signifikant höhere Schmerzschwellen für Druck, Kälte und Hitze im Vergleich zu Patienten mit einer Panikstörung ($n = 13$).

Die Störung der Schmerzwahrnehmung bei Depression im Sinne einer Hypalgesie kann angesichts dieser Befunde als relativ gesichert angesehen werden (Ward et al., 1982), wenngleich es teilweise auch widersprüchliche Befunde gibt. So konnten Adler & Gattaz (1993) in ihrer Studie keine hypalgetischen Veränderungen in der Schmerzwahrnehmung bei Patienten mit Major Depression nachweisen. Die Autoren behaupteten sogar, die depressiven Patienten wären schmerzempfindlicher als die gesunden Kontrollpersonen und erklären dieses Ergebnis mit einer erhöhten Ängstlichkeit und einem unzureichenden Stress-Coping ihrer Patienten in der Untersuchungssituation.

---

[17] chronischer Kopfschmerz vom Spannungstyp

Tatsächlich waren nur die Entdeckungsschwellen für elektrische Reize bei den Patienten erhöht, die Schmerzschwellen waren in beiden Gruppen jedoch nicht unterschiedlich. Die Behauptung einer erhöhten Schmerzempfindlichkeit der Patienten stützten die Autoren auf die Berechnung eines Quotienten aus Schmerz- und Entdeckungsschwelle. Es wurden damit zwei Sinnesmodalitäten, die Schmerz- und die Mechanosensibilität unzulässigerweise vermengt. Das fast allen bisherigen Befunden widersprechende Ergebnis verliert damit an Bedeutung, obwohl festgehalten werden muss, dass Adler & Gattaz (1993) keine hypalgetischen Veränderungen bei Depression gefunden haben.

Auch in der älteren Studie von Merskey (1965) konnte die Hypalgesie bei Depression nur bedingt bestätigt werden. Die Autoren verglichen die mechanischen Schmerz- und Toleranzschwellen bei depressiven Patienten mit (n = 15) und ohne (n = 19) chronische Schmerzbeschwerden mit denen bei gesunden Kontrollpersonen anhand verschiedener Induktionsmethoden (Nadel, Druckdolorimeter für mechanische Stimulation). Bei der Schmerzinduktion mittels Druckdolorimeter konnten die Autoren überraschenderweise keine signifikanten Unterschiede zwischen männlichen depressiven Patienten ohne Schmerzen und männlichen Gesunden finden; weibliche depressive Patientinnen hatten jedoch signifikant höhere Schmerzschwellen als ihre gesunde Kontrollgruppe. Bei den depressiven Patienten mit chronischen Schmerzen ergaben sich bei den Männern überraschenderweise niedrigere Toleranzschwellen als bei den männlichen Gesunden; die Frauen unterschieden sich in den jeweiligen Gruppen jedoch nicht signifikant voneinander. Die Schmerzinduktion mittels Nadel ergab zwischen sämtlichen Subgruppen keine signifikanten Unterschiede in der Schmerzsensibilität. Die Ergebnisse von Merskey (1965) legen nahe, dass sowohl die Wahl der Induktionsmethoden als auch Geschlechtsunterschiede in der Schmerzwahrnehmung für die möglicherweise gefundenen widersprüchlichen Befunde verantwortlich sein könnten. Ein Manko dieser und anderer Studien aus früheren Jahren stellt der mittlerweile veraltete Diagnoseschlüssel und die damit verbundene unklare Beschreibung der depressiven Symptomatik dar.

Wesentliche Hinweise auf eine Erklärung der widersprüchlichen Befunde gehen aus einer Studie von Lautenbacher et al. (1994b) hervor (vgl. Abb. 4-1, S. 41). Es wurden bei 20 Patienten mit mittel bis stark ausgeprägter Major Depression sowohl reaktionszeitabhängige als auch reaktionszeitunabhängige thermische Schmerzschwellen bestimmt, um die Auswirkungen einer etwaigen psychomotorischen Verlangsamung kontrollieren zu können. Unter beiden Bedingungen zeigten sich bei depressiven Patienten signifikant höhere Schmerzschwellen als bei Gesunden. Die Hypalgesie konnte in dieser Studie bei Patienten mit schwerer depressiver Symptomatik eindeutig bestätigt werden. Der in vielen vorherigen Studien nicht kontrollierte Schweregrad der Depression könnte demzufolge auch eine Erklärung für die teilweise widersprüchlichen Befunde bzw. nicht gefundene Hypalgesie sein.

Zur Erforschung der Ursachen der Hypalgesie bei Depression gab es bislang verschiedene Ansätze. Es wurde zunächst vermutet, dass bestimmte Merkmale einer Depression für die reduzierte Schmerzsensibilität verantwortlich sind. Es ließ sich jedoch nicht unbedingt bestätigen, dass beispielsweise emotional teilnahmslose (Ben-Tovim & Schwartz, 1981; von Knorring & Espvall, 1974) oder psychomotorisch gehemmte depressive Patienten (Bezzi et al., 1981; von Knorring, 1974; Lautenbacher et al., 1994b) besonders schmerzunempfindlich sind.

Eine Störung der allgemeinen Somatosensibilität könnte ebenfalls als mögliche Erklärung für eine Störung der Schmerzwahrnehmung bei Depression in Betracht kommen. Die meisten Studien mit depressiven Patienten kommen jedoch eher zu der Schlussfolgerung, dass die allgemeine Somatosensibilität bei depressiven Patienten wesentlich weniger beeinträchtigt zu sein scheint als aufgrund der Störung der Schmerzwahrnehmung anzunehmen wäre (Buchsbaum et al., 1980; Buchsbaum et al., 1981; Clark et al., 1986; Davis & Buchsbaum, 1981;

Davis et al., 1979; Dworkin et al., 1995). Auch in der bereits referierten Studie von Lautenbacher et al. (1994b) waren die erhobenen Warm-, Kalt- und Vibrationsschwellen bei Patienten mit Major Depression gegenüber den Gesunden nur tendenziell, aber nicht signifikant erhöht, was für eine intakte Somatosensorik bei den depressiven Patienten spricht.

**Abb. 4-1: Schmerzwahrnehmung bei Depression**

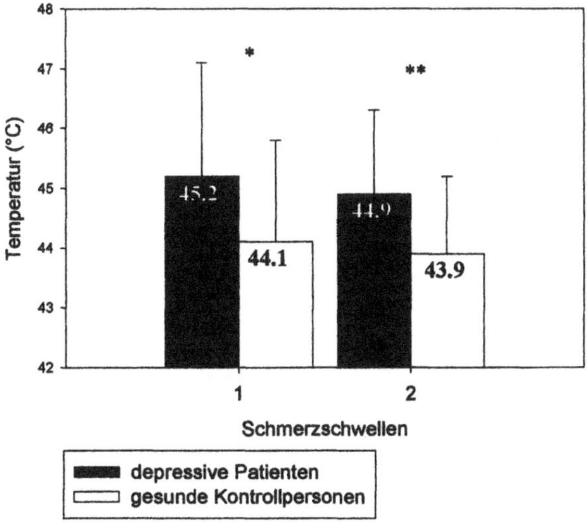


Mittelwert mit Standardabweichung der thermischen Schmerzschwellen (1 = reaktionszeitabhängig, 2 = reaktionszeitunabhängig) bei Patienten mit Major Depression (n = 20) und gesunden Kontrollpersonen (n = 20); * $p \leq 0.05$, ** $p \leq 0.01$ für signifikante Unterschiede zwischen den Gruppen (Lautenbacher et al., 1994b)

Von Knorring (1978) fand bei depressiven Patienten mit psychotischen Symptomen ebenfalls keine signifikanten Unterschiede der elektrokutanen Entdeckungsschwellen im Vergleich mit depressiven Patienten ohne psychotische Symptome. Bei einer Unterteilung nach Depressionstypen zeigte sich, dass die depressiven Patienten mit uni- und bipolaren affektiven Psychosen tendenziell, aber nicht signifikant höhere Entdeckungsschwellen hatten als solche mit neurotischer Depression, atypischer Depression und zykloider Psychose. Dieser Befund lässt vermuten, dass zumindest depressive Patienten mit uni- und bipolaren Psychosen eine Störung der allgemeinen Somatosensibilität aufweisen.

Die Annahme, dass die reduzierte Schmerzsensibilität bei Depressiven auf einer Hyperaktivität endogener Opioidsysteme beruht, erscheint angesichts der Beteiligung zentraler Mechanismen bei der Schmerzwahrnehmung zunächst naheliegend. Empirisch überprüfbar ist die Annahme durch die Gabe von Naloxon, einem Opiatantagonisten, unter Placebo-Kontrollbedingungen. In der Studie von Lautenbacher et al. (1994b) wurden bei 10 Patienten mit Major Depression und bei 10 gesunden Kontrollpersonen vor und ca. 30 Minuten nach der Gabe von Naloxon die Schmerzschwellen gemessen. Es ergaben sich weder bei den Patienten noch bei den Gesunden systematische Unterschiede in der Schmerzwahrnehmung zwischen den Bedingungen Naloxon und Placebo. Auch in anderen Studien (Davis, 1983; Davis et al.,

1982) konnte der Einfluss endogener Opioide auf die Schmerzschwellenerhöhungen bei depressiven Patienten nicht eindeutig nachgewiesen werden.

Eine andere mögliche Ursache für die erhöhte Schmerzsensibilität bei depressiven Patienten könnte sein, dass hohe noradrenerge und niedrige serotoninerge Aktivität im zentralen Nervensystem das Auftreten von Angstsymptomen und erhöhter Schmerzsensibilität begünstigen. In einer Studie von Ward et al. (1982) korrelierte jedoch bei 7 depressiven Patienten der Indikator für die noradrenerge Aktivität, die MHPG-Konzentration im Urin, weder signifikant mit der Toleranzschwelle im Eiswasser-Test noch mit einem Maß für Ängstlichkeit. Buchsbaum et al. (1982) fanden hingegen die erwartete signifikant negative Korrelation zwischen der MHPG-Konzentration und der Schmerzschwelle für elektrokutane Reize bei 12 depressiven Patienten. Dieses korrelative Ergebnis lässt annehmen, dass im Rahmen einer Depression das Auftreten von Angstsymptomen entscheidend dafür ist, ob das Risiko, Schmerzbeschwerden zu entwickeln, erhöht ist. Der ebenfalls postulierte Zusammenhang zwischen zentralnervösem Serotoninmangel und erhöhter Schmerzsensibilität wurde bislang nicht in vergleichbarer Weise überprüft und muss derzeit noch offen bleiben.

Auch die Hypothese einer Dysregulation in der Hypothalamus-Hypophysen-Nebennierenrinden-Achse konnte als Ursache für die Hypalgesie bei depressiven Patienten empirisch nicht bestätigt werden (Haier, 1983). Zusammenfassend kann festgehalten werden, dass die Ätiologie der Hypalgesie derzeit noch unklar ist. Das paradoxe Phänomen, dass gerade depressive Patienten häufig unter Schmerzen leiden, obwohl sie in experimentellen Studien eher schmerzunempfindlich erscheinen, bleibt derzeit physiologisch und psychologisch noch ungeklärt. Lautenbacher (1999b) gibt hierzu jedoch zu bedenken, dass eine der Hypalgesie möglicherweise zugrundeliegende Störung der zentralnervösen Schmerz-Inhibitions-Systeme bei Applikation der sehr kurzen experimentellen Schmerzreize, die in den referierten Studien zum Nachweis der Hypalgesie verwendet wurden, nicht unbedingt auffallen muss.

# 5 Zusammenfassung, Fragestellungen und Hypothesen

## 5.1 Zusammenfassung der Literatur

Vor der Ableitung der Fragestellungen und der darauf bezogenen Hypothesen sollen die wesentlichen Aspekte und Schlussfolgerungen aus der vorausgegangenen Literaturübersicht zusammengefasst werden:

Bisherige Untersuchungen in der Schmerzforschung konnten zeigen, dass Patienten mit CTTH[18] im Vergleich zu Gesunden eine erhöhte Schmerzsensibilität aufweisen. Veränderungen der Schmerzsensibilität wurden bei Patienten mit CTTH bislang sowohl zephal als auch extrazephal untersucht. Nachgewiesen wurde eine zephale Hyperalgesie bisher für Druckschmerz (Drummond, 1987; Sandrini et al., 1994; Schoenen et al., 1991a, 1991b) und für Hitze- und Kälteschmerz (Langemark et al., 1989). Die Beweislage für extrazephale Hyperalgesien ist hingegen noch uneindeutig. Es wird angenommen, dass extrazephale Hyperalgesien insbesondere bei schweren chronischen Kopfschmerzsyndromen auftreten. So formuliert Lautenbacher (1999b) die Annahme, dass sich zephale Hyperalgesien beim chronischen Kopfschmerz vom Spannungstyp den extrazephalen Hyperalgesien „aufpfropfen" und der Kopf demnach ein besonders schmerzempfindliches Areal darstellt.

Aus der psychologischen Perspektive ergeben sich eine Vielzahl möglicher Faktoren, die die Schmerzsensibilität verstärken oder abschwächen können. Depressionen und Angststörungen sind die häufigsten psychischen Störungen bei Kopfschmerzen (Göbel, 1997; Guidetti et al., 1998; Holroyd & Penzien, 1986; Merskey et al., 1985; Sandrini et al., 1995). Der Zusammenhang zwischen psychischen Störungen und Schmerzsensibilität wurde bislang am häufigsten bei Depression untersucht. Es liegt nahe zu vermuten, dass Depression die Schmerzsensibilität erhöht. Diese Vermutung konnte empirisch jedoch nicht bestätigt werden. Paradoxerweise leiden depressive Patienten häufig sehr unter Schmerzen, sind aber in experimentellen Studien häufig schmerzunempfindlicher als Gesunde (Ben-Tovim & Schwartz, 1981; Hall & Stride, 1954; von Knorring, 1978). Lautenbacher (1999b) gibt zu Bedenken, dass bei Applikation der sehr kurzen experimentellen Schmerzreize eine Störung der zentralnervösen Schmerz-Inhibitions-Systeme nicht unbedingt auffallen muss. Darüber hinaus wurde bereits in anderen Studien (Bezzi et al., 1981) darauf hingewiesen, dass die Hypalgesie vorwiegend bei depressiv-gehemmten und apathischen Patienten gefunden wurde.

Lautenbacher et al. (1994b) fanden bei Patienten mit Major Depression Veränderungen der Schmerzwahrnehmung. Es scheint daher interessant, insbesondere bei einer klinisch eingegrenzten Schmerzsymptomatik und mit einer hinsichtlich der Psychopathologie psychometrisch gut beschriebenen Stichprobe der Frage der Schmerzwahrnehmung bei depressiven Schmerzpatienten weiter nachzugehen.

Es stellt sich nun die Frage, wie die erhöhte Schmerzsensibilität bei CTTH aus psychobiologischer Sicht erklärt werden kann. Den Mechanismen der Schmerzinhibition scheint für die Veränderung der Schmerzsensibilität eine besondere Bedeutung beizukommen. Ein bedeutsamer Mechanismus wird phänomenologisch als „Schmerz unterdrückt Schmerz" beschrieben. Demnach ist ein akuter Schmerz ab einer bestimmten Dauer und Intensität in der Lage, die Schmerzsensibilität an anderen Körperstellen abzuschwächen. Auf supraspinaler neuronaler Ebene scheint hierfür die Aktivierung der „diffuse noxious inhibitory controls" (DNICs) verantwortlich zu sein.

[18] chronischer Kopfschmerz vom Spannungstyp

Die DNICs bewirken, dass schmerzsignalisierende Neurone im spinalen Hinterhorn und in den Trigeminuskernen inhibiert werden, wenn schmerzhafte Reize in Gebieten weit außerhalb der rezeptiven Felder dieser Neurone verabreicht werden (Le Bars et al., 1979a, 1979b; Morton et al., 1988). Zur effizienten Schmerzinhibition durch den DNIC-Mechanismus bedarf es eines starken und andauernden Reizes (Lautenbacher et al., 1996). Die Aktivierung der DNICs führt zu einer anatomisch generalisierten (heterotopen) Reduktion der Schmerzsensibilität außerhalb des primären Schmerzareals. Dieser Mechanismus der Schmerzinhibition trägt wesentlich dazu bei, dass eine unkontrollierte Ausbreitung von Schmerzen verhindert wird.

Die heterotope Schmerzinhibition durch akuten Schmerz wurde bereits in den frühen Achtzigern in Tierexperimenten (Le Bars et al., 1979a; Zimmermann, 1984) nachgewiesen und später auch beim Menschen (Lautenbacher et al., 1996; Plaghki et al., 1994; Price & McHaffie, 1988; Talbot et al., 1987; Talbot et al., 1989; Willer et al., 1984) experimentell beobachtet. Bei einigen chronischen Schmerzsyndromen scheint dieser Mechanismus, der eine Schmerzausbreitung verhindern hilft, defekt zu sein. Bei Patienten mit Fibromyalgie, die an einem chronischen Schmerzsyndrom mit anatomisch generalisierten Spontanschmerzen leiden, konnte gezeigt werden, dass die Schmerzsensibilität generell, also in verschiedenen Körperregionen, erhöht ist (Lautenbacher et al., 1994a) und die auf dem DNIC-Mechanismus basierende heterotope Schmerzhemmung defizitär ist (Kosek & Hansson, 1997; Lautenbacher & Rollman, 1997; Rollman et al., 1993). Es wird vermutet, dass die heterotope Schmerzinhibition durch akuten Schmerz auch bei regional begrenzten Schmerzen, wie Kopfschmerzen, eine Rolle spielt. Erste Hinweise für die Annahme einer zentralen Inhibitionsstörung bei Kopfschmerzen geben die Befunde zur fehlenden bzw. verkürzten Suppression der Aktivität des M. temporalis bei Überprüfung des Kieferöffnungsreflexes (s. Kap. 2.5.1, S. 13 ff). Der Nachweis einer defizitären Schmerzinhibition beim CTTH wäre ein wesentlicher Beitrag zur Identifikation der Faktoren, die die Ausbreitung von Schmerzen im Prozess der Chronifizierung mit bedingen. Die Störung des inhibitorischen nozizeptiven Systems könnte auch eine mögliche Erklärung für die erhöhte Schmerzsensibilität bei Patienten mit CTTH darstellen.

In der vorliegenden Arbeit werden nun die psychobiologischen und psychopathologischen Mechanismen für die Amplifikation bzw. Dämpfung der Schmerzverarbeitung bei Patienten mit chronischem Kopfschmerz vom Spannungstyp untersucht. Zum Einen wird untersucht, ob regionale Unterschiede in der Schmerzsensibilität vorliegen und ob der Mechanismus der Schmerzinhibition intakt ist; zum Anderen wird der Einfluss von Depression auf die Schmerzsensibilität überprüft.

Im Folgenden werden die Fragestellungen und Hypothesen für die eigene Untersuchung hergeleitet.

## 5.2 Fragestellungen

Angesichts des bisherigen Forschungsstandes (s. Kap. 3.3, S. 28 ff.) ergeben sich für die vorliegende Arbeit folgende Fragestellungen:

- Ist die Schmerzsensibilität bei Patienten mit chronischem Kopfschmerz vom Spannungstyp im Vergleich zu gesunden Personen verändert? Gibt es regionale Unterschiede in der Schmerzsensibilität? Sind die Veränderungen schmerzspezifisch oder gelten sie auch für nicht schmerzhafte Reize?
- Lassen sich die gefundenen Veränderungen der Schmerzsensibilität bei Patienten mit chronischem Kopfschmerz vom Spannungstyp durch das Ausmaß der Depression erklären?

- Lassen sich die gefundenen Veränderungen der Schmerzsensibilität bei Patienten mit chronischem Kopfschmerz vom Spannungstyp durch eine Störung der Schmerzinhibition erklären?

## 5.3 Hypothesen

Aus den bisherigen Ausführungen ergeben sich folgende zwei generelle Hypothesen:

### 5.3.1 Hypothese 1 (Schmerzsensibilität)

Es ist zu erwarten, dass Patienten mit chronischem Kopfschmerz vom Spannungstyp zephal eine höhere Schmerzsensibilität aufweisen als gesunde Kontrollpersonen; extrazephal wird bei Patienten mit Kopfschmerz vom Spannungstyp wie bei gesunden Kontrollpersonen keine erhöhte Schmerzsensibilität erwartet. Die erwarteten Zusammenhänge werden durch psychopathologische Variablen und klinische Schmerzparameter moduliert.

### 5.3.2 Hypothese 2 (Schmerzinhibition)

Es ist zu erwarten, dass die Schmerzinhibition bei Patienten mit chronischem Kopfschmerz vom Spannungstyp generell defizitär ist. Bei den gesunden Kontrollpersonen wird zephal und extrazephal eine intakte Schmerzinhibition erwartet.

### 5.3.3 Spezifizierung der Hypothesen

Die obigen Hypothesen lassen sich wie folgt konkret und empirisch prüfbar fassen:

**Hypothese 1 a:**

Es wird erwartet, dass die Schmerzschwellen an der Schläfe (zephaler Ort) bei Patienten mit chronischem Kopfschmerz vom Spannungstyp niedriger sind als bei gesunden Kontrollpersonen.

**Hypothese 1 b:**

Es wird erwartet, dass sich die Schmerzschwellen am Unterarm (extrazephaler Ort) bei Patienten mit chronischem Kopfschmerz vom Spannungstyp und bei gesunden Kontrollpersonen nicht unterscheiden.

**Hypothese 1 c:**

Es wird erwartet, dass die veränderten Schmerzschwellen bei Patienten mit chronischem Kopfschmerz vom Spannungstyp durch den Einfluss der psychischen Variable Depression erklärt werden können.

**Hypothese 1 d:**

Es wird erwartet, dass die veränderten Schmerzschwellen bei Patienten mit chronischem Kopfschmerz vom Spannungstyp im Zusammenhang mit klinischen Schmerzparametern stehen.

**Hypothese 2 a:**

Es wird erwartet, dass sich bei gesunden Kontrollpersonen die Schmerzschwellen an der Schläfe (zephaler Ort) bei zeitparalleler tonischer schmerzschwellennaher Stimulation am Oberschenkel erhöhen. Bei Patienten mit chronischem Kopfschmerz vom Spannungstyp wird bei zeitparalleler tonischer schmerzschwellennaher Stimulation keine Veränderung der Schmerzschwellen an der Schläfe erwartet.

**Hypothese 2 b:**

Es wird erwartet, dass sich bei gesunden Kontrollpersonen die Schmerzschwellen am Unterarm (extrazephaler Ort) bei zeitparalleler tonischer schmerzschwellennaher Stimulation am Oberschenkel erhöhen. Bei Patienten mit chronischem Kopfschmerz vom Spannungstyp wird bei zeitparalleler tonischer schmerzschwellennaher Stimulation keine Veränderung der Schmerzschwellen am Unterarm erwartet.

**Hypothese 2 c:**

Es wird erwartet, dass ein negativer Zusammenhang zwischen dem Ausmaß der Schmerzinhibition und der Anzahl der betroffenen Schmerzorte am Körper, der damit verbundenen Schmerzintensität sowie der Stärke der aktuellen Beschwerden besteht.

Die formulierten Hypothesen werden in der vorliegenden Arbeit im Rahmen von zwei Experimenten überprüft. Die Hypothesen 1a bis 1d beziehen sich auf Experiment 1 (s. Kap. 6.3.2, S. 55 f. und Kap. 7.2, S. 88 ff.), Hypothesen 2a bis 2c werden in Experiment 2 (s. Kap. 6.3.3, S. 56 f. und Kap. 7.3, S. 105 ff.) überprüft.

# 6 Methode

## 6.1 Stichprobe

### 6.1.1 Rekrutierung der Stichprobe

Die Rekrutierung der Stichprobe erfolgte über einen Zeitraum von 15 Monaten. Die Basis der Rekrutierung bildeten Patienten, die von niedergelassenen Ärzten zur stationären Verhaltenstherapie ihrer Kopfschmerzen (Primärdiagnose) in die Psychosomatische Klinik Windach eingewiesen wurden. Von den insgesamt 195 aufgenommenen Kopfschmerzpatienten erfüllten 85 % nicht die Einschlusskriterien für die Teilnahme an der Untersuchung. Die verbleibenden 15 % der rekrutierten Patienten willigten uneingeschränkt in die Teilnahme an der Untersuchung ein. Von den in die Untersuchung eingeschlossenen Kopfschmerzpatienten (n = 30) wurden 21 (entspricht 70 %) in der Kopfschmerzabteilung der Klinik behandelt; 9 Kopfschmerzpatienten (entspricht 30 %) wurden stationsübergreifend rekrutiert. Für die Teilnahme an der Kontrollgruppe konnten Mitarbeiter der Klinik und Personen durch Werbung an der Klinik gewonnen werden. Die endgültige Stichprobe setzt sich aus 30 Kopfschmerzpatienten[19] (Experimentalgruppe) und 30 gesunden Kontrollpersonen (Kontrollgruppe) zusammen. Keiner der Probanden wurde für die Teilnahme an der Untersuchung vergütet.

An dieser Stelle sei die Institution kurz beschrieben, in der die Kopfschmerzpatienten rekrutiert wurden. Die Psychosomatische Klinik Windach wurde 1976 als erste verhaltenstherapeutisch orientierte Klinik in Deutschland gegründet. Seit 1993 verfügt die Klinik über eine Abteilung zur speziellen Behandlung von Kopfschmerzen/Migräne mit 26 Betten. Die Klinik ist in 6 Stationen aufgeteilt und verfügt insgesamt über 166 Behandlungsplätze. Das Indikationsspektrum reicht von psychosomatischen Erkrankungen im engeren Sinne (funktionelle Störungen sämtlicher Organsysteme), über Neurosen (Depressionen, Angststörungen, Essstörungen, Zwänge, posttraumatische Belastungsstörungen, Anpassungsstörungen, pathologisches Spielen, Kleptomanie) bis hin zu chronischen Schmerzsyndromen und Persönlichkeitsstörungen. Kontraindikationen für die Aufnahme stellen akute Suizidalität, akute Psychosen, Demenz, Drogen- und Alkoholabhängigkeit sowie Borderline-Persönlichkeitsstörung dar.

Das therapeutische Team besteht aus Ärzten und Psychologen (als Bezugstherapeuten), Co-Therapeuten, Sozialpädagogen, Gestaltungs- und Physiotherapeuten. Die Behandlung erfolgt nach verhaltensmedizinischen Grundlagen und entspricht weitgehend dem Konzept der Selbstmanagement-Therapie von Kanfer. Auf der Basis eines multimodalen Therapiekonzeptes setzen sich die einzelnen Therapiebausteine aus den verschiedenen interdisziplinären Fachbereichen (medizinische und psychologische Diagnostik, Verhaltenstherapie, Gestaltungstherapie, Physikalische Therapie, Soziotherapie, psychophysiologische Verfahren) zusammen. Bei medizinischen Problemen stehen Fachärzte der wichtigsten Fachrichtungen im Haus zur Verfügung.

Das Behandlungskonzept für Kopfschmerzen beinhaltet sowohl symptombezogene (progressive Muskelrelaxation nach Jacobson, Kopfschmerzbewältigungsgruppe, Hypnose, medikamentöse Therapie, Biofeedback, Transkutane Nervenstimulation, Akupunktur, Physiotherapie) als auch symptomübergreifende Maßnahmen (Selbstsicherheitstraining, Depressionsgruppe, Gestaltungstherapie, soziotherapeutische Maßnahmen).

---

[19] Die Untersuchungsgruppe der Patienten mit chronischem Kopfschmerz vom Spannungstyp wird im Folgenden verkürzt als Kopfschmerzpatienten bezeichnet.

Im Rahmen des Kopfschmerzbewältigungstrainings in der Gruppe werden Strategien zur Erhöhung der Selbstkontrolle im Umgang mit den Kopfschmerzen erlernt. Hierzu zählen Imaginationstechniken, Strategien der Aufmerksamkeitsumlenkung und Ablenkung, Genusstraining sowie die Erarbeitung von förderlichen Selbstinstruktionen. Des Weiteren werden Informationen zu Genese und Pathophysiologie von Kopfschmerzen und über den richtigen Umgang mit Analgetika vermittelt. Anhand von Verhaltensanalysen werden in der Gruppe auch Auslöser und aufrechterhaltende Bedingungen für die Kopfschmerzen erarbeitet. In Einzelsitzungen besteht die Möglichkeit individuelle Stressoren und Problembereiche vertiefend zu bearbeiten. Bei ca. 25 % der Kopfschmerzpatienten besteht bei Aufnahme ein medikamenteninduzierter Kopfschmerz, bei dem zunächst ein Analgetikaentzug erforderlich ist. Vereinzelt wird im Verlauf der Behandlung eine medikamentöse Behandlung der Kopfschmerzen, insbesondere eine Einstellung auf eine Prophylaxe, durchgeführt.

Das Klientel der Kopfschmerzabteilung wird nachfolgend anhand der Daten aus einer eigenen, vom 1.1.1997 bis zum 31.09.1999 in der Kopfschmerzabteilung der Klinik durchgeführten Therapieevaluationsstudie näher beschrieben. Die durchschnittliche Aufenthaltszeit der Kopfschmerzpatienten liegt bei 73.13 Tagen (± 30.68). Das Alter der Frauen (n = 33) beträgt im Durchschnitt 40.91 Jahre (± 13.00), das der Männer (n = 12) 44.75 Jahre (± 10.06). Der Anteil der Frauen macht ca. 2/3 des Gesamtklientels aus (weiblich 73.33 %, männlich 26.66 %).

Nach dem Mainzer Stadienkonzept des Schmerzes (Gerbershagen, 1995) sind 42.2 % der Patienten (n = 19) dem Stadium 1, 51.1 % (n = 23) dem Stadium 2 und 6.7 % (n = 3) dem Stadium 3 zuzuordnen. 35.55 % (n = 16) aller Kopfschmerzpatienten der Kopfschmerzabteilung litten ausschließlich unter chronischem Kopfschmerz vom Spannungstyp.

Nachfolgend werden die Ein- und Ausschlusskriterien für die Aufnahme der Kopfschmerzpatienten in die Stichprobe beschrieben. In die Gruppe der Kopfschmerzpatienten wurden ausschließlich Patienten mit chronischem Kopfschmerz vom Spannungstyp aufgenommen, die die Kriterien der Klassifikation der International Headache Society (Olesen, 1988; Olesen & Rasmussen, 1995; Soyka, 1989) erfüllten (vgl. Tab. 2-1, S. 6). Die Überprüfung der Kopfschmerzdiagnose erfolgte anhand des Kieler Kopfschmerzfragebogens von Göbel (1994), der eine Erfassung der Kopfschmerzcharakteristika auf der Grundlage der IHS-Kriterien erlaubt. Die weiteren Ein- und Ausschlusskriterien sind in Tab. 6-1 (s. S. 49) aufgeführt.

Der Ausschluss von psychischen Störungen erfolgte anhand eines strukturierten klinischen Interviews (SKID) für DSM-III-R (Wittchen et al., 1990), das mit jedem Pat. vor Aufnahme in die Untersuchung durchgeführt wurde. Das als halbstrukturiertes Verfahren konzipierte Interview ermöglicht Diagnosen nach dem DSM-III-R und hat sich in mehreren Studien als reliables und valides Instrument bewährt. Da eine hohe Komorbidität von chronischem Kopfschmerz vom Spannungstyp mit depressiven Störungen besteht (s. Kap. 2.6, S. 20 ff.), wurden depressive Erkrankungen explizit nicht ausgeschlossen. Die Depression gilt als eine wesentliche modulierende Variable für die Schmerzsensibilität (s. Kap. 4, S. 39 ff.) und wird daher auch in die Fragestellung zur Untersuchung miteinbezogen (s. Kap. 5.2, S. 44 f.). Das Ausmaß der Depression wurde durch den Einsatz des Beck-Depressions-Inventars (Beck et al., 1961; Hautzinger et al., 1994; s. Kap. 6.6.1.1, S. 64) sowie der Hamilton Depression Scale (Hamilton, 1976b; s. Kap. 6.6.2.1, S. 69) als Fremdbeurteilungsverfahren kontrolliert. Das SKID-Interview und die HAMD-Scale wurden von dem jeweiligen Bezugstherapeuten des für die Untersuchung rekrutierten Patienten durchgeführt.

Die Rekrutierung der Patienten und die entsprechende Abklärung der Ein- und Ausschlusskriterien erfolgte in der 1. Woche nach der Aufnahme zur stationären Behandlung. Um den Einfluss von Behandlungseffekten möglichst gering zu halten, wurde die experimentelle Untersuchung in der 2. Behandlungswoche durchgeführt; bei zuvor durchgeführtem Analgetikaentzug fand die Untersuchung spätestens in der 3. Behandlungswoche statt. Die formulierten Ein- und Ausschlusskriterien wurden ebenfalls für die gesunden Kontrollpersonen kontrolliert und eingehalten. Eine Liste der an der Untersuchung beteiligten Probanden mit soziodemographischen Daten sowie Angaben zum Ein- und Ausschluss in die Untersuchung ist im Anhang A zu finden.

**Tab. 6-1: Ein- und Ausschlusskriterien für die Kopfschmerzpatienten (Experimentalgruppe)**

*Einschlusskriterien:*

- Erfüllen der IHS-Kriterien für chronischen Kopfschmerz vom Spannungstyp
- mindestens seit 14 Tagen vor Untersuchungsbeginn keine Analgetikaeinnahme
- maximaler Aufenthalt in der Klinik 2 Wochen bei Untersuchungsbeginn (Ausnahme: bei erforderlichem Analgetikaentzug 3 Wochen)
- freiwilliges Einverständnis zur Teilnahme an der Untersuchung

*Ausschlusskriterien:*

- aktueller Analgetikaabusus oder kontinuierliche Analgetikaeinnahme in der Vorgeschichte
- aktuelle antidepressive Medikation
- aktueller Abusus von Alkohol und/oder von psychotroper Substanzen
- aktuelles Vorliegen einer Achse I- oder Achse II-Störung/psychiatrischen Erkrankung mit Ausnahme einer Depression (depressive Episode, dysthyme Störung), gemäß dem Klassifikationssystem des DSM-III-R bzw. des ICD-10[20]
- aktuell und/oder in der Vorgeschichte Vorliegen von somatosensorischen Störungen (z.B. Neuropathien, Nervenverletzungen, Bandscheibenerkrankungen), Endokrinopathien (z.B. Diabetes, Hyper- und Hypothyreose, Nebennierenunter- und -überfunktionen) bzw. Steroidbehandlung, Dermatosen am Ort der nozizeptiven Stimulation, Hirnorganische Erkrankungen (z.B. Schädelhirntraumata, Tumor), Herzschrittmacher

### 6.1.2 Beschreibung der Stichprobe

Die Beschreibung der Stichprobe wird an dieser Stelle auf die Daten der zur Rekrutierung der Stichprobe herangezogenen Variablen (soziodemographische Angaben) beschränkt. Weitere schmerz- und krankheitsbezogene und psychopathometrische Daten werden ausführlich in Kap. 7.1 (s. S. 83 ff.) dargestellt.

Die für die Rekrutierung relevanten soziodemographischen Kennwerte werden für beide Versuchsgruppen in Tab. 6-2 (s. S. 50) zusammengefasst. Die Daten wurden aus dem von der Autorin entwickelten Fragebogen zur Erfassung des Schmerzbildes (FES; s. Anhang I) gewonnen.

Zur Veranschaulichung der Einhaltung der Ein- und Ausschlusskriterien für die Aufnahme in die Untersuchung (vgl. Tab. 6-1, S. 49) werden nachfolgend die Diagnosen der Kopfschmerzpatienten dargestellt.

[20] Internationale Klassifikation psychischer Störungen, Forschungskriterien (World Health Organisation/WHO, 1991; Dilling et al., 1994)

**Tab. 6-2: Soziodemographische Beschreibung der Stichprobe**

| Variable | Kopfschmerz-patienten | gesunde Kontroll-personen | statistische Überprüfung [1] |
|---|---|---|---|
| **Geschlecht m/w** | n = 16/14 | n = 16/14 | $Chi^2$ (1) = 0.000<br>p = 1.000 |
| **Lebensalter** | 37.57 ± 13.46 | 38.17 ± 13.58 | F (1/58) = 0.000<br>t = 0.172, p = 0.864 |

[1] 2-seitige Signifikanzprüfung für Gruppenunterschiede

Die Diagnosestellung erfolgte bei allen in die Untersuchung eingeschlossenen Patienten anhand international bewährter Klassifikationssysteme: die Kopfschmerzsymptomatik wurde nach der IHS-Klassifikation[21] diagnostiziert; die Vergabe der Diagnosen für die in die Untersuchung eingeschlossene depressive Symptomatik erfolgte nach den ICD-10-Forschungskriterien. Die Mitarbeiter der Klinik, die als Bezugstherapeuten der Patienten die Diagnosen vergeben, werden regelmäßig in der Diagnosestellung geschult.

Die Kopfschmerzsymptomatik wurde angesichts der engen Selektionskriterien für den Einschluss in die Untersuchung bei sämtlichen Patienten als chronischer Kopfschmerz vom Spannungstyp (ICD-10: G 44.2) diagnostiziert. Die depressive Symptomatik wurde diagnostisch als depressive Episode (n = 7), rezidivierende depressive Störung (n = 2) oder Dysthymia (n = 7) eingeordnet. Die detaillierte Aufteilung der Diagnosen zur depressiven Symptomatik ist in Abb. 6-1 dargestellt.

**Abb. 6-1: ICD-10 Diagnosen der Kopfschmerzpatienten**

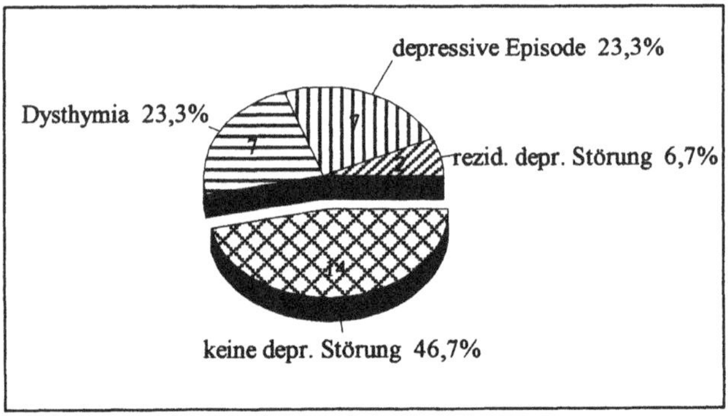


Häufigkeit und prozentualer Anteil der Diagnosen zur depressiven Symptomatik in der Gruppe der Kopfschmerzpatienten (n = 30); rezid. depr. Störung = rezidivierende depressive Störung; keine depr. Störung = keine depressive Störung

Bei 8 Kopfschmerzpatienten wurden im Verlauf ihres Klinikaufenthaltes aufgrund spezifischerer Informationen weitere psychische Störungen diagnostiziert; 6 Kopfschmerzpatienten erhielten keine psychische Zusatzdiagnose.

---

[21] Headache Classification Committee of the International Headache Society (Olesen, 1988; Soyka, 1989; Olesen & Rasmussen, 1995)

In der Gruppe der Kopfschmerzpatienten erfüllten 16 Patienten (53,33 %) die Kriterien für eine depressive Störung, 14 Patienten (46,67 %) galten gemäß den festgelegten Kriterien als nicht depressiv. Tab. 6-3 gibt einen Überblick über die psychopathometrische Beschreibung der depressiven Symptomatik bei den Kopfschmerzpatienten.

**Tab. 6-3: Psychopathometrische Beschreibung (Selbst- und Fremdbeurteilung) der Gesamtstichprobe (n = 60)**

| Variable | KS-Pat. | Gesunde |
|---|---|---|
| **BDI** | 15.63 ± 8.70 | 2.10 ± 2.76 |
| **HAMD** | 13.80 ± 7.26 | |

BDI = Beck-Depressions-Inventar (Selbstbeurteilungsverfahren);
HAMD = Hamilton Depression Scale (Fremdbeurteilungsverfahren)

Aus verschiedenen Gründen wurden nicht alle in die Untersuchung aufgenommenen Probanden auch in die Auswertung und Ergebnisdarstellung der Untersuchung eingeschlossen. Für die Auswertung der Ergebnisse aus dem zweiten Experiment mussten eine Kopfschmerzpatientin und 5 gesunde Kontrollpersonen aufgrund technischer Probleme während der Durchführung der Untersuchung ausgeschlossen werden. Trotz des hohen zeitlichen Aufwandes und der wiederholten, mäßig schmerzhaften Hitzestimulation war die Drop-Out-Rate während der Durchführung der Untersuchung gleich null. Das Bedürfnis, die Untersuchung vorzeitig zu beenden, wurde in keinem Fall geäußert. Eine Übersicht der aus der statistischen Analyse ausgeschlossenen Probanden und die jeweiligen Ausschlussgründe ist der Liste der Probanden im Anhang A zu entnehmen.

## 6.2 Untersuchungsdesign

Die Untersuchung wurde als Querschnittstudie konzipiert. Die Versuchspläne zu den einzelnen Experimenten entsprechen jeweils einem mehrfaktoriellen Messwiederholungsdesign mit parallelisierten Gruppen. Die Versuchspläne unterscheiden sich jeweils in den Messwiederholungsfaktoren und den abhängigen Variablen. Da bei der Schmerzsensibilität auch Alters- und Geschlechtseffekte bekannt sind (Jensen & Schoenen, 1993; Jensen et al., 1992; Lautenbacher & Rollman, 1993; Lautenbacher & Strian, 1991), wurden die Versuchsgruppen (Kopfschmerzpatienten/gesunde Kontrollpersonen) in sämtlichen Versuchsplänen bezüglich der Variablen Alter und Geschlecht parallelisiert (Prinzip der Blockbildung). Die Blockbildung hat zum Ziel, die Vergleichbarkeit der Versuchsgruppe und damit die Effizienz des Versuchsplans zu erhöhen. Da die Stichprobe zu Beginn der Untersuchung noch nicht in ihrer Gesamtheit bekannt war, wurden bei der Rekrutierung der gesunden Kontrollgruppe im Verlauf der Untersuchung die Probanden so ausgewählt, dass sie den bereits untersuchten Kopfschmerzpatienten in Bezug auf Alter und Geschlecht ähnlich waren (Methode der Bildung experimenteller Zwillinge). Für die Variable Alter wurden zu diesem Zweck Altersgruppen gebildet, die in jeder Untersuchungsgruppe gleich besetzt waren (vgl. Tab. 6-4, S. 52). Es wurden insgesamt 10 Altersgruppen gebildet (jünger als 21 Jahre, 21 bis 25 Jahre, 26 bis 30 Jahre, 31 bis 35 Jahre, 36 bis 40 Jahre, 41 bis 45 Jahre, 46 bis 50 Jahre, 51 bis 55 Jahre, 56 bis 60 Jahre, älter als 60 Jahre). Zur Kontrolle eventueller tageszeitlicher Schwankungen der Somatosensorik wurde die Untersuchung bei allen Probanden zur gleichen Tageszeit (nachmittags) durchgeführt. Es ist somit eine optimale Vergleichbarkeit der psychobiologischen Messergebnisse gewährleistet. Aus Studien zum Einfluss der Untersuchungszeit auf die Schmerzwahrnehmung ist bekannt, dass die Schmerzsensibilität am späten Nachmittag, am Abend und in der frühen Nacht am höchsten ist (Göbel & Cordes, 1990; Strian et al., 1989). Die einzelnen Experimente wurden an einem Termin nacheinander durchgeführt, wobei grundsätzlich mit der Überprüfung von Hypothese 1 begonnen wurde. Nachfolgend werden die zu den jeweiligen Experimenten gehörigen Untersuchungsdesigns näher erläutert.

**Tab. 6-4: Häufigkeit der Probanden bei alters- und geschlechtsparallelisierter Zuordnung zu den Gruppen (Kopfschmerzpatienten/gesunde Kontrollpersonen)**

| | GRUPPE | | | |
|---|---|---|---|---|
| | Kopfschmerzpatienten | | gesunde Kontrollpersonen | |
| | GESCHLECHT | | GESCHLECHT | |
| | männlich | weiblich | männlich | weiblich |
| jünger als 21 Jahre | | 3 | | 3 |
| 21-25 Jahre | 2 | 1 | 2 | 1 |
| 26-30 Jahre | 2 | 3 | 2 | 3 |
| 31-35 Jahre | 2 | 2 | 2 | 2 |
| 36-40 Jahre | 3 | | 3 | |
| 41-45 Jahre | 1 | 1 | 1 | 1 |
| 46-50 Jahre | 2 | | 2 | |
| 51-55 Jahre | 2 | 2 | 2 | 2 |
| 56-60 Jahre | 2 | 1 | 2 | 1 |
| älter als 60 Jahre | | 1 | | 1 |
| Summe | 16 | 14 | 16 | 14 |

### 6.2.1 Design zur Überprüfung von Hypothese 1

Das Design zur Überprüfung von Hypothese 1 entspricht einem dreifaktoriellen Messwiederholungsplan mit Messwiederholung auf den Faktoren *Stimulationsart* und *Ort*. Abhängige Variable ist die zu erhebende Entdeckungs- bzw. Schmerzschwelle. Die schematische Darstellung des Untersuchungsdesigns ist in Tab. 6-5 ersichtlich.

**Tab. 6-5: Schematische Darstellung des Untersuchungsdesigns zur Überprüfung von Hypothese 1**

| | | STIMULATIONSART | | | | | | | | |
|---|---|---|---|---|---|---|---|---|---|---|
| | | thermisch | | | mechanisch | | | elektrisch | | |
| | | ORT | | | ORT | | | ORT | | |
| | | UA | Trapezius | Schläfe | UA | Trapezius | Schläfe | UA | Trapezius | Schläfe |
| BL | G1 | $Y_{111}$ | $Y_{121}$ | $Y_{131}$ | $Y_{112}$ | $Y_{122}$ | $Y_{132}$ | $Y_{113}$ | $Y_{123}$ | $Y_{133}$ |
| | G2 | $Y_{211}$ | $Y_{221}$ | $Y_{231}$ | $Y_{212}$ | $Y_{222}$ | $Y_{232}$ | $Y_{213}$ | $Y_{223}$ | $Y_{233}$ |

2x3x3-faktorieller Versuchsplan mit Messwiederholung auf den Faktoren *Stimulationsart* und *Ort*. BL = Blockbildung durch Parallelisierung; G 1 = Experimentalgruppe (Kopfschmerzpatienten); G 2 = Kontrollgruppe (gesunde Kontrollpersonen); UA = Unterarm; Trapezius = M. trapezius; y = Messwerte für Entdeckungs- und Schmerzschwellen; Index = Faktorstufe

Die Erhebung der Schmerzschwellen wurde immer am Unterarm begonnen. Die Reihenfolge der nachfolgenden Orte Schläfe und M. trapezius wurde gemäß eines aufgestellten Randomisierungsplans vollständig randomisiert (Reihenfolge 1: Unterarm, M. trapezius, Schläfe; Reihenfolge 2: Unterarm, Schläfe, M. trapezius). Die Stimulationsart wurde immer in derselben Reihenfolge (thermisch, mechanisch, elektrisch) durchgeführt. Bei der elektrischen Stimulation wurden immer zunächst die Entdeckungsschwellen und nachfolgend die Schmerzschwellen erhoben. Der Randomisierungsplan für die Reihenfolge der durchzuführenden experimentellen Bedingungen war für jede Untersuchungsgruppe gleich. Detailliertere Ausführungen zur Durchführung der Untersuchung sind Kap. 6.3.2 (s. S. 55 f.) zu entnehmen.

### 6.2.2 Design zur Überprüfung von Hypothese 2

Das Design zur Überprüfung von Hypothese 2 entspricht einem dreifaktoriellen Messwiederholungsplan mit Messwiederholung auf den Faktoren *Ort* und *Treatment*. Abhängige Variable ist der Differenzwert zwischen Baseline- und Treatment-Bedingung (tonische Hitze-/Schmerzstimulation) für die Entdeckungs- bzw. Schmerzschwelle an den jeweiligen Orten (Unterarm/Schläfe). Die Differenzwerte sind ein Maß für die Schmerz-Inhibitions-Effekte unter den jeweiligen Bedingungen. Die schematische Darstellung des Untersuchungsdesigns ist in Tab. 6-6 ersichtlich.

**Tab. 6-6: Schematische Darstellung des Untersuchungsdesigns zur Überprüfung von Hypothese 2**

| | | | | | |
|---|---|---|---|---|---|
| | | **ORT** | | | |
| | | **Unterarm** | | **Schläfe** | |
| | | **TREATMENT** | | **TREATMENT** | |
| | | **BL-H** | **BL-S** | **BL-H** | **BL-S** |
| **B** | **G1** | $y_{111}$ | $y_{121}$ | $y_{112}$ | $y_{122}$ |
| **L** | **G2** | $y_{211}$ | $y_{221}$ | $y_{212}$ | $y_{222}$ |

2x2x2-faktorieller Versuchsplan mit Messwiederholung auf den Faktoren *Ort* und *Treatment*. BL = Blockbildung durch Parallelisierung; G 1 = Experimentalgruppe (Kopfschmerzpatienten); G 2 = Kontrollgruppe (gesunde Kontrollpersonen); BL-H = Baseline-tonische Hitze; BL-S = Baseline-tonischer Schmerz; y = Messwerte für Entdeckungs- und Schmerzschwellen; Index = Faktorstufe

Dem Treatment (tonische Hitze-/Schmerzstimulation am Oberschenkel) ging jedoch grundsätzlich eine Baseline-Bedingung (nicht schmerzhafte tonische Stimulation am Oberschenkel) voraus. Die Reihenfolge der Treatment-Bedingungen erfolgte nach dem Randomisierungsprinzip. Die Kombination von Messort (Unterarm/Schläfe) für die Entdeckungs- und Schmerzschwellen und dem Treatment (tonische Hitze-/Schmerzstimulation) wurde entsprechend randomisiert zugeordnet. Die Applikation der elektrischen Reize (abhängige Variable) erfolgte innerhalb einer Treatment-Bedingung immer an demselben Ort. Der Randomisierungsplan für die Reihenfolge der durchzuführenden experimentellen Bedingungen war für jede Untersuchungsgruppe gleich. Detailliertere Ausführungen zur Durchführung der Untersuchung sind Kap. 6.3.3 (s. S. 56 f.) zu entnehmen.

### 6.2.3 Erhebung der Psychopathologie der Stichprobe

Zur psychometrischen Beschreibung der Stichprobe wurden die Probanden zu Beginn der Untersuchung gebeten, die in Kap. 6.6.1 (s. S. 63 ff.) detailliert beschriebenen Selbstbeurteilungsverfahren auszufüllen. Es wurden hierbei sowohl schmerzbezogene Verfahren als auch allgemeine Verfahren zur Psychopathologie eingesetzt. Neben der Erfassung der Schmerzen wurden auch die Ausprägung der Variablen Depression, Allgemeine Befindlichkeit, Angst, Ärger/Ärgerausdruck und Somatisierung erhoben (vgl. Tab. 6-8, S. 63).

## 6.3 Durchführung der Untersuchung

### 6.3.1 genereller Ablauf der Untersuchung

Die experimentelle Phase der vorliegenden Arbeit erstreckte sich über einen Zeitraum von 1¾ Jahren (04.12.1996 bis 09.08.1998). Die Untersuchung fand in den Räumen der Psychosomatischen Klinik Windach statt. Sämtliche Untersuchungen wurden ausschließlich von der Autorin selbst durchgeführt. Die durchschnittliche Dauer der Untersuchung betrug ca. 3 Stunden. Abb. 6-2 gibt einen Überblick über den Ablauf der Untersuchung und die erhobenen abhängigen Variablen.

**Abb. 6-2: Ablaufschema für die Untersuchung**

| Zeitpunkt | | Untersuchungsphase | abhängige Variablen |
|---|---|---|---|
| 1. Termin: | 15 Min. | **Vorphase:**<br>Informationsblatt<br>Einverständniserklärung<br>Austeilen der Fragebogen | |
| | 30 Min. | Ausfüllen der Fragebogen | psychometrische Werte |
| 2. Termin: | 90 Min. | *1. Kopfschmerz-Rating auf VAS* | Kopfschmerzintensität |
| | | **Experiment 1:**<br>Schmerzschwellenbestimmung an den Messorten Unterarm, Schläfe und M. trapezius (Grenzwertverfahren) | thermische, mechanische Schmerzschwellen, elektrische Entdeckungs- und Schmerzschwellen |
| | 90 Min | *2. Kopfschmerz-Rating auf VAS* | Kopfschmerzintensität |
| | | **Experiment 2:**<br>Analyse der Schmerzinhibition: zeitparallele Applikation von tonischem Hitzeschmerz am Oberschenkel (Herstellungsverfahren) und phasischen elektrischen Reizen an der Schläfe oder am Unterarm (Staircase-Methode) | Schmerzempfindung für tonische Stimulation, Differenzwerte für elektrische Entdeckungs- und Schmerzschwellen unter verschiedenen Bedingungen |
| | | *3. Kopfschmerz-Rating auf VAS* | Kopfschmerzintensität |

VAS = visuelle Analogskala (s. Kap. 6.5.2.2, S. 62 f.)

Die Untersuchung wurde an 2 verschiedenen Untersuchungsterminen durchgeführt, die in einem zeitlichen Abstand von wenigen Tagen lagen. An einem ersten Termin (ca. 15 Min.) wurde ein persönliches Aufklärungsgespräch mit den Probanden geführt, das Informationsblatt und die Einverständniserklärung zur freiwilligen Teilnahme (s. Anhang B) besprochen und die Fragebogen ausgehändigt. Die Probanden wurden gebeten, die Fragebogen bis zum zweiten Untersuchungstermin auszufüllen, so dass an diesem Termin ggf. auch Rückfragen besprochen werden konnten. Das Ausfüllen der Fragebogen (in Auszügen s. Anhang I) nahm in der Regel ca. 30 Min. in Anspruch. Am darauffolgenden zweiten Untersuchungstermin (1 bis 5 Tage nach dem ersten Termin) wurden die Experimente 1 und 2 in gleichbleibender Reihenfolge hintereinander durchgeführt. Alle Messungen wurden in einem bequemen Stuhl an einem Tisch sitzend in relativ reizarmer Umgebung durchgeführt. Die Inhalte der beiden Experimente werden nachfolgend genauer erläutert. Die entsprechenden Instruktionen können im Anhang C und D nachgelesen werden.

Abschließend bleibt zu erwähnen, dass die Durchführung der Untersuchung, insbesondere die Applikation von Hitzeschmerzreizen, von der Ethikkommission der Bayerischen Landesärztekammer geprüft und gebilligt wurde. Eine diesbezügliche Mitteilung erhielt die Autorin am 22.11.1996. Den zugrundeliegenden Erfordernissen ist durch das zustimmende Votum der Ethikkommission des Klinikums der Philipps-Universität Marburg vom 16.09.1996 Rechnung getragen.

### 6.3.2 Experiment 1: Schmerzsensibilität

In dem ersten Experiment wurden die Schmerzschwellen für thermische (PATH-Tester MPI 100; Galfe et al, 1990), mechanische (Druckdolorimeter) und elektrische Reize (Elektro-Stimulator) an einem zephalen (Temporalregion) und zwei extrazephalen Messorten bestimmt. Abb. 6-3 beschreibt den Ablauf des Experiments 1 im Überblick. Die ausführliche Beschreibung der Gerätschaft erfolgt in Kap. 6.4 (s. S. 58 f.).

**Abb. 6-3: Ablaufschema für Experiment 1 (eine Möglichkeit nach Randomisierungsplan)**

| Zeit | Untersuchungsbedingungen | abhängige Variablen |
|---|---|---|
| 30 Min. | **Messort: Unterarm** | |
| | thermische Stimulation (8 Messungen) | thermische Schmerzschwellen |
| | mechanische Stimulation (3 Messungen) | mechanische Schmerzschwellen |
| | elektrische Stimulation (je 3 Messungen) | elektrische Entdeckungs- und Schmerzschwellen |
| 30 Min. | **Messort: Schläfe** | |
| | thermische Stimulation (8 Messungen) | thermische Schmerzschwellen |
| | mechanische Stimulation (3 Messungen) | mechanische Schmerzschwellen |
| | elektrische Stimulation (je 3 Messungen) | elektrische Entdeckungs- und Schmerzschwellen |
| 30 Min. | **Messort: M. trapezius** | |
| | thermische Stimulation (8 Messungen) | thermische Schmerzschwellen |
| | mechanische Stimulation (3 Messungen) | mechanische Schmerzschwellen |
| | elektrische Stimulation (je 3 Messungen) | elektrische Entdeckungs- und Schmerzschwellen |

Als extrazephale Messorte wurden ein Druckpunkt an der Oberkante des M. trapezius, auf der Mitte zwischen Schultergelenk und Nacken und die Mitte der Innenseite vom Unterarm, der als Kontrollpunkt diente, ausgewählt. Es ist bekannt, dass es an dem Druckpunkt des M. trapezius im Vergleich zum Unterarm häufiger zu hyperalgetischen Veränderungen kommt. Des Weiteren besteht bei Kopfschmerzpatienten eine erhöhte Stressreagibilität der perikraniellen Muskulatur (s. Kap. 3.3.1, S. 28 ff.). Die Schulter-Nackenmuskulatur ist hiervon besonders betroffen (Traue et al., 1986). Die Schwellenbestimmung erfolgte nach der Grenzwertmethode (s. Kap. 6.5.1.1, S. 59 f.; Protokollbogen für den Untersuchungsablauf

s. Anhang E). Sämtliche Schmerzschwellen wurden linksseitig erhoben (auch bei Linkshändern), da die linke Körperhälfte als schmerzempfindlicher und schmerzanfälliger als die rechte Körperhälfte gilt (Merskey & Watson, 1979; Schiff & Gagliese, 1994; Jensen et al., 1992). Bei der Erhebung der Schmerzschwellen für mechanische und elektrische Reize wurden an jedem Messort jeweils 3 Messungen zur jeweiligen Schwellenbestimmung durchgeführt, um etwaige Inkonsistenzen im Mittelwert ausgleichen zu können. Zur Bestimmung der Schmerzschwelle für thermische Reize wurden 8 Messungen durchgeführt, wobei der Mittelwert nur aus den letzten 5 Messungen ermittelt wurde. Eine genauere Beschreibung der psychophysikalischen Verfahren wird in Kap. 6.5.1 (s. S. 59 f.) gegeben.

### 6.3.3 Experiment 2: Schmerzinhibition

Das zweite Experiment diente der Analyse der Schmerzinhibition. Bei der Untersuchung wurde nach dem Prinzip des „Schmerz unterdrückt Schmerz" vorgegangen und ein experimentelles DNIC-Paradigma (s. Kap. 3.2.2, S. 27 f.) eingesetzt. Abb. 6-4 (s. S. 57) beschreibt den Ablauf des Experiments 2 im Überblick. Der Schmerzreiz zur Auslösung der Schmerzhemmung war ein tonischer Hitzeschmerz, der auf dem Oberschenkel appliziert wurde. Der Applikationsort für die Thermode am Oberschenkel wurde nach jeder Stimulation verändert, um eine erhöhte lokale Sensitivierung zu vermeiden. Die Schmerzschwelle für die tonische Stimulation am Oberschenkel wurde im Herstellungsverfahren (s. Kap. 6.5.2.2, S. 62 f.) zuvor vom Probanden bestimmt. Die Kontrollbedingung für die tonische Stimulation stellte eine Bedingung mit tonischer Hitze dar. Vor jeder Treatment-Bedingung (tonischer Hitzeschmerz/tonische Hitze) wurde eine Baseline-Bedingung (38 °C Thermodentemperatur) durchgeführt. Zeitparallel wurden zur tonischen Stimulation sowohl die Entdeckungs- als auch die Schmerzschwellen für kurze elektrische Reize appliziert. In einem Durchgang wurden die elektrischen Reize an einem zephalen (Schläfe) und in einem anderen Durchgang an einem extrazephalen Messort (Unterarm) bestimmt. Dies geschah mit Hilfe einer geeigneten Staircase-Methode (s. Kap. 6.5.2.2, S. 62 f.). Zur Kontrolle der Treatmentbedingungen (tonischer Hitzeschmerz/tonische Hitze) erfolgte nach jedem 5. elektrischen Reiz eine Einschätzung des tonischen Hitzereizes am Oberschenkel auf einer visuellen Analogskala, die in der Mitte der Skala durch den verbalen Anker „sehr leicht schmerzhaft" ergänzt wurde (visuelle Analogskala s. Anhang G und S. 85).

Die Schmerz-Inhibitions-Effekte wurden durch den direkten Vergleich der elektrischen Entdeckungs- und Schmerzschwellen während des Treatments zu der jeweils vorausgehenden Baseline-Bedingung (38 °C Thermodentemperatur) bewertet. Es ergeben sich 8 Untersuchungsbedingungen in 4 Paaren (Protokollbogen für den Untersuchungsablauf s. Anhang F):

(1) Baseline und tonischer Hitzeschmerz (Testung der Inhibitionseffekte am zephalen Ort)
(2) Baseline und tonische Hitze (Testung der Inhibitionseffekte am zephalen Ort)
(3) Baseline und tonischer Hitzeschmerz (Testung der Inhibitionseffekte am extrazephalen Ort)
(4) Baseline und tonische Hitze (Testung der Inhibitionseffekte am extrazephalen Ort)

In jeder Bedingung wurden alternierend Reize aus dem Bereich der Entdeckungs- und Schmerzschwellen appliziert. Diese alternierende Vorgabe der elektrischen Reize folgte ebenfalls einem Randomisierungsplan, der nicht längere Abfolgen der gleichen Reizart (entweder Entdeckungs- oder Schmerzschwelle) als maximal zweimal hintereinander erlaubt.

**Abb. 6-4: Ablaufschema für Experiment 2 (eine Möglichkeit nach Randomisierungsplan)**

| Zeit | Untersuchungsbedingungen | abhängige Variablen |
|---|---|---|
| 10 Min. | **Vorbedingung:**<br>Ermittlung der tonischen Schmerzschwelle am Oberschenkel im Herstellungsverfahren | tonische Hitzeschmerzschwelle |
| 10 Min. | **1. Untersuchungsbedingung:**<br>elektrische Stimulation an der *Schläfe* (20 Reize), zeitparallel tonische Stimulation am Oberschenkel<br>*(Baseline-Bedingung: 38 °C)* | elektrische Entdeckungs- und Schmerzschwellen, Rating der Empfindung (nach jedem elektrischen Reiz), Rating für tonische Stimulation am Oberschenkel (nach jedem 5. elektrischen Reiz) |
| 10 Min. | **2. Untersuchungsbedingung:**<br>elektrische Stimulation an der *Schläfe* (20 Reize), zeitparallel tonische Stimulation am Oberschenkel<br>*(Bedingung: tonischer Hitzeschmerz)* | elektrische Entdeckungs- und Schmerzschwellen, Rating der Empfindung (nach jedem elektrischen Reiz), Rating für tonische Stimulation am Oberschenkel (nach jedem 5. elektrischen Reiz) |
| 10 Min. | **3. Untersuchungsbedingung:**<br>elektrische Stimulation an der *Schläfe* (20 Reize), zeitparallel tonische Stimulation am Oberschenkel<br>*(Baseline-Bedingung: 38 °C)* | elektrische Entdeckungs- und Schmerzschwellen, Rating der Empfindung (nach jedem elektrischen Reiz), Rating für tonische Stimulation am Oberschenkel (nach jedem 5. elektrischen Reiz) |
| 10 Min. | **4. Untersuchungsbedingung:**<br>elektrische Stimulation an der *Schläfe* (20 Reize), zeitparallel tonische Stimulation am Oberschenkel<br>*(Bedingung: tonische Hitze)* | elektrische Entdeckungs- und Schmerzschwellen, Rating der Empfindung (nach jedem elektrischen Reiz), Rating für tonische Stimulation am Oberschenkel (nach jedem 5. elektrischen Reiz) |
| 10 Min. | **5. Untersuchungsbedingung:**<br>elektrische Stimulation am *Unterarm* (20 Reize), zeitparallel tonische Stimulation am Oberschenkel<br>*(Baseline-Bedingung: 38 °C)* | elektrische Entdeckungs- und Schmerzschwellen, Rating der Empfindung (nach jedem elektrischen Reiz), Rating für tonische Stimulation am Oberschenkel (nach jedem 5. elektrischen Reiz) |
| 10 Min. | **6. Untersuchungsbedingung:**<br>elektrische Stimulation am *Unterarm* (20 Reize), zeitparallel tonische Stimulation am Oberschenkel<br>*(Bedingung: tonischer Hitzeschmerz)* | elektrische Entdeckungs- und Schmerzschwellen, Rating der Empfindung (nach jedem elektrischen Reiz), Rating für tonische Stimulation am Oberschenkel (nach jedem 5. elektrischen Reiz) |
| 10 Min. | **7. Untersuchungsbedingung:**<br>elektrische Stimulation am *Unterarm* (20 Reize), zeitparallel tonische Stimulation am Oberschenkel<br>*(Baseline-Bedingung: 38 °C)* | elektrische Entdeckungs- und Schmerzschwellen, Rating der Empfindung (nach jedem elektrischen Reiz), Rating für tonische Stimulation am Oberschenkel (nach jedem 5. elektrischen Reiz) |
| 10 Min. | **8. Untersuchungsbedingung:**<br>elektrische Stimulation am *Unterarm* (20 Reize), zeitparallel tonische Stimulation am Oberschenkel<br>*(Bedingung: tonische Hitze)* | elektrische Entdeckungs- und Schmerzschwellen, Rating der Empfindung (nach jedem elektrischen Reiz), Rating für tonische Stimulation am Oberschenkel (nach jedem 5. elektrischen Reiz) |

## 6.4 Beschreibung der Geräte

Nachfolgend werden die in den Experimenten 1 und 2 eingesetzten Geräte vorgestellt. Eine bildhafte Darstellung der Anwendung einzelner Geräte während der Untersuchung ist in Anhang H zu finden. In den bisherigen empirischen Studien wurden mit verschiedenen Schmerzinduktionsverfahren bzw. Geräten teilweise sehr unterschiedliche Ergebnisse gefunden (s. Kap. 3.3, S. 28 ff. und Kap. 4, S. 39 ff.). Da auch nicht von einer Äquivalenz der verschiedenen experimentellen Schmerzarten auszugehen ist (Janal et al., 1994), wurden in der vorliegenden Arbeit verschiedene Schmerzinduktionsverfahren bzw. Geräte eingesetzt. Die eingesetzten Geräte werden entsprechend ihrer Anwendung in den einzelnen Experimenten beschrieben.

### 6.4.1 Thermoreizgerät

Die thermische Stimulation erfolgte anhand eines Thermoreizgerätes, dem PATH-Tester MPI 100 (PHYWE SYSTEME GmbH, Göttingen). Der PATH-Tester MPI 100 (PAin and THermal sensitivity tester) stellt eine Methode der Thermosensibilitätsprüfung dar und wurde 1988 am Max-Planck-Institut für Psychiatrie (München) vor dem Hintergrund der Erfahrungen aus der Frühdiagnostik der diabetischen Neuropathie entwickelt. Der PATH-Tester MPI 100 beinhaltet einen Peltier-Stimulator und erlaubt die reliable Bestimmung von Schwellen für Temperatur- und Hitzeschmerzsensibilität mittels thermischer Kontaktreize im automatisierten Untersuchungsablauf (Galfe et al., 1990). Der Funktionszustand der kleinen Nervenfasern (A-delta- und C-Fasern), die diese Empfindungen vermitteln, kann damit quantitativ erfasst werden. Die aktive Heizung und Kühlung durch Peltier-Elemente erlaubt eine kontrollierte Applikation von thermischen Reizen natürlicher Empfindungsqualität sowie die anschließende Rückführung der Hauttemperatur auf das Ausgangsniveau (Galfe et al. 1990; Price et al., 1992). Über eine bewegliche Thermode (Kontaktfläche: 6 $cm^2$, Kontaktdruck: 0.4 $N/cm^2$) kann der PC-gesteuerte PATH-Tester MPI 100 Warm- und Kältereize an Probanden applizieren. Um die Druckauflage der Thermode in allen Anlegepositionen konstant zu halten, kann sowohl das Eigengewicht der Stimulatorfläche als auch das des Thermodenkopfes mittels Justierschrauben kompensiert werden. Das Anlegen der Thermode wird in Anhang H gezeigt.

Bei der Untersuchung zur Schmerzsensibilität können zu Beginn Gewöhnungsreize eingestellt werden, die nicht in die Auswertung eingehen, da die Reaktion des Probanden anfänglich meist fehlerhaft ist. Das voreingestellte Temperaturlimit für Hitzereize beträgt 50 °C. In Notsituationen kann die Apparatur über die Betätigung eines Not-Aus-Tasters unverzüglich ausgeschaltet werden. Die Auswertung der Daten erfolgt rechnergesteuert über Bildschirmdialog.

Der Indikationsbereich des Gerätes umfasst sowohl die Neuropathie- wie auch die Schmerzdiagnostik. Prinzipiell kann der PATH-Tester MPI bei allen Erkrankungen angewandt werden, die Störungen thermosensibler und nozizeptiver Afferenzen vermuten lassen sowie bei Störungen zentraler Instanzen zur Erforschung der Schmerzverarbeitung.

### 6.4.2 Druckdolorimeter

Zur Bestimmung der mechanischen Schmerzschwellen wurde ein Druckdolorimeter (Pressure Threshold And Tolerance Meter, Firma Pain Diagnostics & Thermography Inc., 233 East Shore Road, Suite 108, Great Neck, New York 11023, USA) eingesetzt, das in einem Bereich zwischen 0 und 20 kg misst (s. Anhang H). Die mechanische Stimulation erfolgt manuell. Der ausgeübte Druck wird von einem Federmechanismus im Druckdolorimeter gemessen. Zur Messung wird der Druckstempel von 1.12 cm Durchmesser mit kontinuierlich zunehmendem Druck orthogonal auf ein Hautareal gepresst, bis das subjektive Zielkriterium (z.B. Schmerz schwelle) erreicht ist. Der Indikationsbereich des Druckmessers umfasst sowohl die Diagnostik muskulär bedingter Druckschmerzsensibilität an bestimmten Triggerpunkten bei klinischen Erkrankungen (z.B. Arthritis, Fibrositis) wie auch die Dokumentation von Behandlungseffekten. Die Validität und Reliabilität der Messungen mit dem Druckdolorimeter wurden von Fischer (1987) an einer gesunden Referenzgruppe belegt. Abbildungen im Anhang H zeigen die Anwendung des Druckdolorimeters am Unterarm, am M. trapezius und an der Schläfe.

### 6.4.3 Elektrostimulator

Die elektrischen Schmerzschwellen wurden anhand eines Elektro-Stimulators (Firma TOENNIES, Jaeger-Medizintechnik GmbH, Würzburg) bestimmt. Nach Reinigung der Hautfläche wurden Oberflächenelektroden mit einer Oberfläche von 0.3 cm² in einem Abstand von ca. 2 bis 3 cm voneinander am Messort angelegt (Kathode proximal, Anode distal). Zur Optimierung der Leitfähigkeit werden die Elektroden mit Elektrodenpaste versehen. Die elektrischen Stimuli werden kurz vorher von einem Lichtreiz angekündigt. Die elektrischen Reize bestehen aus einem train von 15 4-ms monophasischen quadratwelligen Pulsen, die mit einer Pulsfrequenz von 100 Hz verabreicht werden. Die Reizdauer beträgt 144 ms. Die Stimulationsstärke des Elektro-Stimulators ist aus Sicherheitsgründen auf 10 mA begrenzt.

## 6.5 Beschreibung der psychophysikalischen Verfahren

Zur Messung der experimentell induzierten Schmerzen wurden vorwiegend klassische Methoden der Psychophysik eingesetzt. Die Auswahl der hier angewandten Methoden orientiert sich an den in vergleichbaren Experimenten (Lautenbacher & Rollman, 1997) eingesetzten Methoden.

### 6.5.1 Verfahren zur Durchführung von Experiment 1

#### *6.5.1.1 Messung der Schmerzsensibilität*

Zur Schmerzauslösung wurden in Experiment 1 (zum Ablauf vgl. Abb. 6-3, S. 55) thermische, mechanische und elektrische Reize herangezogen. Als Maß für die Schmerzsensibilität diente die Schmerzschwelle (diejenige Reizstärke, bei der eben eine Schmerzempfindung auftritt). Die Bestimmung der Schmerzschwelle erfolgte nach der *Grenzwertmethode*. Man beginnt hierzu mit einem sehr schwachen, nicht als schmerzhaft empfundenen Reiz und steigert die Intensität so lange, bis gerade Schmerzhaftigkeit auftritt. Das Grenzwertverfahren garantiert damit, dass nur ganz leichte Schmerzempfindungen auftreten können. Diese aufsteigenden Serien werden mehrmals wiederholt. Der Mittelwert aus den einzelnen Messdurchgängen wird zur Auswertung herangezogen (Protokollbogen für den Untersuchungsablauf s. Anhang E). Auf absteigende Serien[22] wurde verzichtet, da diese mit dem Risiko behaftet sind, dass überschwellige Reize die Nozizeptorerregbarkeit verändern können.

Die thermische Schmerzschwelle wurde mittels kontinuierlicher Temperatursteigerung (Heizrate: 0.7 °C/s) der am Messort angelegten Thermode bestimmt.

---

[22] Bei absteigenden Serien wird mit einem intensiven Reiz, der von den Probanden als deutlich schmerzhaft empfunden wird, begonnen. Die Intensität des Reizes wird so lange verringert, bis der Reiz gerade nicht mehr schmerzhaft angegeben wird.

Der Beginn jedes neuen Durchgangs wurde für den Probanden durch ein akustisches und ein visuelles Signal kenntlich gemacht. Das Erreichen der Schmerzschwelle wurde von den Probanden durch Tastendruck signalisiert, was wiederum das unmittelbare Absinken auf die Ausgangstemperatur von 38 °C bewirkte.

Zur Bestimmung der mechanischen Schmerzschwellen wurde mit einer Druckerhöhung von 1kg/s orthogonal Druck auf den jeweiligen Messort appliziert, bis der Proband durch verbale Äußerung das Erreichen der Schmerzschwelle angab. Der Druckstempel des Druckdolorimeters wurde bei der ersten Messung jeweils am unteren Rand der Fläche der Thermode, deren Ränder nach der vorausgegangenen thermischen Stimulation noch sichtbar waren, positioniert. Im 2. und 3. Messdurchgang wurden die entweder proximal oder distal darüber liegenden Punkte benutzt, um eine erhöhte lokale Sensitivierung am Ausgangspunkt zu vermeiden.

Bei der elektrischen Stimulation wurden die Reize jeweils um 0.1 mA bis zur Schmerzschwelle erhöht. Zur Schmerzschwellenbestimmung wurde ab der 2. Messung mit einem Ausgangswert von 0.5 mA unterhalb der Schmerzschwelle der vorausgehenden Messung begonnen und sich ab diesem Wert in 0.1 mA Schritten an die Schmerzschwelle angenähert.

#### *6.5.1.2 Messung der Somatosensibilität*

Neben den Schmerzschwellen wurde für die elektrischen Reize auch die *Entdeckungsschwelle* (diejenige Reizstärke, ab der erste nicht schmerzhafte Empfindungen auftreten bzw. ein Reiz erstmalig entdeckt wird) gemessen. Die Entdeckungsschwellen dienen zur Erfassung der allgemeinen Somatosensibilität einer Person (Rollman & Harris, 1987). In der vorliegenden Untersuchung dient die Erhebung der Entdeckungsschwellen insbesondere zur Klärung der Frage, inwieweit die im Rahmen der Schmerzsensibilität gefundenen Effekte schmerzspezifisch sind oder allgemein für die Somatosensibilität gelten. Die Entdeckungsschwellen wurden ebenfalls nach der Grenzwertmethode (s. Kap. 6.5.1.1, S. 59 f.) bestimmt.

### 6.5.2 Verfahren zur Durchführung von Experiment 2

#### *6.5.2.1 Auslösung der Schmerzinhibition*

Geeignete Methoden zur Auslösung der Schmerzinhibition sind erst in den letzten Jahren in der experimentellen und klinischen Schmerzforschung entwickelt worden. Mit derartigen Verfahren wird angestrebt, extrasegmentale Schmerz-Inhibitions-Mechanismen wie die „diffuse noxious inhibitory controls“ (DNICs) zu aktivieren (Lautenbacher & Rollman, 1997). Der Schmerz-Inhibitions-Mechanismus besteht darin, dass tonische (anhaltende) Schmerzen phasische (kurze) Schmerzen unterdrücken. In der experimentellen Forschung wird dieser Mechanismus als DNIC-Paradigma bezeichnet (s. Kap. 3.2.2, S. 27f. und Kap. 6.3.3, S. 56 f.).

In den 80er Jahren wurde zur Auslösung der Schmerzinhibition vorwiegend der Eiswassertest eingesetzt. Der Test galt jedoch als schwer kontrollierbar und interindividuell sehr variables Instrument. Zudem wurde er von etlichen Probanden nicht toleriert. Das in der vorliegenden Untersuchung eingesetzte tonische Hitzeschmerzmodell (THSM) wurde Anfang der 90er Jahre entwickelt. Mit dem THSM gelang es im Vergleich zum Eiswasser-Test einen gut tolerierbaren, zeitstabilen, langsam ansteigenden tonischen Schmerz mit relativ starker affektiver Komponente auszulösen. Das THSM schien daher durch die tolerierbare Herstellbarkeit von tonischen Schmerzreizen gut in der Lage, Defizite in der Schmerzinhibition bei klinischen Gruppen zu untersuchen. Das THSM besteht aus einer Serie von Hitzepulsen mit einem Maximum von 1 °C über der Schmerzschwelle. Die Grundtemperatur auf der diese Pulse aufsetzen, liegt zur Minimierung der noxischen Stimulation um 0.3 °C unter der Schmerzschwelle (vgl. Abb. 6-5, S. 61).

**Abb. 6-5: Das tonische Hitzeschmerzmodell (THSM)**

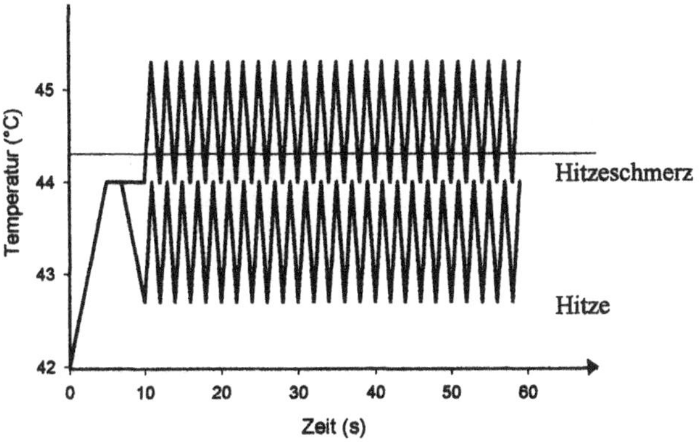


In Vorexperimenten (Lautenbacher et al., 1995) wurden die Auswirkungen unterschiedlicher Pulsfrequenzen untersucht, um die Stimulationsparameter für die folgenden Anwendungen des THSM zu optimieren. Lautenbacher et al. (1995) konnten zeigen, dass der tonische Schmerz ab 15 ppm (pulses per minute) durch die Wirkung der langsamen zeitlichen Summation verstärkt wird. Dieses Ergebnis entspricht den Befunden von Price et al. (1977, 1994), wonach die kritische Grenze zur Auslösung der langsamen zeitlichen Summation zwischen 12 ppm und 20 ppm liegt.

In einem weiteren Experiment (Lautenbacher, 1994) konnten die inhibitorischen Eigenschaften des THSM im Sinne der „diffuse noxious inhibitory controls" (DNICs) bei 18 gesunden jungen Männern nachgewiesen werden. Als phasische Testreize wurden kurze Hitzereize zwischen 36 °C und 47 °C auf der Wange appliziert. Bei Anwendung des THSM stiegen die Schmerzschwellen im Vergleich zur vorhergehenden Baseline signifikant an. Das THSM dämpft vermutlich relativ schmerzspezifisch die Reaktionen auf thermokutane und elektrokutane Reize. In bisherigen Studien (Lautenbacher & Rollman, 1997) konnte kein Unterschied in der Schmerzsensibilität unter den Bedingungen tonische Hitze und tonischer Schmerz festgestellt werden. Es bedarf noch weiterer Studien, um zu klären inwieweit bereits ein reduziertes THSM mit tonischer Hitze (definiert als max. -0.3 °C und min. -1.6 °C unter der Schmerzschwelle) Schmerz-Inhibitions-Effekte auslösen kann. Das THSM wurde in Experiment 2 (zum Ablauf vgl. Abb. 6-4, S. 57) zur Auslösung der Schmerzinhibition eingesetzt.

Für die korrekte Einstellung des tonischen Hitzeschmerzes erfolgte die Messung der Schmerzschwelle nach der *Herstellungsmethode*. Die Herstellungsmethode ist eine Abwandlung der Grenzwertmethode (s. Kap. 6.5.1.1, S. 59 f.). In diesem Fall erhöht der Proband jedoch die Reizstärke selbst so lange, bis die erste als schmerzhaft eingestufte Empfindung auftritt bzw. er erniedrigt die Reizstärke so lange, bis die induzierte Empfindung nicht mehr schmerzhaft ist. Der entsprechend der geschätzten Schmerzschwelle vorgegebene tonische Hitzeschmerz bestand aus einer Serie von sägezahnförmigen Hitzepulsen mit einer Frequenz von 30/min., die im Bereich von 0.3 °C unter und 1.0 °C über der individuellen Schmerzschwelle variierten. In Experiment 2 wird neben dem tonischen Hitzeschmerz auch eine Bedingung mit tonischer Hitze eingesetzt, wobei die Pulse in dieser Bedingung immer unter der Schmerzschwelle lagen (von - 0.3 °C bis - 1.6 °C).

Zur Messung der Schmerzintensität des tonischen Reizes wird eine *visuelle Analogskala* (s. Anhang G) herangezogen. Auf der visuellen Analogskala trägt der Proband das Ausmaß seines Schmerzes auf einer 10 cm langen Linie, die eine zunehmende Schmerzempfindung wiederspiegelt, ein (Geissner et al., 1992). Die in der vorliegenden Untersuchung eingesetzte visuelle Analogskala unterscheidet sich von den üblichen Verfahren (Price & Harkins, 1992; Price et al., 1983) durch einen zusätzlichen verbalen Anker auf der Mitte der Skala (Marchand et al., 1991). Der Mittelpunkt gibt eine sehr leicht schmerzhafte Empfindung vor. Nicht schmerzhafte Empfindungen sollen links vom Mittelpunkt und schmerzhafte Empfindungen rechts vom Mittelpunkt angeordnet werden. Es soll dabei darauf geachtet werden, dass verschiedene Einschätzungen zueinander proportional angegeben werden (z.B. doppelt so starke Empfindungen sollen auch im doppelten Abstand vom Skalenursprung eingetragen werden).

#### *6.5.2.2 Messung der Schmerzinhibition*

Um die Aktivierung des Schmerz-Inhibitions-Mechanismus im Sinne des DNIC-Paradigmas überprüfen zu können, wurden zeitparallel ein tonischer Hitzeschmerz und phasische elektrische Reize appliziert. Die phasischen Schmerzen wurden durch kurzzeitige elektrische Reize ausgelöst. Die Applikation der elektrischen Reize erfolgte nach der *Staircase-Methode*. Bei der Staircase-Methode richtet sich die Stärke der dargebotenen Reize, ausgehend von der zuvor erhobenen Schätzung der subjektiven Schmerzschwelle, nach dem jeweiligen Rating der Empfindung des Probanden. Ziel ist eine ständig schwellennahe Reizdarbietung (Stimulationsschema s. Anhang F), um die genaue Schmerzschwelle bestimmen zu können. Der Vorteil dieses Verfahrens liegt darin, dass hiermit nicht nur punktuell, sondern kontinuierlich Schwellen erhoben werden, so dass Verlaufsbeobachtungen möglich sind (Gracely et al. 1988; Lautenbacher et al., 1989).

Die Schmerzintensität der elektrischen Reize wird im Rahmen der Staircase-Methode anhand einer *verbalen Ratingskala* eingeschätzt (s. Anhang G). Die verbale Ratingskala misst die Schmerzstärke, wobei die Intensitätsabstufungen für den Patienten nicht mit Zahlenwerten, sondern mit in der Intensität ansteigenden Begriffen markiert sind (Anton, 1993; Geissner et al., 1992; Scholz, 1994). Der Proband bestimmt den Begriff, der die Stärke seiner Schmerzen am besten repräsentiert. Den Begriffen werden anschließend hierarchisch aufsteigend Zahlenwerte zugeordnet („keine Empfindung" = 1, „leichte Empfindung" = 2, „mäßige Empfindung" = 3, „starke Empfindung" = 4, „leichter Schmerz" = 5, „mäßiger Schmerz" = 6). Die Stärke des nachfolgenden Reizes orientierte sich nach einem festgelegten Schema an dem vorausgehenden Rating der Probanden. Die Entscheidungsregeln für die Staircase-Methode werden in Tab. 6-7 beschrieben.

**Tab. 6-7: Staircase-Methode für die elektrischen Entdeckungs- und Schmerzschwellen**

| Rating der Empfindung | Entdeckungsschwellen | Schmerzschwellen |
|---|---|---|
| mäßiger Schmerz | 0,15 mA niedriger | 0,30 mA niedriger |
| leichter Schmerz | 0,15 mA niedriger | 0,15 mA niedriger |
| starke Empfindung | 0,15 mA niedriger | 0,15 mA höher |
| mäßige Empfindung | 0,15 mA niedriger | 0,30 mA höher |
| leichte Empfindung | 0,10 mA niedriger | 0,30 mA höher |
| keine Empfindung | 0,15 mA höher | 0,30 mA höher |

Die Schmerz-Inhibitions-Effekte wurden durch den direkten Vergleich der Schmerzschwellen zu der jeweils vorausgehenden Baseline-Bedingung (38 °C Thermodentemperatur) berechnet. Zur Überprüfung, ob die gefundenen Effekte schmerzspezifisch sind oder allgemein für die Somatosensibilität gelten, wurden neben den Schmerzschwellen, wie auch in Experiment 1 (s. Kap. 6.5.1.2, S. 60), die Entdeckungsschwellen miteinbezogen.

## 6.6 Beschreibung der psychometrischen Verfahren

In diesem Kapitel werden die psychometrischen Verfahren zur Erfassung der klinischen Schmerzen sowie der Psychopathologie der Probanden vorgestellt.

### 6.6.1 Selbstbeurteilungsverfahren

Tab. 6-8 gibt einen Überblick über die eingesetzten Selbstbeurteilungsverfahren.

**Tab. 6-8: Selbstbeurteilungsverfahren**

| Variable | Psychometrisches Verfahren |
|---|---|
| **Depression** | Beck-Depressions-Inventar (BDI) von Beck et al. (1961), dt. Version von Hautzinger et al. (1994) |
| **Allgemeine Befindlichkeit** | Beschwerden-Liste (B-L) von v. Zerssen & Koeller (1976) |
| **Angst** | State-Trait-Angst-Inventar (STAI) von Spielberger et al. (1970), dt. Version von Laux et al. (1981) |
| | Fragebogen zur Angst vor körperlichen Symptomen (BSQ) von Ehlers et al. (1993) |
| | Fragebogen zu angstbezogenen Kognitionen (ACQ) von Ehlers et al. (1993) |
| | Mobilitäts-Inventar (MI) von Ehlers et al. (1993) |
| | Fragebogen zur Erfassung apparatespezifischer Angst (EAA) (eigene Version) |
| **Ärger/Ärgerausdruck** | State-Trait-Ärger-Ausdrucks-Inventar (STAXI) von Schwenkmezger et al. (1992) |
| **Somatisierung** | Screening für somatoforme Störungen (SOMS-2J.) von Rief et al. (1992) |
| **Schmerz** | Berner Pain Questionnaire (BPQ) von Radvila et al. (1987) |
| | West-Haven-Yale Multidimensional-Pain-Inventory (WHYMPI) von Kerns et al. (1985), dt. Version (MPI-D) von Flor et al. (1990) |
| | Fragebogen zur Erfassung schmerzbezogener Selbstinstruktionen (FSS) von Flor & Turk (1988) |
| | Fragebogen zur Erfassung des Schmerzbildes (FES) (eigene Version) |

Die dargestellten Schmerz-Fragebögen werden nicht zur Erfassung der experimentellen, sondern ausschließlich zur Erfassung der klinischen Schmerzen eingesetzt. Bei der Auswahl der psychometrischen Verfahren wurden insbesondere international anerkannte und normierte Verfahren berücksichtigt. Nachfolgend sollen Grundkonzepte und Gütekriterien der eingesetzten Selbstbeurteilungsverfahren beschrieben werden.

#### *6.6.1.1 Beck-Depressions-Inventar (BDI)*

*Grundkonzept:* Das Beck-Depressions-Inventar (BDI; Beck et al., 1961; dt. Version von Hautzinger et al., 1994) ist ein Instrument zur Messung der Schwere depressiver Störungen. Das BDI enthält 21 Item-Gruppen mit jeweils 4 Aussagen, die in aufsteigender Schwere und zunehmender Beeinträchtigung typische depressive Symptome beschreiben.

*Gütekriterien:* Die deutsche Version erweist sich mit einer internen Konsistenz (Cronbach's Alpha) von $r = 0.88$ als reliabel. Die Übereinstimmungsvalidität, erfasst durch Korrelationen mit anderen Selbstbeurteilungsinstrumenten ($r = 0.72$ bis $r = 0.74$) und Fremdbeurteilungsinstrumenten ($r = 0.34$ bis $r = 0.37$), kann als ausreichend bezeichnet werden. Faktorenanalytische Auswertungen weisen auf einen Generalfaktor hin (Hautzinger, 1991).

Zur Stichprobenbeschreibung wurde in der vorliegenden Untersuchung der Summenwert des BDI herangezogen.

#### *6.6.1.2 Beschwerden-Liste (B-L)*

*Grundkonzept:* Die Beschwerden-Liste (Testform B-L) von v. Zerssen & Koeller (1976) dient als Screening-Verfahren zur quantitativen Abschätzung subjektiv empfundener Beeinträchtigungen durch körperliche und allgemeine Beschwerden. Der Test sagt nur etwas darüber aus, wie weit sich ein Proband durch körperliche und allgemeine Beschwerden beeinträchtigt fühlt (Zustandsdiagnose), gibt aber keinen Aufschluss über die den Beschwerden zugrundeliegenden Faktoren (nosologische Diagnose). Die 24 Items kennzeichnen im wesentlichen Allgemeinbeschwerden, lokalisierbare körperliche Beschwerden und psychische Beschwerden.

*Gütekriterien:* Die Werte für die Reliablität, die nach verschiedenen Verfahren errechnet wurden, liegen zwischen $r = 0.87$ (innere Konsistenz) und $r = 0.95$ (Spearman-Brown). Die Parallelkorrelation liegt nahe bei dem Wert für die innere Konsistenz (0.85 bzw. 0.88). Eine Faktorenanalyse ergab eine hohe faktorielle Homogenität der Beschwerden-Liste (Brickenkamp, 1997).

Zur Stichprobenbeschreibung wurde in der vorliegenden Untersuchung der Testrohwert der B-L eingesetzt.

#### *6.6.1.3 State-Trait-Angst-Inventar (STAI)*

*Grundkonzept:* Die deutsche Version des State-Trait-Angst-Inventars (STAI) von Laux et al. (1981) besteht ebenso wie das Original von Spielberger et al. (1970) aus zwei voneinander unabhängigen Skalen mit jeweils 20 Items, die einerseits Angst als Zustand (Skala *State-Angst*) und andererseits Angst als Eigenschaft (Skala *Trait-Angst*) erfassen. Die State-Angstskala dient zur Erfassung der Höhe und des Verlaufs der momentan vorhandenen Angst in Abhängigkeit von internen oder externen Einflüssen. Die Trait-Angstskala dient der Feststellung individueller Unterschiede im Ausprägungsgrad der habituellen Ängstlichkeit.

*Gütekriterien:* Das STAI gilt als reliables und valides Instrument (Laux et. al., 1981). Beide Skalen erreichen in verschiedenen Stichproben eine interne Konsistenz (Cronbach's Alpha) von $r \geq 0.90$. Die Werte für die Test-Retest-Reliabilität der Trait-Skala (Wiederholung nach 63 Tagen) liegen zwischen $r = 0.77$ und $r = 0.90$. Die State-Skala weist hingegen eine deutlich geringere Test-Retest-Reliabilität zwischen r = 0.22 und r = 0.53 auf, was aber anhand der Konzeption der Zustandsangst im Sinne eines zeitlich instabilen fluktuierenden Merkmals erklärt werden kann.

Zur Stichprobenbeschreibung wurden in der vorliegenden Untersuchung die Skalenwerte STAI-S und STAI-T verwendet.

#### *6.6.1.4 Fragebogen zu körperbezogenen Ängsten, Kognitionen und Vermeidung (AKV)*

*Grundkonzept:* Der Fragebogen zu körperbezogenen Ängsten, Kognitionen und Vermeidung (AKV) von Ehlers et al. (1993) stellt die dt. Bearbeitung des „Body Sensations Questionnaire“, „Agoraphobic Cognitions Questionnaire“ (Chambless el. al., 1984) und „Mobility Inventory“ (Chambless el. al., 1985) dar. Der Test gliedert sich in 3 getrennte Fragebogen:

(1) Fragebogen zur Angst vor körperlichen Symptomen (BSQ), 18 Items
(2) Fragebogen zu angstbezogenen Kognitionen (ACQ), 15 Items
(3) Mobilitätsinventar (MI), 28 Items

In den Fragebogen werden körperliche Symptome (BSQ), angstbezogene Kognitionen (ACQ) und agoraphobische Symptome (MI) erfasst.

*Gütekriterien:* Für den Fragebogen BSQ lag die Test-Retest-Reliabilität nach 28 Tagen bei r = 0.63 und nach 110 Tagen bei r = 0.66. Der Fragebogen ACQ erreichte bei den gleichen Intervallen Werte von r = 0.75 bzw. 0.80. Die Werte für den Fragebogen MI lagen bei 0.91 bzw. 0.92. Die Werte für die innere Konsistenz der Fragebogen sind befriedigend bis sehr gut. Die Werte für Cronbach's Alpha lagen für den BSQ zwischen r = 0.80 und r = 0.95, für den ACQ zwischen r = 0.74 und r = 0.87, für das MI zwischen r = 0.63 und r = 0.97 (Brickenkamp, 1997).

Zur Stichprobenbeschreibung wurden in der vorliegenden Untersuchung die Skalenwerte BSQ, ACQ-Gesamtmittelwert, ACQ-Faktor Körperliche Krisen, ACQ-Faktor Kontrollverlust, MI-A (Vermeidung allein) und MI-B (Vermeidung in Begleitung) aufgeführt.

#### *6.6.1.5 Fragebogen zur Erfassung apparatespezifischer Angst (EAA)*

Die Erfassung von Ängsten vor den Inhalten der Untersuchung (z.B. vor elektrischer Stimulation oder wiederholter schmerzhafter Hitzestimulation) oder der Apparatur (Elektrostimulator, Hitzestimulator) erforderte ein spezifisches Instrument. Die Autorin entwickelte einen Fragebogen zur Erfassung apparatespezifischer Angst (EAA, s. Anhang J). Der EAA besteht aus 11 Items, die einerseits apparatespezifische Ängste (Items Nr. 3, 5, 7, 8, 10, 11) und andererseits unspezifische Ängste (Items Nr. 6, 9) und neutrale Items (Items Nr. 1, 2, 4) betreffen.

Zur Prüfung der faktoriellen Struktur des EAA wurde eine Faktorenanalyse berechnet (s. Anhang K). Als Extraktionsmethode wurde eine Hauptkomponentenanalyse und als Rotationsmethode Varimax gewählt. Die Anfangsstatistiken wiesen 3 Eigenwerte über 1 aus, so dass 3 Faktoren extrahiert wurden. Die Bündelung der Items Nr. 1, 3, 5, 6, 7, 8, 10 zu Faktor 1 entspricht weitgehend den Vorstellungen der Testkonstruktion zur Skala „apparatespezifsche Angst“. Der Faktor 3 (Items Nr. 2 und 4) kann durchaus als neutrale Itemskala interpretiert werden. Ein spezieller Faktor für unspezifische Ängste konnte hingegen nicht gefunden werden, so dass die Items dieser Skala bei einer Neufassung treffender formuliert werden müssten.

Zur Prüfung der statistischen Kennwerte wurde der EAA einer Item- und Reliabilitätsanalyse unterzogen. Die Itemkennwerte des EAA (Schwierigkeitsindex und Trennschärfekoeffizient) werden in Anhang K dargestellt. Bei den neutralen Items Nr.1, 2 und 4 wurde angesichts des fehlenden angstbezogenen Inhaltes auf die Bestimmung eines Schwierigkeitsindizes verzichtet. Aufgrund der Itemanalyse wurde Item-Nr. 11 mit dem niedrigsten Schwierigkeitsindex (P = 3.3) sowie die Items Nr. 1, 2 und 4 mit geringen Trennschärfekoeffizienten anschließend eliminiert. Eine weitere Tabelle im Anhang K zeigt die Itemanalyse für den EAA nach Eliminierung der benannten vier Items. Die Reliabilität des Fragebogens kann abschließend als ausreichend hoch betrachtet werden (Cronbach's Alpha = 0.8415). Die interne Konsistenz für die Skala 1 des EAA (Cronbach's Alpha = 0.8525) ist noch geringfügig höher als die des Gesamtfragebogens. In Anhang K ist die Reliabilitätsanalyse für die Skala 1 (Faktor 1) nach der Itemselektion aufgeführt. Angesichts der durchgeführten Analysen kann davon ausgegangen werden, dass das spezifische Konstrukt „Angst vor der Untersuchung" mit dem EAA zuverlässig erfasst werden kann.

In der Datenauswertung wurde die aufgrund der Reliabilitätsanalyse erforderliche Itemselektion bereits berücksichtigt. Für die Auswertung der apparatespezifischen Ängste wurde der extrahierte Faktor 1 herangezogen (mit Ausnahme des eliminierten Items Nr. 1). Der berichtete Skalenwert bezieht sich demnach auf die Items Nr. 3, 5, 6, 7, 8 und 10.

#### *6.6.1.6 State-Trait-Ärger-Ausdrucks-Inventar (STAXI)*

*Grundkonzept:* Das State-Trait-Ärger-Ausdrucks-Inventar (STAXI) von Schwenkmezger et al. (1992) ist ein Verfahren zur Erfassung der Intensität von situativem und dispositionellem Ärger und Ärgerausdruck. Der Test umfasst 44 Items, die fünf Skalen und zwei Zusatzskalen bilden:

- Ärger-Zustandsskala (SA), 10 Items
- Ärger-Dispositionsskala (TA), 10 Items, aufteilbar in:
  Ärger-Temperamentsskala (TA/T) und Ärger-Reaktionsskala (TA/R)
- Skala zur Erfassung von nach innen gerichtetem Ärger (AI), 8 Items
- Skala zur Erfassung von nach außen gerichtetem Ärger (AO), 8 Items
- Kontrollskala (AC), 8 Items

*Gütekriterien:* Die Konsistenzkoeffizienten für die Reliabilität liegen zwischen r = 0.71 und r = 0.95. Die Test-Retest Korrelationskoeffizienten sind uneinheitlich, sie streuen von r = 0.20 bis r = 0.93. Faktorenanalytisch ließen sich die Ärgerzustandsskala, die Ärgerdispositionsskala sowie die drei Ausdrucksdimensionen (nach innen gerichteter Ärger, nach außen gerichteter Ärger, kontrollierter Ärger) hinreichend trennen. Es liegen alters- und geschlechtsspezifische Normen vor (Brickenkamp, 1997).

Da angesichts klinischer Beobachtungen die Disposition zum Ärger sowie ein nach innen gerichteter Ärgerausdruck als Merkmal bei der Entstehung von Spannungskopfschmerzen eine Rolle zu spielen scheinen, wurden in der vorliegenden Untersuchung zur Stichprobenbeschreibung die Skalenwerte STAXI-TA und STAXI-AI ausgewählt.

#### *6.6.1.7 Screening für somatoforme Störungen (SOMS)*

*Grundkonzept:* Das SOMS von Rief et al. (1992) ist ein Screening-Verfahren, das durch direktes Abfragen der Symptome erlaubt, Personen mit somatoformen Störungen zu identifizieren. Das SOMS besteht aus 53 Items, die Symptome aus dem DSM-III-R für somatoforme Störungen beschreiben. Die Items 1 bis 31 stellen die geschlechtsunabhängigen Symptome dar, die Items 32 bis 35 betreffen Symptome bei Frauen und die Items 36 bis 42 stellen Symptome dar, die über die Beschwerden einer Somatisierungsstörung hinaus für eine undifferenzierte somatoforme Störung oder für eine Panikstörung von Bedeutung sind. Zusatzfragen dienen der Abklärung von Ein- und Ausschlusskriterien einer somatoformen Störung.

*Gütekriterien:* Die Reliabilitätsprüfung ergab eine interne Konsistenz von Cronbach's Alpha = 0.87. Für die Gesamtsymptomzahl ergeben sich signifikante Unterschiede zwischen Personen mit (mittlerer Summenwert der Items 1 bis 42: $\bar{x}$ = 17.7, s = 6.2) und Personen ohne somatoforme Störung ($\bar{x}$ = 13.9, s = 6.8).

Zur Stichprobenbeschreibung wurden in der vorliegenden Untersuchung der Somatisierungsindex (SOMS-Somatisierung) und die Gesamtzahl der Beschwerden (SOMS-Anzahl der Beschwerden) verwendet.

#### 6.6.1.8 Berner Pain Questionnaire (BPQ)

*Grundkonzept:* Der Berner Pain Questionnaire (BPQ) von Radvila et al. (1987) ist eine modifizierte deutsche Fassung des McGill Pain Questionnaire (Melzack, 1975). Der Test erlaubt die Beschreibung der subjektiv wahrgenommenen Schmerzen im Hinblick auf sensorische, affektive und evaluative Komponenten des Schmerzerlebens. Der Test besteht aus 17 Gruppen mit jeweils 3 Adjektiven zur Schmerzbeschreibung auf 4 Dimensionen: (1) sensorische Dimension der Schmerzempfindung, (2) affektive Dimension der Schmerzempfindung, (3) evaluative Dimension der Schmerzempfindung, (4) gemischte Schmerzaspekte. Die Adjektive jeder Gruppe bilden zunehmende Schmerzgrade ab. Die Auswertung der in jeder Gruppe zutreffenden Adjektive erfolgt entsprechend hierarchisch (leichter Schmerz = 1, mittlerer Schmerz = 2, starker Schmerz = 3). Die auf den 4 Dimensionen erreichten Summenwerte werden zu einem Schmerzbeurteilungsindex (PRI-T = Pain Rating Index) zusammengefasst. Mit einem Zusatz-Item wird die Schmerzintensität zum Zeitpunkt des stärksten Schmerzes erfasst (PPI = Present Pain Intensity).

*Gütekriterien:* Der Test weist eine gute Validität und Reliablität auf. Die 3 unterschiedliche Schmerzgrade abbildenden Adjektive in jeder Gruppe unterscheiden sich signifikant voneinander. Der Test differenziert hinsichtlich der Schmerzintensität akuten Schmerz genauso gut wie visuelle Analogskalen und verbale Ratingskalen (Radvila et al., 1987).

Zur Stichprobenbeschreibung wurde in der vorliegenden Untersuchung der Schmerzbeurteilungsindex (PRI-T) herangezogen.

#### 6.6.1.9 West-Haven-Yale Multidimensional-Pain-Inventory (MPI-D)

*Grundkonzept:* Die deutsche Version des West-Haven-Yale Multidimensional-Pain-Inventory (MPI-D) von Flor et al. (1990) dient der Erfassung der Beeinträchtigung durch Schmerzen und der Reaktion der Bezugspersonen auf die Schmerzen. Das MPI-D enthält in 3 Teilen insgesamt 51 Items und 1 Zusatz-Item:

(1) Teil 1: „Schmerzstärke“ (22 Items) mit 5 Skalen: (a) Schmerzstärke, (b) Beeinträchtigung (BS), (c) affektive Verstimmung (AV), (d) Lebenskontrolle (LK), (e) soziale Unterstützung (EU)

(2) Teil 2: „Reaktion von Bezugspersonen“ (11 Items) mit 3 Skalen: (a) bestrafende Reaktionen, (b) zuwendende Reaktionen, (c) ablenkende Reaktionen

(3) Teil 3: „Aktivitäten“ (18 Items) mit 3 Skalen: (a) soziale und Freizeitaktivitäten, (b) haushaltsbezogene Aktivitäten, (c) Aktivitäten außerhalb des Wohnbereiches. Aus den Aktivitätsskalen lässt sich die Gesamtaktivität als 12. Skala (AKT) ermitteln.

*Gütekriterien:* Das MPI-D besitzt eine eindeutige Faktorenstruktur mit stabilen und intern konsistenten Faktoren. Der Alpha-Koeffizient für die Skalen in Teil 1 liegt zwischen 0.71 und 0.94, für die Skalen des 2. Teils zwischen 0.75 und 0.93 und für die Skalen des 3. Teils zwischen 0.63 und 0.82. Die Test-Retest-Korrelationskoeffizienten liegen für die einzelnen Skalen zwischen r = 0.46 und r = 0.93 (Flor et. al., 1990). Die Validitätsprüfung zeigte überwiegend gute bis hochsignifikante Übereinstimmung der MPI-D-Skalen mit anderen theoretisch relevanten Erhebungsinstrumenten (Flor, 1991).

Zur Beschreibung der Beeinträchtigung durch Schmerzen in der Stichprobe wurden in der vorliegenden Untersuchung die Werte für die Skalen BS, LK, AV, EU und AKT aufgeführt.

#### *6.6.1.10 Fragebogen zur Erfassung schmerzbezogener Selbstinstruktionen (FSS)*

*Grundkonzept:* Die Konstruktion des Fragebogens zur Erfassung schmerzbezogener Selbstinstruktionen (FSS) von Flor & Turk (1988) basiert auf dem kognitiv-behavioralen Ansatz, der davon ausgeht, dass die Überzeugung der Kontrollierbarkeit die Folgen aversiver Stimulation reduzieren kann. Bezugnehmend auf die Annahmen von Schmerzbewältigungstrainings wurden 2 Skalen zu schmerzbezogenen Selbstinstruktionen entwickelt. Die Items entstammen Patienteninterviews und Expertenratings. Der Test besteht aus 2 Skalen mit je 9 Items: (1) hinderliche schmerzbezogene Selbstinstruktionen (FSS 1) und (2) förderliche schmerzbezogene Selbstinstruktionen (FSS 2).

*Gütekriterien:* Die Skala „hinderliche Selbstinstruktionen" klärt 45 % und die Skala „förderliche Selbstinstruktionen" 30 % der Gesamtvarianz auf. Die Ladungen der Skala 1 liegen alle über 0.60, die der Skala 2 über 0.50. Auch die kriteriumsbezogene Validität (Vorhersagewert für Schmerzintensität und schmerzbedingte Einschränkungen) zeigt gute Ergebnisse. Die interne Konsistenz ist mit Cronbach's Alpha = 0.92 bzw. 0.88 zufriedenstellend, ebenso die Stabilität (im Abstand von 2 Wochen gemessen) mit r = 0.87 und r = 0.77. Die Skaleninterkorrelation beträgt r = - 0.37, was zeigt, dass beide Unterskalen getrennt verwendet werden sollten (Flor, 1991; Flor et al., 1993).

Zur Stichprobenbeschreibung wurden in der vorliegenden Untersuchung die Werte von Skala 1 (FSS 1) und 2 (FSS 2) eingesetzt.

#### *6.6.1.11 Fragebogen zur Erfassung des Schmerzbildes (FES)*

*Grundkonzept:* Zur Erhebung von soziodemographischen und schmerzbezogenen Angaben wurde ein von der Autorin entwickelter Fragebogen zur Erfassung des Schmerzbildes (FES; s. Anhang I) eingesetzt. Im ersten Teil des Fragebogens werden biographische Daten zu Geschlecht, Alter, Familienstand, Schulbildung, berufliche Stellung und Arbeitszeit erfasst. Im zweiten Teil werden die Patienten gebeten, in einem Köperschema für Kopf/Gesicht und Körper die schmerzhaften Stellen einzuzeichnen und in jedem eingezeichneten Areal anhand einer 6-stufigen numerischen Ratingskala die durchschnittliche Schmerzintensität anzugeben. Abschließend folgen Fragen zu Erkrankungsdauer sowie Zeitpunkt und Dauer von schmerzfreien Zeiten.

*Gütekriterien:* Da die Auswertung der aus diesem Fragebogen gewonnenen schmerzbezogenen Daten vorwiegend qualitativ erfolgte (s. Kap. 7.1, S. 83 ff.) und Fragebögen mit ähnlichem Aufbau nachweislich hohe Gütekriterien aufweisen, wurde auf eine testtheoretische Überprüfung der Gütekriterien des Instrumentes verzichtet.

### 6.6.2 Fremdbeurteilungsverfahren

Da bekanntlich die Selbstbeurteilung von Angst und Depression sehr hoch korreliert (vgl. Tab. 7-19, S. 102) und die beiden Konstrukte von Patienten scheinbar wenig differenziert werden können, wurden zur Verifizierung der erhobenen Daten zu Angst und Depression Fremdbeurteilungsskalen eingesetzt. Das Problem der Interrater-Reliabilität beim Ausfüllen des Fremdbeurteilungsverfahrens ist vor dem Hintergrund der langjährigen Berufserfahrung und des vergleichbaren Ausbildungsstandes der hinzugezogenen Bezugstherapeuten in der vorliegenden Arbeit nur von untergeordneter Bedeutung. Die eingesetzten Fremdbeurteilungsverfahren sind in Tab. 6-9 aufgeführt.

**Tab. 6-9: Fremdbeurteilungsskalen**

| Variable | Psychometrisches Verfahren |
|---|---|
| **Depression** | Hamilton Depression Scale von Hamilton (1976b), 21-Item-Version |
| **Ängstlichkeit** | Hamilton Anxiety Scale von Hamilton (1976a) |

#### *6.6.2.1 Hamilton Depression Scale (HAMD)*

*Grundkonzept:* Die Hamilton Depression Scale von Hamilton (1976b), 21-Item-Version, ist ein Fremdbeurteilungsverfahren zur Einschätzung des Schweregrades einer diagnostizierten Depression. Die Gesamtskala besteht aus 21 Items, die jeweils auf mehrstufigen Kategorienskalen, die sich auf die Intensität der Symptomatik beziehen, eingeschätzt werden (CIPS, 1986).

*Gütekriterien:* Die Schätzungen der internen Konsistenz (Cronbach's Alpha) bewegen sich zwischen 0.52 und 0.95. Überprüfungen zur Konstrukt- und Übereinstimmungsvalidität ergaben Korrelationen von $r = 0.16$ bis $r = 0.82$ zwischen der HAMD und verschiedenen Subskalen des BDI (Hedlund & Vieweg, 1979).

Zur Stichprobenbeschreibung wurde in der vorliegenden Untersuchung der Gesamtskalenwert (HAMD) herangezogen.

#### *6.6.2.2 Hamilton Anxiety Scale (HAMA)*

*Grundkonzept:* Die Hamilton Anxiety Scale von Hamilton (1976a) besteht aus einer Reihe von Symptomen, die im Zusammenhang mit Angstzuständen zu beobachten sind, und gemäß den klinischen Erfahrungen gruppiert wurden. Die Skala misst den Schweregrad der Angst bei Patienten, deren Diagnose „ängstlich-neurotischer Zustand" bereits feststeht. Sie kann bei Patienten mit der Diagnose „generalisierte Angst", nicht aber z.B. bei Panikattacken verwendet werden. Der Test besteht aus 14 Items, wobei das 14. Item das beobachtbare Verhalten des Patienten während der Befragung darstellt. Die Items beziehen sich auf psychische (z.B. „ängstliche Stimmung") und somatische Angstsymptome (z.B. „kardiovaskuläre Symptome"). Die Items sind durch eine Reihe von Symptomen, die dem Untersucher als Anhaltspunkt dienen sollen, präzisiert (CIPS, 1986).

*Gütekriterien:* Die Konsistenz wird mit $r = 0.83$ (Spearman-Brown) angegeben. Die vorliegenden Angaben zur Übereinstimmungsvalidität weisen Korrelationen von $r = 0.50$ bis 0.80 mit einem globalen Angstrating auf. Hamilton (1976a) gibt für die Interrater-Reliablität einen sehr hohen Korrelationskoeffizienten von $r = 0.89$ an.

Zur Stichprobenbeschreibung wurden in der vorliegenden Untersuchung sowohl der Gesamtrohwert (HAMA) als auch die Skalenwerte für somatische (HAMA-somat. Angst) und psychische Angst (HAMA-psych. Angst) aufgeführt.

## 6.7 Statistische Analyse

### 6.7.1 Wahl der statistischen Verfahren

In der vorliegenden Untersuchung werden alle Ergebnisse zunächst deskriptiv dargestellt; anschließend folgen die Ergebnisse der inferenzstatistischen Auswertungen. Ziel dieser Vorgehensweise ist eine anschauliche und nachvollziehbare Präsentation der Befunde. Die inferenzstatistische Auswertung erfolgt bei Unterschiedshypothesen varianzanalytisch und bei Zusammenhangshypothesen (s. Kap. 5.3, S. 45 f.) korrelationsanalytisch.

Die Datenanalyse erfolgte nach einem hierarchischen Vorgehen: Zunächst wurden Varianzanalysen zu den erwarteten Effekten berechnet. Bei der Darstellung der Ergebnisse werden zunächst die Gruppeneffekte, dann die übrigen Haupteffekte und abschließend die Interaktionseffekte berichtet. Zur Detailanalyse der Gruppeneffekte wurden weitere statistische Tests (t-Tests) durchgeführt. Die Datenanalyse erfolgte in der Regel mit den erhobenen Rohdaten oder nicht-standardisierten Residuen, die in linearen Regressionsanalysen mit den Rohwerten und den jeweiligen Prädiktoren berechnet wurden, um einer weiterführenden Erklärung für die gefundenen Effekte nachzugehen. Die rechnerische Durchführung sämtlicher statistischer Prozeduren erfolgte anhand des Programmpakets „SPSS für Windows (Version 8.01)".

#### *6.7.1.1 Varianzanalyse*

Aufgrund der Untersuchungsdesigns (vgl. Tab. 6-5, S. 52 und Tab. 6-6, S. 53) wurden vorwiegend Gruppenvergleiche anhand von univariaten mehrfaktoriellen Varianzanalysen mit Messwiederholung und entsprechende post-hoc-Tests angewandt. Die Messwiederholung bezieht sich auf die wiederholte Messung an unterschiedlichen Körperstellen eines Probanden und die wiederholte Messung an Probanden (z.B. bei der Bestimmung der Schmerzschwellen) unter verschiedenen Treatment-Bedingungen. An dieser Stelle sei kurz auf die besondere Problematik von Messwiederholungsplänen eingegangen.

Bei Versuchsplänen mit Messwiederholung ist damit zu rechnen, dass a-priori-Unterschiede die Messungen unter allen Faktorstufen beeinflussen. Dies hat zur Konsequenz, dass die unter den einzelnen Faktorstufen beobachteten Fehlervarianzen wechselseitig korreliert sind. Der unter allen Treatmentstufen gemeinsam auftretende Fehlervarianzanteil wird in Messwiederholungsplänen aus der Prüfvarianz eliminiert (Bortz, 1999). Die Verkleinerung der Fehlervarianz durch die Eliminierung der a-priori Probanden-Unterschiede hat zur Konsequenz, dass Mittelwertsunterschiede von Varianzanalysen mit Messwiederholungsplänen eher aufgedeckt werden. Ein weiterer Vorteil von Messwiederholungsplänen stellt die Probanden-Ersparnis dar. Den Vorteilen steht der Nachteil gegenüber, dass die Varianzen unter den einzelnen Faktorstufen und die Korrelationen zwischen den verschiedenen, an der Stichprobe erhobenen Datensätzen annähernd gleich bzw. homogen sein müssen. Eine Verletzung dieser Voraussetzung führt zu progressiven Entscheidungen, d.h. zu Entscheidungen, die die H1 (Alternativhypothese) häufiger begünstigen, als nach dem nominellen Alpha-Niveau zu erwarten wäre. Ein weiterer Nachteil von Messwiederholungsplänen ist, dass an einer Stichprobe zwischen den Faktorstufen Sequenzeffekte auftreten können. In der durchgeführten Untersuchung wurden mögliche Sequenzeffekte ausgeglichen, indem die Abfolge der Untersuchungsbedingungen randomisiert wurde.

Die Berechnung der Varianzanalysen ist an folgende Voraussetzungen gebunden:
(1) Normalverteilte Fehlerkomponenten (innerhalb der einzelnen Zellen)
(2) Homogene Fehlervarianzen (innerhalb der einzelnen Zellen)
(3) Homogene Korrelationen (zwischen den einzelnen Zellen)
(4) Unabhängige Fehlerkomponenten

Generell gilt, dass die Voraussetzungen der Varianzanalyse mit wachsendem Umfang der untersuchten Stichproben an Bedeutung verlieren. Durch zahlreiche Arbeiten ist belegt, dass die Varianzanalyse bei gleich großen Stichproben gegenüber Verletzungen ihrer Voraussetzungen und insbesondere gegenüber Abweichungen von der Normalverteilung relativ robust ist (Bortz, 1999). Eine Verletzung der Homogenität der Korrelationen führt eher zu progressiven Entscheidungen. In der vorliegenden Arbeit wurden die abhängigen Variablen dennoch mit dem Kolmogorov-Smirnov-Test auf Normalverteilung überprüft (s. Kap. 6.7.2, S. 73 ff.). Die hinreichend große Stichprobe führt dazu, dass Verletzungen der Homogenität der Fehlervarianzen und der Homogenität der Korrelationen in der durchgeführten Untersuchung praktisch ohne Bedeutung sind. Auf eine weitere Signifikanzprüfung dieser Voraussetzungen wurde daher verzichtet. Die letzte Voraussetzung, die unabhängigen Fehlerkomponenten, kann per se als erfüllt betrachtet werden, da die Gruppen den Treatmentstufen zufällig zugeordnet wurden, die Probanden einzeln untersucht wurden und standardisierte Instruktionen erhielten (s. Anhang C und D).

Die Berechnung der Varianzanalysen erfolgte nach der Methode von Fischer, die auf einer Zerlegung von Quadratsummen basiert (Bortz, 1999; Bühl & Zöfel, 1999). Für die im Anschluss an die Varianzanalysen berechneten post-hoc-Tests zur Überprüfung differentieller Gruppen- oder Messeffekte wurde folgendes Vorgehen gewählt: Bei Gruppenvergleichen wurden post-hoc-Tests für unabhängige Stichproben gerechnet. Bei Vergleich mehrerer Messwerte von einem Probanden an verschiedenen Messorten wurden post-hoc-Tests für abhängige Stichproben herangezogen. Da die überprüften abhängigen Variablen intervallskaliert waren und die Voraussetzung der Normalverteilung als gegeben angenommen werden konnte, wurden ausschließlich parametrische Statistiken berechnet. Die Berechnung mehrerer t-Tests führt bekanntlich zu einer Inflationierung des Fehlers vom Typ 1, so dass eine Kontrolle des Alpha-Fehlers notwendig wird. Der Gefahr von überhöhten Signifikanzangaben wurde insofern berücksichtigt, als dass fast ausschließlich hypothesenorientiert getestet wurde und die Anzahl durchgeführter Signifikanztests damit relativ gering gehalten werden konnte. Auf die Anwendung der Bonferroni-Korrektur wurde aufgrund der ausschließlich hypothesenorientierten Signifikanztestung und zur Vermeidung einer Maximierung des Fehlers vom Typ II verzichtet. Die Interpretation der t-Test-Ergebnisse basiert auf einer 1-seitigen Prüfung der Signifikanz. Diese Vorgehensweise erscheint vor dem Hintergrund der gerichteten Hypothesen gerechtfertigt. Da die durchgeführten Experimente innovativen Charakter haben, werden auch Effekte mit Irrtumswahrscheinlichkeiten von $p \leq 0.10$ als „tendenzielle Effekte" berichtet. Zur Überprüfung der Unabhängigkeit von zwei Variablen in einer Kreuztabelle (vgl. Beschreibung der Stichprobe, Tab. 6-2, S. 50 und Tab. 7-1, S. 83) wurde der Chi-Quadrat-Test nach Pearson berechnet. Für alle Tests wurde als Signifikanzniveau 5 % festgelegt.

#### *6.7.1.2 Regressionsanalyse*

Zur Aufdeckung möglicher linearer Zusammenhänge zwischen den Variablen wurden Regressionsanalysen berechnet. Die Voraussetzungen zur Berechnung der Regressionsanalysen sind:

(1) Normalverteilung der zu den x-Werten gehörenden y-Werte (Arrayverteilungen)
(2) Homogenität der Streuungen der zu einem x-Wert gehörenden y-Werte (Homoskedastizität der Arrayverteilungen)
(3) Unabhängigkeit der zu einem x-Wert gehörenden y-Werte

Die genannten Voraussetzungen können aufgrund der ausreichend großen Stichprobe sowie der randomisierten Zuordnung der Gruppen zu den Treatmentstufen als gegeben betrachtet werden (s. Kap. 6.7.1.1, S. 70 f.). Auf eine genaue Überprüfung dieser mit der bivariaten Normalverteilung verknüpften Voraussetzungen wird in der Forschungspraxis meistens verzichtet. Geringfügige Verletzungen der Voraussetzungen führen zu tolerierbaren Verzerrungen in der inferenzstatistischen Absicherung der Regressionsgleichung (Bortz, 1999).

In Experiment 1 wurde die Frage untersucht, ob Depression (Prädiktorvariable) einen Einfluss auf die erhobenen Schmerzschwellen (Kriteriumsvariable) hat. Zur Darstellung der Enge des Zusammenhanges zwischen den beiden Variablen wurde zunächst der Produkt-Moment-Korrelationskoeffizient r nach Pearson berechnet. Anhand des multiplen Korrelationskoeffizienten $R^2$ wurde der prozentuale Prädiktorwert der Variable Depression für die Kriteriumsvariable Schmerzschwelle angegeben. Um weiterführende Aussagen über den Effekt der Prädiktorvariable auf die erhobenen Messwerte machen zu können, wurde der Einfluss der Prädiktorvariable eliminiert, indem mit den nicht-standardisierten Residuen aus den Regressionsanalysen Varianzanalysen gerechnet wurden (s. Kap. 7.2.1, S. 88 ff.). Die Eliminierung des Einflusses der Prädiktorvariable kann entweder eine Veränderung der Gruppeneffekte oder ein Verschwinden des Gruppeneffektes hinsichtlich der Kriteriumsvariable bewirken. Letzteres würde bedeuten, dass die überprüften Variablen abhängig voneinander sind.

#### *6.7.1.3 Korrelationsanalyse*

Zur Überprüfung der Zusammenhangshypothesen (s. Kap. 5.3, S. 45 f.) wurden Korrelationsanalysen angewandt. Das Maß zur Kennzeichnung der Enge des Zusammenhangs zwischen zwei Variablen ist der Korrelationskoeffizient r. Die inferenzstatistische Absicherung von Korrelationskoeffizienten (in Form von Signifikanztests) setzt voraus, dass die Grundgesamtheit, aus der die Stichprobe entnommen wurde, normalverteilt ist (Bortz, 1999). Da die Überprüfung dieser Voraussetzung in der Praxis auf erhebliche Schwierigkeiten stößt, gilt die Voraussetzung als erfüllt, wenn die Randverteilungen und die Arrayverteilungen normalverteilt sind. Da die miteinander korrelierten Variablen in den Experimenten 1 und 2 intervallskaliert sind, können zur Bestimmung der bivariaten Korrelation Produkt-Moment-Korrelationen nach Pearson berechnet werden. Bei der Interpretation der Korrelationskoeffizienten wird berücksichtigt, dass eine Korrelation zwischen zwei Variablen eine notwendige, aber keine hinreichende Voraussetzung für kausale Abhängigkeiten ist. Die Korrelationen werden deshalb nur als Koinzidenzen interpretiert.

#### *6.7.1.4 Faktorenanalyse*

Zur Überprüfung der Aussagekraft des Fragebogens zur Erfassung apparatespezifischer Angst (EAA) wurde zunächst eine Faktorenanalyse gerechnet. Zur Faktorenextraktion wurde die Methode der Hauptkomponentenanalyse angewandt. Die Bestimmung der Faktorenzahl richtet sich nach dem Kaiser-Guttman-Kriterium, wonach so viele Faktoren extrahiert werden, wie Eigenwerte mit einem Wert >1 vorliegen. Im Anschluss an die Hauptkomponentenanalyse wurde die Faktorenmatrix orthogonal rotiert.

#### *6.7.1.5 Reliabilitätsanalyse*

Aufbauend auf die Ergebnisse der Faktorenanalyse wurde für die einzelnen Items des Fragebogens zur Erfassung apparatespezifischer Angst (EAA) eine Item- und Reliabilitätsanalyse durchgeführt. Zur Beurteilung der Brauchbarkeit der einzelnen Items wurde der Schwierigkeitsindex P und der Trennschärfekoeffizient $r_{it}$ herangezogen (Lienert & Raatz, 1994). Der Schwierigkeitsindex P ist der auf die betreffende Aufgabe entfallende prozentuale Anteil der richtigen Antworten. Ideal wäre ein Schwierigkeitsindex von P = 50 %, der eine optimale Differenzierung durch das Item erlaubt. Der Trennschärfekoeffizient $r_{it}$ eines Items ist der Korrelationskoeffizient zwischen der Aufgabenantwort und dem Gesamt-Skalenwert (Bühl & Zöfel, 1999). Der Trennschärfekoeffizient sollte nach Schmid (1992) $r > 0.30$ sein. Zur Erhöhung der internen Konsistenz der Skalen wurden zunächst die Items mit einem Schwierigkeitsindex unter 20 oder über 80 eliminiert und dann von den verbleibenden Items diejenigen mit den niedrigsten Trennschärfekoeffizienten. Zur Überprüfung der internen Konsistenz der Skalen wurde die Reliabilität anhand von Cronbach's Alpha als Reliabilitätskoeffizient ermittelt. Für den Vergleich von Individuen sollte Alpha > 0.60; für den Vergleich einer Stichprobe zu zwei Erhebungszeitpunkten kann Alpha auch < 0.60 sein (Lienert & Raatz,1994).

### 6.7.2 Überprüfung der statistischen Voraussetzungen und der internen Validität

Es soll nun überprüft werden, inwieweit die statistischen Voraussetzungen sowie die Annahmen zur Durchführung von Experiment 1 und 2 gegeben sind.

#### *6.7.2.1 Prüfung der Voraussetzungen für Experiment 1*

***Prüfung der Normalverteilung der abhängigen Variablen „Schwellen"***

Zur Prüfung der Normalverteilung wurden für die abhängigen Variablen zunächst die korrigierten Werte für die Schiefe und den Exzess der Verteilung berechnet. Anschließend wurde mittels des Kolmogorov-Smirnov-Tests geprüft, ob die Verteilung bezüglich ihrer Schiefe und ihres Exzesses statistisch signifikant von der Normalverteilung abweicht. Die Ergebnisse der Überprüfung der Normalverteilung der Werte für die Entdeckungs- und Schmerzschwellen aus Experiment 1 werden in Tab. 6-10 dargestellt.

**Tab. 6-10: Überprüfung der Normalverteilung der Schwellenwerte**

| Variable | Schiefe | Exzess | Kolmogorov-Smirnov-Test |
|---|---|---|---|
| **eEK** | 3.90 | 2.05 | p = 0.198 |
| **eET** | 3.86 | 2.22 | p = 0.089 |
| **eEU** | 3.13 | 3.29 | p = 0.074 |
| **eSK** | 5.77 | 5.60 | p = 0.121 |
| **eST** | 6.42 | 6.07 | p = 0.004 ** |
| **eSU** | 4.02 | 0.99 | p = 0.027 * |
| **mSK** | 6.45 | 8.68 | p = 0.099 |
| **mST** | 5.87 | 4.93 | p = 0.024 * |
| **mSU** | 3.30 | 0.83 | p = 0.383 |
| **tSK** | -2.54 | 0.25 | p = 0.343 |
| **tST** | -3.28 | 0.34 | p = 0.007 ** |
| **tSU** | -1.90 | 0.52 | p = 0.732 |

* $p \leq 0.05$; ** $p \leq 0.01$ für Abweichungen der Werte von der Normalverteilung; eEK = elektrische Entdeckungsschwelle am Kopf/Schläfe; eET = elektrische Entdeckungsschwelle am M. trapezius; eEU = elektrische Entdeckungsschwelle am Unterarm; eSK = elektrische Schmerzschwelle am Kopf/Schläfe; eST = elektrische Schmerzschwelle am M. trapezius; eSU = elektrische Schmerzschwelle am Unterarm; mSK = mechanische Schmerzschwelle am Kopf/Schläfe; mST = mechanische Schmerzschwelle am M. trapezius; mSU = mechanische Schmerzschwelle am Unterarm; tSK = thermische Schmerzschwelle am Kopf/Schläfe; tST = thermische Schmerzschwelle am M. trapezius; tSU = thermische Schmerzschwelle am Unterarm

Lediglich der Wert für die Schiefe und den Exzess der thermischen Schmerzschwelle am Unterarm (tSU) ist kleiner 2 (bzw. größer - 2) und erfüllt damit das Kriterium für die Normalverteilung der Schwellen. Die statistische Testung mit dem Kolmogorov-Smirnov-Test ergibt jedoch nur bei 4 von 12 Variablen signifikante Abweichungen von der Normalverteilung. Die Schwellen sind also nicht hinreichend normalverteilt. Da die zur Auswertung der Ergebnisse angewandten statistischen Verfahren, insbesondere die Varianzanalyse, gegenüber Abweichungen von der Normalverteilung relativ robust sind (s. Kap. 6.7.1.1, S. 70 f.) und nur in der Varianzanalyse (nicht in non-parametrischen Tests) Interaktionen zwischen Ort und Gruppe erkennbar sind, hat sich die Autorin dazu entschlossen, die Werte ohne Datentransformation beizubehalten.

#### *6.7.2.2 Prüfung der Voraussetzungen für Experiment 2*

***Prüfung der Normalverteilung der abhängigen Variable „Schwellen unter Baseline- und Hitze-Bedingung"***

Die Werte für die Entdeckungs- und Schmerzschwellen unter Baseline- bzw. Treatment-Bedingung (Hitze/Schmerz) an der Schläfe und am Unterarm, die in Experiment 2 erhoben wurden, wurden ebenfalls auf Normalverteilung überprüft (vgl. Tab. 6-11).

**Tab. 6-11: Überprüfung der Normalverteilung der Entdeckungs- und Schmerzschwellen an verschiedenen Orten (Schläfe/Unterarm) unter der Baseline- bzw. unter der Treatment-Bedingung (Hitze/Schmerz)**

| Variable | Schiefe | Exzess | Kolmogorov-Smirnov-Test |
|---|---|---|---|
| **EB-HK** | 2.88 | 1.13 | p = 0.229 |
| **ET-HK** | 4.36 | 4.19 | p = 0.390 |
| **SB-HK** | 4.37 | 2.91 | p = 0.244 |
| **ST-HK** | 4.63 | 3.56 | p = 0.265 |
| **EB-SK** | 11.07 | 30.75 | p = 0.151 |
| **ET-SK** | 6.59 | 11.29 | p = 0.178 |
| **SB-SK** | 3.71 | 2.11 | p = 0.338 |
| **ST-SK** | 3.32 | 2.19 | p = 0.670 |
| **EB-HU** | 2.71 | 1.66 | p = 0.592 |
| **ET-HU** | 5.71 | 7.52 | p = 0.087 |
| **SB-HU** | 2.67 | - 0.41 | p = 0.278 |
| **ST-HU** | 2.25 | - 0.45 | p = 0.275 |
| **EB-SU** | 6.35 | 8.65 | p = 0.059 |
| **ET-SU** | 2.69 | 0.63 | p = 0.334 |
| **SB-SU** | 3.33 | 0.88 | p = 0.145 |
| **ST-SU** | 3.52 | 1.74 | p = 0.475 |

EB-HK = Entdeckungsschwelle am Kopf/Schläfe unter der Baseline-Bedingung (vor Hitze-Bedingung); ET-HK = Entdeckungsschwelle am Kopf/Schläfe unter der Hitze-Bedingung; SB-HK = Schmerzschwelle am Kopf/Schläfe unter der Baseline-Bedingung (vor Hitze-Bedingung); ST-HK = Schmerzschwelle am Kopf/Schläfe unter der Hitze-Bedingung; EB-SK = Entdeckungsschwelle am Kopf/Schläfe unter der Baseline-Bedingung (vor Schmerz-Bedingung); ET-SK = Entdeckungsschwelle am Kopf/Schläfe unter der Schmerz-Bedingung; SB-SK = Schmerzschwelle am Kopf/Schläfe unter der Baseline-Bedingung (vor Schmerz-Bedingung); ST-SK = Schmerzschwelle am Kopf/Schläfe unter der Schmerz-Bedingung; EB-HU = Entdeckungsschwelle am Unterarm unter der Baseline-Bedingung (vor Hitze-Bedingung); ET-HU = Entdeckungsschwelle am Unterarm unter der Hitze-Bedingung; SB-HU = Schmerzschwelle am Unterarm unter der Baseline-Bedingung (vor Hitze-Bedingung); ST-HU = Schmerzschwelle am Unterarm unter der Hitze-Bedingung; EB-SU = Entdeckungsschwelle am Unterarm unter der Baseline-Bedingung (vor Schmerz-Bedingung); ET-SU = Entdeckungsschwelle am Unterarm unter der Schmerz-Bedingung; SB-SU = Schmerzschwelle am Unterarm unter der Baseline-Bedingung (vor Schmerz-Bedingung); ST-SU = Schmerzschwelle am Unterarm unter der Schmerz-Bedingung

Obwohl fast sämtliche Werte für die Schiefe und den Exzess das Kriterium für die Normalverteilung der Schwellen (kleiner 2 bzw. größer -2) nicht erfüllen, ergibt die statistische Testung mit dem Kolmogorov-Smirnov-Test keine signifikante Abweichung von der Normalverteilung. Die erhobenen Schmerzschwellen sind also hinreichend normalverteilt.

***Prüfung der Normalverteilung der abhängigen Variable „Schmerz-Inhibitions-Effekte“***

Die Differenzwerte für die Entdeckungs- und Schmerzschwellen (elektrische Schwellenwerte unter der Baseline-Bedingung minus elektrische Schwellenwerte unter der Treatment-Bedingung), die als Schmerz-Inhibitions-Effekte interpretiert werden, wurden ebenfalls auf Normalverteilung überprüft (vgl. Tab. 6-12).

**Tab. 6-12: Überprüfung der Normalverteilung der Differenzwerte unter der Baseline- bzw. der Treatment-Bedingung an verschiedenen Orten (Schläfe/Unterarm)**

| Variable | Schiefe | Exzess | Kolmogorov-Smirnov-Test |
|---|---|---|---|
| **Δ EHK** | 1.69 | 2.73 | p = 0.392 |
| **Δ SHK** | - 2.75 | 1.00 | p = 0.041 * |
| **Δ ESK** | 0.27 | 6.56 | p = 0.845 |
| **Δ SSK** | - 1.95 | 0.62 | p = 0.290 |
| **Δ EHU** | - 6.15 | 13.65 | p = 0.038 * |
| **Δ SHU** | - 1.45 | 0.86 | p = 0.138 |
| **Δ ESU** | 13.63 | 42.76 | p ≤ 0.001 *** |
| **Δ SSU** | - 1.95 | 0.49 | p = 0.304 |

* $p \leq 0.05$; *** $p \leq 0.001$ für Abweichungen von der Normalverteilung; Δ EHK = Differenzwert für die Entdeckungsschwelle am Kopf/Schläfe unter der Hitze-Bedingung; Δ SHK = Differenzwert für die Schmerzschwelle am Kopf/Schläfe unter der Hitze-Bedingung; Δ ESK = Differenzwert für die Entdeckungsschwelle am Kopf/Schläfe unter der Schmerz-Bedingung; Δ SSK = Differenzwert für die Schmerzschwelle am Kopf/Schläfe unter der Schmerz-Bedingung; Δ EHU = Differenzwert für die Entdeckungsschwelle am Unterarm unter der Hitze-Bedingung; Δ SHU = Differenzwert für die Schmerzschwelle am Unterarm unter der Hitze-Bedingung; Δ ESU = Differenzwert für die Entdeckungsschwelle am Unterarm unter der Schmerz-Bedingung; Δ SSU = Differenzwert für die Schmerzschwelle am Unterarm unter der Schmerz-Bedingung

Die Werte für die Schiefe und den Exzess, die gemäß des Kriteriums keine Normalverteilung anzeigen, betreffen vorwiegend die Differenzwerte für die Entdeckungsschwellen (EHU, ESU). Die höheren Werte für die Schiefe und den Exzess entstehen durch Ausreißerwerte, wodurch eine eher breitgipflige Verteilung entsteht. Die statistische Testung mit dem Kolmogorov-Smirnov-Test ergibt bei 3 von 8 Variablen signifikante Abweichungen von der Normalverteilung.

Trotz Robustheit der Varianzanalyse muss man hier mit leichten Fehlern in der statistischen Auswertung rechnen. Da die Varianzanalyse jedoch als besonders testökonomisch gilt (s. 6.7.1.1, S. 70 f.), wird sie als statistisches Verfahren beibehalten. Die aus der Varianzanalyse resultierenden Daten werden bei der Interpretation besonderes vorsichtig behandelt. Die Werte für die Schmerz-Inhibitions-Effekte wurden daher ohne Datentransformation beibehalten.

***Prüfung der Durchführungsvoraussetzungen***

Abschließend soll überprüft werden, inwieweit die Voraussetzungen zur Durchführung von Experiment 2 gegeben sind. Die erste Voraussetzung betrifft die subjektive Empfindung der tonischen Stimulation unter der Hitze- und unter der Schmerz-Bedingung. Die zweite Voraussetzung bezieht sich auf die Veränderung der elektrischen Entdeckungs- und Schmerzschwellen unter der Baseline- und unter der Treatment-Bedingung. Die dritte Voraussetzung betrifft den Zusammenhang zwischen Schmerz-Inhibitions-Effekten und der tonischen Stimulation.

*Prüfung der 1. Voraussetzung:*

Zunächst soll die erste Voraussetzung nochmals kurz erläutert und anschließend überprüft werden. In den Ausführungen zur Durchführung von Experiment 2 (s. Kap. 6.3.3, S. 56 f. und Kap. 6.5.2.1, S. 60 ff.) wurde bereits beschrieben, dass zur Auslösung der Schmerzinhibition ein tonischer Reiz und zeitparallel phasische elektrische Reize appliziert werden. Die tonische Stimulation erfolgte entweder als tonischer Hitzeschmerz (Schmerz-Bedingung) oder als tonische Hitze (Hitze-Bedingung) am Oberschenkel. Gemäß den Untersuchungsbedingungen sollte die aktuelle Schmerzempfindung auf einer visuellen Analogskala mit Ankerpunkt in der Mitte, s. Anhang G) in der Hitze-Bedingung immer < 5.0 (nicht schmerzhafte Empfindung) und für die Schmerz-Bedingung > 5.0 (schmerzhafte Empfindung) sein. Erfahrungsgemäß können die Ratings in der Hitze-Bedingung im Verlauf der Durchgänge auch zunehmen und ggf. > 5.0 werden. In den ersten beiden Durchgängen sollte dies jedoch nicht auftreten. Es ist zu fordern, dass für die Prüfung inhibitorischer Effekte an der Schläfe und am Unterarm der auslösende tonische Reiz am Oberschenkel subjektiv gleich stark ist. Sowohl die Unterscheidung der Empfindung der tonischen Stimulation unter der Hitze- und unter der Schmerz-Bedingung als auch die vergleichbare Empfindung der tonischen Stimulation während der Applikation der elektrischen Stimulation an der Schläfe oder am Unterarm stellen Garanten der internen Validität dar.

Die weiteren Berechnungen beziehen sich auf eine Stichprobengröße von n = 54 (29 Kopfschmerzpatienten, 25 Gesunde), da aufgrund von technischen Problemen während der Untersuchung eine Kopfschmerzpatientin und 5 gesunde Kontrollpersonen eliminiert werden mussten (s. Kap. 6.1.2, S. 49 f.). Zur Evaluation der tonischen Stimulation wurde eine 3-faktorielle Varianzanalyse *Durchgang x Treatment x Ort der Parallelstimulation* durchgeführt. In Tab. 6-13 werden die Ergebnisse der Varianzanalyse dargestellt. Es ergeben sich erwartungsgemäß höchst signifikante Haupteffekte für die Faktoren *Treatment* ($p \leq 0.001$) und *Durchgang* ($p \leq 0.001$). Alle übrigen Effekte sind nicht signifikant.

**Tab. 6-13: Ergebnisse der 3-faktorielle Varianzanalyse mit Messwiederholung auf den Faktoren *Treatment* und *Ort* (n = 54)**

| Abhängige Variable/ Effekt | df | F | p |
|---|---|---|---|
| **Rating für Oberschenkeltemperatur** | | | |
| Durchgang | 3/159 | 8.595 | ≤ 0.001 *** |
| Treatment | 1/53 | 60.015 | ≤ 0.001 *** |
| Ort der Parallelstimulation | 1/53 | 0.552 | 0.461 |
| Durchgang x Treatment | 3/159 | 1.067 | 0.365 |
| Durchgang x Ort | 3/159 | 0.201 | 0.896 |
| Treatment x Ort | 1/53 | 0.233 | 0.632 |
| D x T x O | 3/159 | 0.846 | 0.471 |

*** p ≤ 0.001 für Unterschiede zwischen den Durchgängen und zwischen den Treatments;
D = Durchgang; T = Treatment; O = Ort der Parallelstimulation

Aus den t-Tests ist ersichtlich, dass in allen Durchgängen die Empfindungsratings für Hitze signifikant kleiner als die Empfindungsratings für Schmerz sind (vgl. Tab. 6-14 und Tab. 6-15). Hitze wird immer geringfügig < 5.0 und Schmerz immer > 5.0 geratet (vgl. Abb. 6-6a, S. 78). Erwartungsgemäß ist auch der Haupteffekt für den Faktor *Ort der Parallelstimulation* nicht signifikant (p = 0.461). Die Empfindungsratings für die tonische Stimulation am Oberschenkel unterscheiden sich demnach nicht signifikant in Abhängigkeit vom Ort der Parallelstimulation (Unterarm/Schläfe) der Applikation der elektrischen Stimulation (vgl. Abb. 6-6b, S. 78).

**Tab. 6-14: Ergebnisse der t-Tests bei gepaarten Stichproben zum Vergleich der Empfindungsratings für die Oberschenkeltemperatur unter verschiedenen Treatment-Bedingungen (Hitze, Schmerz) in den einzelnen Durchgängen**

| Paar | $\bar{x}$ (s) Hitze | $\bar{x}$ (s) Schmerz | mittlere Differenz | t | df | p |
|---|---|---|---|---|---|---|
| **Rat1-H & Rat1-S** | 4.2528 (1.4121) | 5.7167 (1.3828) | - 1.4639 | - 7.412 | 53 | ≤ 0.001 *** |
| **Rat2-H & Rat2-S** | 4.3306 (1.4959) | 5.8037 (1.3201) | - 1.4731 | - 7.105 | 53 | ≤ 0.001 *** |
| **Rat3-H & Rat3-S** | 4.5111 (1.6430) | 6.1093 (1.4794) | - 1.5981 | - 7.239 | 53 | ≤ 0.001 *** |
| **Rat4-H & Rat4-S** | 4.5926 (1.8336) | 6.2111 (1.6661) | - 1.6185 | - 7.581 | 53 | ≤ 0.001 *** |

*** p ≤ 0.001 (einseitige Testung); Rat1-H = Empfindungsrating im 1. Durchgang unter der Hitze-Bedingung; Rat1-S = Empfindungsrating im 1. Durchgang unter der Schmerz-Bedingung; Rat2-H = Empfindungsrating im 2. Durchgang unter der Hitze-Bedingung; Rat2-S = Empfindungsrating im 2. Durchgang unter der Schmerz-Bedingung; Rat3-H = Empfindungsrating im 3. Durchgang unter der Hitze-Bedingung; Rat3-S = Empfindungsrating im 3. Durchgang unter der Schmerz-Bedingung; Rat4-H = Empfindungsrating im 4. Durchgang unter der Hitze-Bedingung; Rat4-S = Empfindungsrating im 4. Durchgang unter der Schmerz-Bedingung

**Tab. 6-15: Ergebnisse der t-Tests bei gepaarten Stichproben zum Vergleich der Empfindungsratings für die Oberschenkeltemperatur unter verschiedenen Treatment-Bedingungen (Hitze, Schmerz) an verschiedenen Orten der elektrischen Stimulation**

| Paar | $\bar{x}$ (s) KS-Pat. | $\bar{x}$ (s) Gesunde | mittlere Differenz | t | df | p |
|---|---|---|---|---|---|---|
| **Rat-HK & Rat-HU** | 4.3500 (1.7237) | 4.4935 (1.5600) | - 0.1435 | - 0.842 | 53 | 0.404 |
| **Rat-SK & Rat-SU** | 5.9426 (1.4899) | 5.9778 (1.5200) | - 0.0352. | - 0.222 | 53 | 0.825 |

Rat-HK = Empfindungsrating unter der Hitze-Bedingung bei elektrischer Stimulation am Kopf/Schläfe; Rat-HU = Empfindungsrating unter der Hitze-Bedingung bei elektrischer Stimulation am Unterarm; Rat-SK = Empfindungsrating unter der Schmerz-Bedingung bei elektrischer Stimulation am Kopf/Schläfe; Rat-SU = Empfindungsrating unter der Schmerz-Bedingung bei elektrischer Stimulation am Unterarm

In Anbetracht der varianzanalytischen Ergebnisse konnte die subjektive Empfindung der tonischen Stimulation entsprechend der geforderten Voraussetzungen zur Durchführung des Experiments 2 gut hergestellt werden.

**Abb. 6-6: Empfindungsrating der tonischen Stimulation am Oberschenkel unter der Hitze- und der Schmerz-Bedingung**
**a) in den einzelnen Untersuchungsdurchgängen**

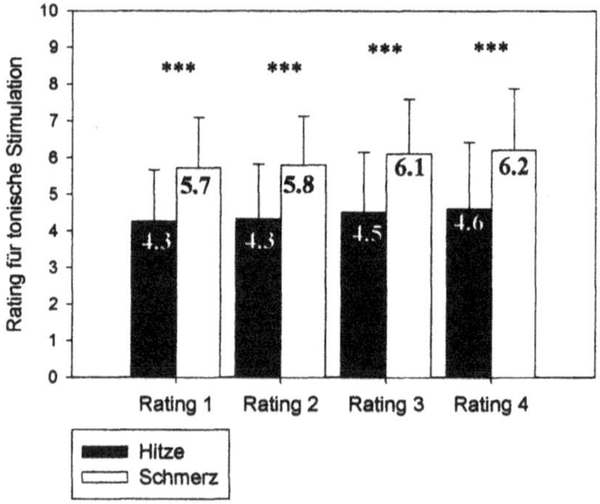


Mittelwert mit Standardabweichung der Empfindungsratings für die tonische Stimulation unter der Hitze- und der Schmerz-Bedingung in den einzelnen Untersuchungsdurchgängen; ***p ≤ 0.001 für signifikante Unterschiede zwischen Treatment-Bedingungen

**b) in Abhängigkeit vom Ort der elektrischen Stimulation**

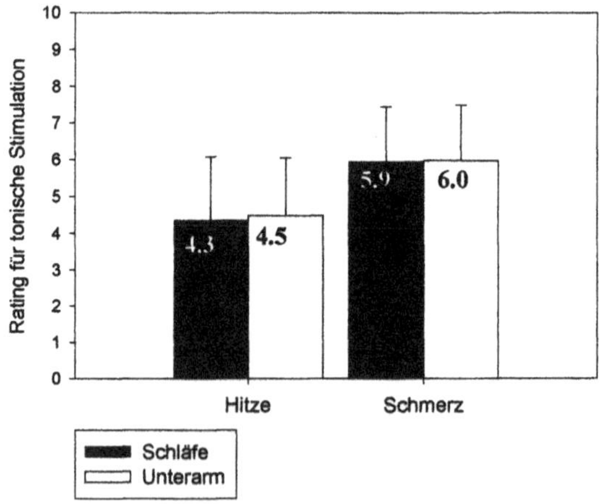


Mittelwert mit Standardabweichung der Empfindungsratings für die tonische Stimulation am Oberschenkel unter der Hitze- und der Schmerz-Bedingung bei zeitparalleler elektrischer Stimulation an der Schläfe und am Unterarm

*Prüfung der 2. Voraussetzung:*

Im Folgenden wird die zweite Voraussetzung zur Durchführung der Untersuchung zur Schmerzinhibition geprüft. Anhand von t-Tests wird überprüft (vgl. Tab. 6-16), inwieweit überhaupt Inhibitionseffekte aufgetreten sind, also Unterschiede der elektrischen Entdeckungs- und Schmerzschwellen unter der Baseline- und unter der Treatment-Bedingung bestehen. Basierend auf den Grundannahmen zur Schmerzinhibition (s. Kap. 6.3.3, S. 56 f. und Kap. 6.5.2, S. 60 ff.) sollten die Werte für die elektrischen Schmerzschwellen unter der Treatment-Bedingung (tonische Hitze/tonischer Hitzeschmerz) höher sein als unter der Baseline-Bedingung (38 °C Thermodentemperatur). Des Weiteren wird angenommen, dass die elektrischen Schmerzschwellen unter der Hitze-Bedingung niedriger sind als unter der Schmerz-Bedingung. Für die elektrischen Entdeckungsschwellen wurde kein Effekt unter den verschiedenen Treatment-Bedingungen angenommen. In Tab. 6-16 sind die Ergebnisse der t-Tests zum Vergleich der elektrischen Entdeckungs- und Schmerzschwellen unter der Baseline- und Treatment-Bedingung dargestellt.

**Tab. 6-16: Ergebnisse der t-Tests bei gepaarten Stichproben zum Vergleich der elektrischen Entdeckungs- und Schmerzschwellen unter der Baseline- und unter der Treatment-Bedingung (n = 54)**

| Paar | $\bar{x}$ (s) Baseline | $\bar{x}$ (s) Treatment | mittlere Differenz | t | df | p |
|---|---|---|---|---|---|---|
| **EB-HK & ET-HK** | 0.5837 (0.2903) | 0.6076 (0.3300) | - 0.0239 | - 1.244 | 53 | 0.219 |
| **EB-SK & ET-SK** | 0.5341 (0.2793) | 0.5833 (0.3364) | - 0.0493 | - 2.136 | 53 | 0.037 * |
| **EB-HU & ET-HU** | 0.4805 (0.1525) | 0.5586 (0.2454) | - 0.0781 | - 3.261 | 53 | 0.002 ** |
| **EB-SU & ET-SU** | 0.5913 (0.2915) | 0.5988 (0.2584) | - 0.0075 | - 0.219 | 53 | 0.827 |
| **SB-HK & ST-HK** | 2.4728 (1.7939) | 2.8352 (2.0844) | - 0.3624 | - 5.722 | 53 | ≤ 0.001 *** |
| **SB-SK & ST-SK** | 1.7701 (1.0114) | 2.3085 (1.3892) | - 0.5384 | - 5.791 | 53 | ≤ 0.001 *** |
| **SB-HU & ST-HU** | 2.5000 (1.5934) | 3.1559 (1.9628) | - 0.6559 | - 5.732 | 53 | ≤ 0.001 *** |
| **SB-SU & ST-SU** | 3.0800 (2.0005) | 3.6142 (2.3941) | - 0.5342 | - 5.227 | 53 | ≤ 0.001 *** |

* $p \leq 0.05$; ** $p \leq 0.01$; *** $p \leq 0.001$ (einseitige Testung) für Unterschiede zwischen den Treatment-Bedingungen; EB-HK = Entdeckungsschwelle am Kopf/Schläfe unter der Baseline-Bedingung (vor Hitze-Bedingung); ET-HK = Entdeckungsschwelle am Kopf/Schläfe unter der Hitze-Bedingung; EB-SK = Entdeckungsschwelle am Kopf/Schläfe unter der Baseline-Bedingung (vor Schmerz-Bedingung); ET-SK = Entdeckungsschwelle am Kopf/Schläfe unter der Schmerz-Bedingung; EB-HU = Entdeckungsschwelle am Unterarm unter der Baseline-Bedingung (vor Hitze-Bedingung); ET-HU = Entdeckungsschwelle am Unterarm unter der Hitze-Bedingung; EB-SU = Entdeckungsschwelle am Unterarm unter der Baseline-Bedingung (vor Schmerz-Bedingung); ET-SU = Entdeckungsschwelle am Unterarm unter der Schmerz-Bedingung; SB-HK = Schmerzschwelle am Kopf/Schläfe unter der Baseline-Bedingung (vor Hitze-Bedingung); ST-HK = Schmerzschwelle am Kopf/Schläfe unter der Hitze-Bedingung; SB-SK = Schmerzschwelle am Kopf/Schläfe unter der Baseline-Bedingung (vor Schmerz-Bedingung); ST-SK = Schmerzschwelle am Kopf/Schläfe unter der Schmerz-Bedingung; SB-HU = Schmerzschwelle am Unterarm unter der Baseline-Bedingung (vor Hitze-Bedingung); ST-HU = Schmerzschwelle am Unterarm unter der Hitze-Bedingung; SB-SU = Schmerzschwelle am Unterarm unter der Baseline-Bedingung (vor Schmerz-Bedingung); ST-SU = Schmerzschwelle am Unterarm unter der Schmerz-Bedingung

Die t-Tests belegen, dass sämtliche elektrischen Schmerzschwellen unter der Treatment-Bedingung signifikant höher sind als unter der Baseline-Bedingung. Für die elektrischen Entdeckungsschwellen sind jedoch zwei Vergleiche der Entdeckungsschwellen an der Schläfe und am Unterarm wider Erwarten ebenfalls signifikant. Die zweite Voraussetzung zur Durchführung der Untersuchung zur Schmerzinhibition kann also in Bezug auf die elektrischen Schmerzschwellen als gegeben betrachtet werden.

*Prüfung der 3. Voraussetzung:*

Die dritte Voraussetzung bezieht sich auf die Zusammenhänge zwischen den Schmerz-Inhibitions-Effekten und der tonischen Stimulation. In bisherigen Studien war für die Untersuchung der Schmerzinhibition auch das Ausmaß der tonischen Stimulation bedeutsam. In der experimentellen Schmerzforschung lassen Befunde von Studien, in denen eine physikalische Kalibrierung der Reize vorgenommen wird, annehmen, dass die Schmerzinhibition mit der Stärke der tonischen Stimulation zunimmt. In der vorliegenden Untersuchung wurde die Stärke der tonischen Stimulation an den subjektiven Ratings der Probanden ausgerichtet (Herstellungsverfahren, s. Kap. 6.5.2.2, S. 62 f.), so dass jeder Proband subjektiv die gleiche Schmerzstärke appliziert bekam. Die Schmerz-Inhibitions-Effekte sollten demnach nicht von der eingestellten Temperatur der tonischen Stimulation oder den dazugehörigen subjektiven Ratings der Probanden abhängen.

Zur Überprüfung der Voraussetzungen zur Durchführung von Experiment 2 wurde daher der Zusammenhang zwischen der Stärke der tonischen Stimulation und dem Ausmaß der Schmerzinhibition untersucht. Die Schmerz-Inhibitions-Effekte wurden mittels Differenzwerten (elektrische Schwellenwerte unter der Baseline-Bedingung minus elektrische Schwellenwerte unter der Treatment-Bedingung) bestimmt. In einer Korrelationsanalyse wurde der Zusammenhang zwischen den Schmerz-Inhibitions-Effekten und der tonischen Stimulation genauer überprüft (vgl. Tab. 6-17, S. 81). Als Maße für die tonische Stimulation am Oberschenkel wurden das subjektive Rating als auch die objektiv eingestellte Thermodentemperatur herangezogen.

Die Korrelationsanalyse ergibt insbesondere zwischen den Differenzwerten für die Schmerzschwellen und den absoluten Werten für die tonische Stimulation signifikante negative Korrelationen. Die Ratings für die tonische Stimulation korrelieren hingegen nicht signifikant mit den Differenzwerten für die Schmerzschwellen. Das physikalische Maß (Thermodentemperatur) scheint demnach für die tonische Stimulation bedeutsamer zu sein als das subjektive Maß (Rating). Da die Korrelationen jedoch insgesamt als eher gering einzustufen sind, kann davon ausgegangen werden, dass keine bedeutsamen Zusammenhänge zwischen der tonischen Stimulation und den Schmerz-Inhibitions-Effekten bestehen.

Auch die dritte Voraussetzung zur Durchführung des Experiments 2 wird daher als erfüllt betrachtet.

**Tab. 6-17: Pearson Korrelationen zwischen den Schmerz-Inhibitions-Effekten an verschiedenen Orten (Unterarm/Schläfe) und den Maßen für die tonische Stimulation (n = 54)**

| Variable | Temp-H | Temp-S | Rat-H | Rat-S |
|---|---|---|---|---|
| Δ EHK | - 0.034 | - 0.034 | 0.042 | - 0.124 |
| Δ ESK | - 0.045 | - 0.045 | 0.174 | 0.129 |
| Δ EHU | - 0.177 | - 0.177 | - 0.056 | 0.190 |
| Δ ESU | 0.067 | 0.067 | - 0.036 | - 0.132 |
| Δ SHK | - 0.363 ** | - 0.363 ** | 0.056 | 0.014 |
| Δ SSK | - 0.411 ** | - 0.411 ** | 0.105 | 0.207 |
| Δ SHU | - 0.304 * | - 0.304 * | 0.118 | 0.132 |
| Δ SSU | - 0.276 * | - 0.276 * | - 0.111 | 0.023 |

* $p \leq 0.05$, ** $p \leq 0.01$ (einseitige Testung) für die Korrelationskoeffizienten; Temp-H = absoluter Wert für die tonische Stimulation am Oberschenkel unter der Hitze-Bedingung; Temp-S = absoluter Wert für die tonische Stimulation am Oberschenkel unter der Schmerz-Bedingung; Rat-H = Rating für die tonische Stimulation am Oberschenkel unter der Hitze-Bedingung; Rat-S = Rating für die tonische Stimulation am Oberschenkel unter der Schmerz-Bedingung; Δ EHK = Differenzwert für die Entdeckungsschwelle am Kopf/Schläfe unter der Hitze-Bedingung; Δ ESK = Differenzwert für die Entdeckungsschwelle am Kopf/Schläfe unter der Schmerz-Bedingung; Δ EHU = Differenzwert für die Entdeckungsschwelle am Unterarm unter der Hitze-Bedingung; Δ ESU = Differenzwert für die Entdeckungsschwelle am Unterarm unter der Schmerz-Bedingung; Δ SHK = Differenzwert für die Schmerzschwelle am Kopf/Schläfe unter der Hitze-Bedingung; Δ SSK = Differenzwert für die Schmerzschwelle am Kopf/Schläfe unter der Schmerz-Bedingung; Δ SHU = Differenzwert für die Schmerzschwelle am Unterarm unter der Hitze-Bedingung; Δ SSU = Differenzwert für die Schmerzschwelle am Unterarm unter der Schmerz-Bedingung

# 7 Ergebnisse

Es werden zunächst die Ergebnisse der Erhebung der Psychopathologie der Stichprobe und anschließend die Ergebnisse zu den einzelnen Experimenten gemäß der in Kap. 5.3 (s. S. 45 f.) aufgestellten Hypothesen berichtet.

## 7.1 Ergebnisse der psychopathometrischen Erhebung

### 7.1.1 Soziodemographische Kennwerte

Die Beschreibung der Stichprobe lässt hinsichtlich der allgemeinen Lebenssituation (Familienstand, berufliche Stellung) keine wesentlichen Unterschiede zwischen den Untersuchungsgruppen erkennen (vgl. Tab. 7-1).

**Tab. 7-1: Soziodemographische Kennwerte der Stichprobe**

| Variable | Kopfschmerzpatienten (n = 30) | Gesunde Kontrollpersonen (n = 30) | statistische Überprüfung [1] |
|---|---|---|---|
| **Familienstand:** | | | |
| ledig | n = 15 (50.00 %) | n = 14 (46.66 %) | Chi² (3) = 1.034 |
| verheiratet | n = 13 (43.33 %) | n = 13 (43.33 %) | p = 0.793 |
| getrennt lebend | | n = 1 ( 3.33 %) | |
| geschieden | n = 2 ( 6.66 %) | n = 2 ( 6.66 %) | |
| **Berufliche Stellung:** | | | |
| Arbeiter/in | n = 5 (16.66 %) | n = 4 (13.33 %) | Chi² (6) = 8.201 |
| Angestellte/er | n = 11 (36.66 %) | n = 13 (43.33 %) | p = 0.224 |
| höhere/r Angestellte/er | n = 4 (13.33 %) | n = 9 (30.00 %) | |
| im Haushalt tätig | n = 1 ( 3.33 %) | | |
| in Ausbildung | n = 4 (13.33 %) | n = 4 (13.33 %) | |
| selbständig | n = 2 ( 6.66 %) | | |
| arbeitslos | n = 3 (10.00 %) | | |
| **Arbeitszeit:** | | | |
| ganztags | n = 19 (63.33 %) | n = 25 (83.33 %) | Chi² (3) = 9.916 |
| Teilzeit | n = 1 (3.33 %) | n = 2 ( 6.66 %) | p = 0.019 * |
| halbtags | | n = 3 (10.00 %) | |
| nicht berufstätig | n = 6 (20.00 %) | | |
| keine Angabe | n = 4 (13.33 %) | | |

[1] 2-seitige Signifikanzprüfung für Gruppenunterschiede (* $p \leq 0.05$)

Die Angaben zur Arbeitszeit zeigen, dass in der gesunden Kontrollgruppe (83.33 %) 20 % mehr Probanden ganztags berufstätig sind als in der Gruppe der Kopfschmerzpatienten (63.33 %). Der Gruppenunterschied ist auf dem 5 %-Niveau signifikant ($p = 0.019$). Hinweise auf eine mögliche Beteiligung krankheitsbezogener Faktoren für den prozentual geringeren Anteil von Ganztagsbeschäftigten unter den Kopfschmerzpatienten liefern auch die Angaben zum Rentenverfahren: 3 Kopfschmerzpatienten haben aufgrund ihrer Schmerzen eine Berentung beantragt; 2 Kopfschmerzpatienten waren zum Zeitpunkt der Untersuchung bereits berentet.

### 7.1.2 Schmerz- und krankheitsbezogene Kennwerte

Da in der Gruppe der gesunden Kontrollpersonen Schmerzen als Ausschlusskriterium formuliert wurden, beziehen sich die schmerz- und krankheitsbezogenen Daten ausschließlich auf die Gruppe der Kopfschmerzpatienten (n = 30). Die durchschnittliche Erkrankungsdauer beträgt 116.72 Monate/9.73 Jahre (Range: 6 - 420 Monate). Während der Untersuchung waren lediglich 5 Kopfschmerzpatienten kopfschmerzfrei. Die Kopfschmerz-Ratings der übrigen Kopfschmerzpatienten wurden im Untersuchungsverlauf (bei Beginn, nach Experiment 1, bei Ende der Untersuchung) anhand einer visuellen Analogskala erfasst und werden in Tab. 7-2 dargestellt. Die genaue Betrachtung der Kopfschmerz-Ratings macht deutlich, dass die Intensität der Kopfschmerzen zwar vom 1. bis zum 2. Rating signifikant zunimmt (t-Test bei gepaarten Stichproben mit 2-seitiger Signifikanzprüfung: $t = -2.955$, $df = 29$, $p = 0.006$), bei Ende der Untersuchung sinkt die Kopfschmerzintensität jedoch wieder leicht ab.

**Tab. 7-2: Kopfschmerz-Ratings im Untersuchungsverlauf**

| | n | Range | $\bar{x}$ | s |
|---|---|---|---|---|
| **KS-Rating 1** | 30 | 0 – 8.00 | 3.523 | 2.287 |
| **KS-Rating 2** | 30 | 0 – 9.10 | 4.130 | 2.729 |
| **KS-Rating 3** | 30 | 0 – 10.00 | 4.040 | 3.033 |

KS-Rating 1 = Kopfschmerz-Rating bei Beginn der Untersuchung; KS-Rating 2 = Kopfschmerz-Rating nach Experiment 1; KS-Rating 3 = Kopfschmerz-Rating bei Ende der Untersuchung

Die Auswertung der schmerzbezogenen Daten ergibt, dass die untersuchten Kopfschmerzpatienten auch häufig unter Schmerzen in anderen Körperbereichen leiden. 23 Kopfschmerzpatienten (76.67 %) geben an, neben den Kopfschmerzen auch noch andere Schmerzen zu haben. Die Auswertung der Körpertopik mit Vorder- und Rückansicht aus dem von der Autorin entwickelten Fragebogen zur Erfassung des Schmerzbildes (FES; s. Anhang I) erlaubt eine detailliertere Betrachtung der betroffenen Körperareale. Die Kopfschmerzpatienten wurden gebeten, die Körperareale in das Körperschema einzutragen, in denen sie Schmerzen spüren und in jedem eingezeichneten Areal die Intensität der Schmerzen gemäß einer 6-stufigen numerischen Ratingskala (von 0 = überhaupt nicht bis 6 = sehr starker Schmerz) einzutragen. Die Topik für Kopf und Gesicht besteht in Anlehnung an den Migräne-Kopfschmerzfragebogen (MKF; Pfaffenrath & Gerber, 1992) aus 18 Arealen; die Topik für den Körper wurde in Anlehnung an Margolis et. al. (1986) in 45 Areale unterteilt. Das Ausmaß der Beeinträchtigung durch den multilokulären Schmerz kann über eine Summation der in den einzelnen Arealen eingetragenen Schmerzintensitäten beschrieben werden. In Tab. 7-3 (s. S. 85) werden die zentralen Parameter der Auswertung, die Anzahl der Schmerzregionen und die entsprechende Schmerzintensität, dargestellt.

Im Kopf- und Gesichtsbereich werden durchschnittlich 8 betroffene Areale angegeben. Die durchschnittliche Summe der Schmerzintensität für alle betroffenen Kopf- und Gesichtsareale beträgt 31.50 (bei einer maximal möglichen Summe der Schmerzstärke von 108). Die an den einzelnen Schmerzorten angegebene durchschnittliche Schmerzstärke beträgt 3.79 (auf der 6-stufigen Ratingskala). Im übrigen Körper werden durchschnittlich 10 Schmerzorte angegeben. Die Summe der Schmerzintensität für alle betroffenen Körperbereiche beträgt 31.87 (bei einer maximal möglichen Summe der Schmerzstärke für alle Körperbereiche von 270). Die an den einzelnen Schmerzorten angegebene durchschnittliche Schmerzstärke beträgt 3.46. Die durchschnittliche Intensität der Schmerzen im Kopf- und Gesichtsbereich unterscheidet sich nicht signifikant von der durchschnittlichen Intensität der Schmerzen in anderen Körperbereichen (t-Test bei gepaarten Stichproben mit 2-seitiger Signifikanzprüfung: $t = 1.650$, $df = 29$, $p = 0.110$).

**Tab. 7-3: Häufigkeit und Intensität der Kopf- und Körperschmerzen**

| | n | Range | $\bar{x}$ | s |
|---|---|---|---|---|
| **Gesicht-Freq** | 30 | 1 - 18 | 8.37 | 4.49 |
| **Gesicht-Int** | 30 | 4 – 69 | 31.50 | 18.45 |
| **Gesicht-Int-D** | 30 | 1.50 – 6.00 | 3.7870 | 1.2331 |
| **Körper-Freq** | 30 | 2 – 34 | 9.73 | 6.80 |
| **Körper-Int** | 30 | 4 - 92 | 31.87 | 20.97 |
| **Körper-Int-D** | 30 | 0.74 – 6.00 | 3.4605 | 1.2113 |

Gesicht-Freq = Anzahl der schmerzhaften Gesichtsareale; Gesicht-Int = Summe der Schmerzintensität aller schmerzhaften Gesichtsareale; Gesicht-Int-D = Mittelwert der Schmerzintensität aller schmerzhaften Gesichtsareale; Körper-Freq = Anzahl der betroffenen Schmerzorte am Körper; Körper-Int = Summe der Schmerzintensität aller betroffenen Schmerzorte am Körper; Körper-Int-D = Mittelwert der Schmerzintensität aller betroffenen Schmerzorte am Körper

Nachfolgend werden die Ergebnisse der schmerzbezogenen Fragebogen dargestellt (vgl. Tab. 7-4).

**Tab. 7-4: Psychometrische Beschreibung der Schmerzen in der Gruppe der Kopfschmerzpatienten (Selbstbeurteilung)**

| Variable | KS-Pat. |
|---|---|
| **BPQ: PRI-T** | 17.03 ± 7.59 |
| **MPI-D: BS** | 3.83 ± 0.99 |
| **MPI-D: LK** | 3.22 ± 1.05 |
| **MPI-D: AV** | 3.33 ± 1.39 |
| **MPI-D: EU** | 3.41 ± 1.95 |
| **MPI-D: AKT** | 2.79 ± 0.77 |
| **FSS: hinderliche Kognitionen** | 2.29 ± 1.01 |
| **FSS: förderliche Kognitionen** | 2.83 ± 0.95 |

Mittelwert mit Standardabweichung. BPQ: PRI-T = Berner Pain Questionnaire – Schmerzbeurteilungsindex; MPI-D: BS = West-Haven-Yale Multidimensional-Pain-Inventory (deutsche Version), Skala Beeinträchtigung; MPI-D: LK = West-Haven-Yale Multidimensional-Pain-Inventory (deutsche Version), Skala Lebenskontrolle; MPI-D: AV = West-Haven-Yale Multidimensional-Pain-Inventory (deutsche Version), Skala affektive Verstimmung; MPI-D: EU = West-Haven-Yale Multidimensional-Pain-Inventory (deutsche Version), Skala soziale Unterstützung; MPI-D: AKT = West-Haven-Yale Multidimensional-Pain-Inventory (deutsche Version), Skala Gesamtaktivität; FSS = Fragebogen zur Erfassung schmerzbezogener Kognitionen

Aufgrund fehlender Normwerte für die aufgeführten Verfahren (BPQ, MPI-D, FSS) kann an dieser Stelle nur eine eingeschränkte Interpretation der Ergebnisse vorgenommen werden. Im Vergleich mit einer klinischen Referenzgruppe von Patienten mit chronischen Schmerzsyndromen der Skelettmuskulatur (Flor, 1991) weichen die Werte der Kopfschmerzpatienten (MPI-D: LK $\bar{x}$ = 3.22, s = 1.05; FSS-hinderliche Kognitionen: $\bar{x}$ = 2.29, s = 1.01; FSS-förderliche Kognitionen: $\bar{x}$ = 2.83, s = 0.95) der vorliegenden Untersuchung nur geringfügig von den Werten der Referenzgruppe (MPI-D: LK $\bar{x}$ = 3.42, s = 1.17; FSS-hinderliche Kognitionen: $\bar{x}$ = 2.23, s = 1.07; FSS-förderliche Kognitionen: $\bar{x}$ = 3.03, s = 0.85) ab. Die Werte für die Beeinträchtigung und die affektive Verstimmung sind in der Gruppe der Kopfschmerzpatienten (MPI-D: BS $\bar{x}$ = 3.83, s = 0.99; MPI-D: AV $\bar{x}$ = 3.33, s = 1.39) sogar etwas höher als in der klinischen Referenzgruppe (MPI-D: BS $\bar{x}$ = 2.75, s = 1.23; MPI-D: AV $\bar{x}$ = 3.08, s = 0.99).

Nachfolgend wird ein Überblick über die psychopathometrischen Kennwerte der Stichprobe gegeben. Es werden hierbei sowohl Selbst- (vgl. Tab. 7-5, S. 87) als auch Fremdbeurteilungsverfahren (vgl. Tab. 7-6, S. 88) herangezogen.

Vergleicht man Kopfschmerzpatienten und gesunde Kontrollpersonen, so sind in fast allen krankheitsrelevanten psychometrischen Maßen signifikante Gruppenunterschiede zu verzeichnen. In den Maßen für allgemeines Befinden (BS), Angst (STAI, AI, MI, ACQ), Ärgerausdruck (STAXI) und Somatisierung (SOMS) unterscheiden sich Kopfschmerzpatienten von gesunden Kontrollpersonen signifikant. Sämtliche psychopathometrischen Maße sind in der Gruppe der Kopfschmerzpatienten stärker ausgeprägt als in der Gruppe der gesunden Kontrollpersonen. Die Angst vor der Untersuchung (EAA) ist jedoch in beiden Gruppen gleich stark ausgeprägt.

Abschließend sollen die psychopathometrischen Kennwerte der Stichprobe hinsichtlich ihrer klinischen Relevanz interpretiert werden. Anhand der Skalenwerte der Beschwerden-Liste ergibt sich bei 60 % der Kopfschmerzpatienten (n = 18, davon n = 12 depressive und n = 6 nicht depressive Kopfschmerzpatienten) ein Hinweis auf eine Befindensstörung (Summenscore $\geq$ 27); bei den gesunden Kontrollpersonen erfüllt kein Teilnehmer das Kriterium. Die Angst (STAI-T) ist in der Gruppe der Kopfschmerzpatienten relativ stark ausgeprägt (Prozentrang 91 für Frauen und Prozentrang 95 für Männer). Auch die körperbezogenen Ängste (BSQ) sind in der Gruppe der Kopfschmerzpatienten etwas stärker ausgeprägt ($\bar{x}$ = 2.13, s = 0.73) als in einer klinischen Referenzgruppe von psychosomatischen Patienten ohne Angststörungen ($\bar{x}$ = 1.80, s = 0.77; Ehlers et al., 1993). Der Vergleich der Werte der angstbezogenen Kognitionen (ACQ-körperliche Krisen: $\bar{x}$ = 1.48, s = 0.58; ACQ-Kontrollverlust: $\bar{x}$ = 1.84, s = 0.60) sowie des Vermeidungsverhaltens (MI-B: $\bar{x}$ = 1.31, s = 0.36; MI-A: $\bar{x}$ = 1.78, s = 0.71) mit der klinischen Referenzgruppe von psychosomatischen Patienten ohne Angststörungen (ACQ-körperliche Krisen: $\bar{x}$ = 1.27, s = 0.30; ACQ-Kontrollverlust: $\bar{x}$ = 1.45, s = 0.54; MI-B: $\bar{x}$ = 1.37, s = 0.56; MI-A: $\bar{x}$ = 1.50, s = 0.71) ergibt ein vergleichbares Bild. Die Werte für den Ärgerausdruck (STAXI-TA: $\bar{x}$ = 22.87, s = 6.26) unterscheiden sich nur geringfügig von den Werten der Referenzgruppen von neurotischen ($\bar{x}$ = 23.96, s = 5.79) oder von psychosomatischen Patienten ($\bar{x}$ = 21.65, s = 5.28). Die Auswertung des SOMS ergibt, dass 76.67 % der Kopfschmerzpatienten (n = 23, davon n = 11 depressive und n = 12 nicht depressive Kopfschmerzpatienten) die Kriterien für die Verdachtsdiagnose somatoforme Störung erfüllen. In der gesunden Kontrollgruppe wird das Kriterium von 4 Teilnehmern (13.33 % der Gesunden) erfüllt.

**Tab. 7-5: Psychopathometrische Beschreibung der Stichprobe**

| Variable | KS-Pat. (n = 30) | Gesunde (n = 30) | statistische Überprüfung [1] |
|---|---|---|---|
| **BS** | 31.97 ± 13.40 | 6.73 ± 6.34 | F (41.339) = 18.869<br>t = 9.322, p ≤ 0.001 *** |
| **STAI–State** | 51.60 ± 13.72 | 30.03 ± 5.93 | F (39.465) = 20.918<br>t = 7.905, p ≤ 0.001 *** |
| **STAI–Trait** | 51.97 ± 11.24 | 29.73 ± 5.64 | F (42.754) = 7.019<br>t = 9.683, p ≤ 0.001 *** |
| **BSQ** | 2.13 ± 0.73 | 1.36 ± 0.41 | F (45.588) = 12.128<br>t = 5.046, p ≤ 0.001 *** |
| **ACQ** | 1.64 ± 0.41 | 1.19 ± 0.23 | F (44.983) = 11.368<br>t = 5.165, p ≤ 0.001 *** |
| **ACQ-körperl. Krisen** | 1.48 ± 0.58 | 1.11 ± 0.25 | F (39.287) = 7.584<br>t = 3.146, p = 0.003 ** |
| **ACQ-Kontrollverlust** | 1.84 ± 0.60 | 1.27 ± 0.34 | F (46.254) = 9.888<br>t = 4.519, p ≤ 0.001 *** |
| **MI–B** | 1.31 ± 0.36 | 1.06 ± 0.09 | F (30.601) = 20.286<br>t = 3.625, p ≤ 0.001 *** |
| **MI–A** | 1.78 ± 0.71 | 1.14 ± 0.25 | F (33.077) = 41.096<br>t = 4.543, p ≤ 0.001 *** |
| **EAA** | 10.90 ± 4.52 | 9.10 ± 2.60 | F (46.339) = 3.561<br>t = 1.890, p = 0.065 |
| **STAXI–TA** | 22.87 ± 6.26 | 16.20 ± 3.97 | F (49.083) = 4.540<br>t = 4.928, p ≤ 0.001 *** |
| **STAXI–AI** | 20.21 ± 4.33 | 13.27 ± 3.98 | F (57) = 0.162<br>t = 6.412, p ≤ 0.001 *** |
| **SOMS: Somatisierung** | 9.40 ± 6.16 | 2.20 ± 2.71 | F (39.805) = 18.395<br>t = 5.859, p ≤ 0.001 *** |
| **SOMS: Anzahl der Beschwerden** | 12.47 ± 7.80 | 2.50 ± 3.20 | F (38.514) = 18.735<br>t = 6.476, p ≤ 0.001 *** |

Mittelwert mit Standardabweichung. [1] 2-seitige Signifikanzprüfung für Gruppenunterschiede (*** p ≤ 0.001, ** p ≤ 0.05); BS = Beschwerden–Liste; STAI = State-Trait-Angst-Inventar; BSQ = Fragebogen zur Angst vor körperlichen Symptomen; ACQ = Fragebogen zu angstbezogenen Kognitionen; MI-B = Mobilitäts-Inventar – Vermeidung in Begleitung; MI-A = Mobilitäts-Inventar – Vermeidung allein; EAA = Fragebogen zur Erfassung apparatespezifischer Angst; STAXI-TA = State-Trait-Ärger-Ausdrucks-Inventar – Ärger-Dispositionsskala; STAXI-AI = State-Trait-Ärger-Ausdrucks-Inventar – Skala für nach innen gerichteten Ärger; SOMS = Screening für Somatoforme Störungen

In Tab. 7-6 (s. S. 88) werden die Ergebnisse der Fremdbeurteilung der Angst durch den jeweiligen Bezugstherapeuten des Patienten dargestellt. Die Werte für die Depression wurden bereits in Tab. 6-3 (s. S. 51) berichtet.

**Tab. 7-6: Psychopathometrische Beschreibung (Fremdbeurteilung) der Kopfschmerzpatienten**

| Variable | KS-Pat. |
|---|---|
| **HAMA** | 15.40 ± 6.63 |
| **HAMA: somatische Angst** | 5.93 ± 3.64 |
| **HAMA: psychische Angst** | 9.47 ± 4.13 |

Mittelwert mit Standardabweichung. HAMA = Hamilton Anxiety Scale

### 7.1.3 Zusammenfassung der Ergebnisse der psychopathometrischen Erhebung

Während sich die Kopfschmerzpatienten in den soziodemographischen Kennwerten nicht wesentlich von den Gesunden unterscheiden, haben sie in den krankheitsrelevanten psychometrischen Maßen für allgemeines Befinden (BS), Angst (STAI, AI, MI, ACQ), Ärgerausdruck (STAXI) und Somatisierung (SOMS) signifikant höhere Werte als die gesunden Kontrollpersonen. Die schmerzbezogenen Kennwerte zeigen auf, dass die Kopfschmerzpatienten auch noch durch zusätzliche Schmerzen in anderen Körperbereichen belastet sind.

## 7.2 Ergebnisse zur Hypothese 1

Die Hypothese 1 (s. Kap. 5.3.1, S. 45) bezieht sich auf das Experiment 1, in der die Schmerzsensibilität bei Patienten mit chronischem Kopfschmerz vom Spannungstyp untersucht wurde. Die Ergebnisse zu dieser Hypothese werden nachfolgend entsprechend der in Kap. 5.3.3 (s. S. 45) beschriebenen Spezifizierungen vorgestellt.

### 7.2.1 Analyse der zephalen und extrazephalen Schmerzsensibilität

**Hypothese 1 a:** Es wird erwartet, dass die Schmerzschwellen an der Schläfe (zephaler Ort) bei Patienten mit chronischem Kopfschmerz vom Spannungstyp niedriger sind als bei gesunden Kontrollpersonen.

**Hypothese 1 b:** Es wird erwartet, dass sich die Schmerzschwellen am Unterarm (extrazephaler Ort) bei Patienten mit chronischem Kopfschmerz vom Spannungstyp und bei gesunden Kontrollpersonen nicht unterscheiden.

Hypothesengerecht wären also sowohl gruppenspezifische Haupteffekte als auch ein Interaktionseffekt *Gruppe x Ort* hinsichtlich der Schmerzsensibilität zu erwarten.

Die Auswertung der Daten zur Entdeckungs- und Schmerzschwellenbestimmung erfolgt mit univariaten Varianzanalysen mit Messwiederholung auf dem Faktor *Ort* und den zugehörigen t-Tests. Sämtliche Analysen zu den Schwellen beziehen sich auf n = 30 Kopfschmerzpatienten und n = 30 gesunde Kontrollpersonen. In Tab. 7-7 (s. S. 89) werden die Ergebnisse der 2-faktoriellen Varianzanalysen *Gruppe x Ort* für jede einzelne Stimulationsart (elektrische Entdeckungsschwellen, elektrische Schmerzschwellen, mechanische Schmerzschwellen, thermische Schmerzschwellen) dargestellt.

**Tab. 7-7: Ergebnisse der 2-faktoriellen Varianzanalyse mit Messwiederholung auf dem Faktor *Ort* (n = 60)**

| Abhängige Variable/ Effekt | df | F | p |
|---|---|---|---|
| **elektrische Entdeckungsschwelle** | | | |
| Gruppe | 1/58 | 1.326 | 0.254 |
| Ort | 2/116 | 2.949 | 0.056 ° |
| Gruppe x Ort | 2/116 | 0.037 | 0.964 |
| **elektrische Schmerzschwelle** | | | |
| Gruppe | 1/58 | 0.030 | 0.863 |
| Ort | 2/116 | 10.422 | $\leq$ 0.001 *** |
| Gruppe x Ort | 2/116 | 0.275 | 0.760 |
| **mechanische Schmerzschwelle** | | | |
| Gruppe | 1/58 | 1.186 | 0.281 |
| Ort | 2/116 | 83.538 | $\leq$ 0.001 *** |
| Gruppe x Ort | 2/116 | 0.594 | 0.554 |
| **thermische Schmerzschwelle** | | | |
| Gruppe | 1/58 | 1.278 | 0.263 |
| Ort | 2/116 | 9.344 | $\leq$ 0.001 *** |
| Gruppe x Ort | 2/116 | 1.164 | 0.316 |

*** $p \leq 0.001$; ° $p \leq 0.10$ für Unterschiede zwischen den Orten

In Abb. 7-1(s. S. 90) werden die Mittelwerte mit Standardabweichungen der elektrischen Entdeckungsschwellen und in Abb. 7-2 (s. S. 90 f.) die elektrischen, mechanischen und thermischen Schmerzschwellen an den Orten Schläfe, M. trapezius und Unterarm graphisch dargestellt.

**Abb. 7-1: Somatosensibilität bei Patienten mit chronischem Kopfschmerz vom Spannungstyp und gesunden Kontrollpersonen an der Schläfe, dem M. trapezius und dem Unterarm**

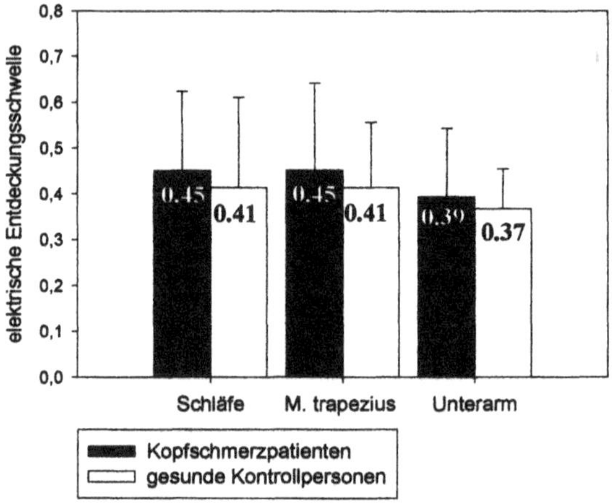


Mittelwert mit Standardabweichung der elektrischen Entdeckungsschwellen bei 30 Kopfschmerzpatienten und 30 gesunden Kontrollpersonen an der Schläfe, dem M. trapezius und dem Unterarm

**Abb. 7-2: Schmerzsensibilität bei Patienten mit chronischem Kopfschmerz vom Spannungstyp und gesunden Kontrollpersonen an der Schläfe, dem M. trapezius und dem Unterarm**
**a) elektrische Schmerzschwellen**

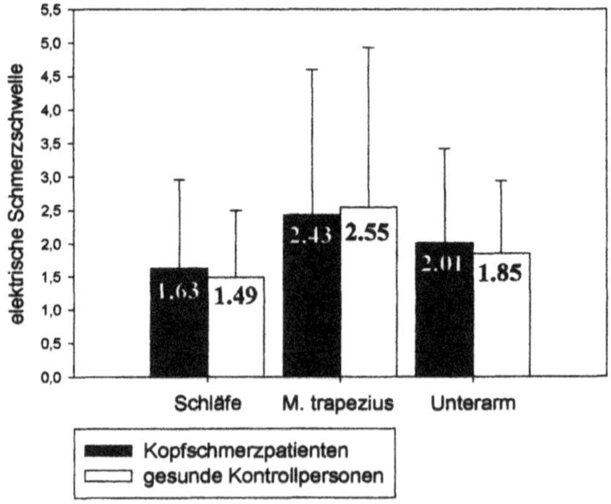

**b) mechanische Schmerzschwellen**

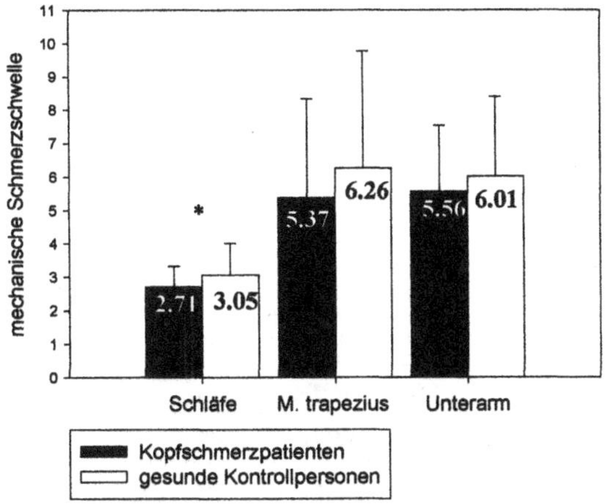


**c) thermische Schmerzschwellen**

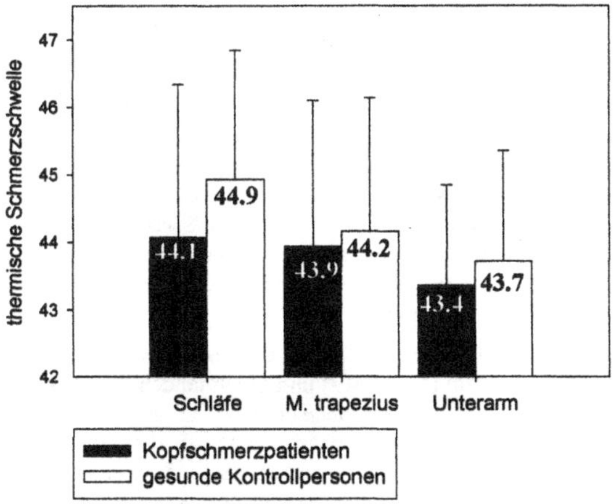


Mittelwerte mit Standardabweichungen der elektrischen Schmerzschwellen (oben), der mechanischen Schmerzschwellen (Mitte) und der thermischen Schmerzschwellen (unten) bei 30 Kopfschmerzpatienten und 30 gesunden Kontrollpersonen an der Schläfe, dem M. trapezius und dem Unterarm; * $p \leq 0.05$ für signifikante Unterschiede zwischen den Gruppen

Zur Detailanalyse der Gruppenunterschiede und der Interaktionen mit den Gruppen wurden die zugehörigen t-Tests bei unabhängigen Stichproben zum Vergleich der Entdeckungs- und Schmerzschwellen an den verschiedenen Orten (Schläfe, M. trapezius, Unterarm) berechnet (vgl. Tab. 7-8, S. 92).

**Tab. 7-8: Ergebnisse der t-Tests zum Vergleich der Entdeckungs- und Schmerzschwellen an verschiedenen Orten (Schläfe, M. trapezius, Unterarm) von Kopfschmerzpatienten (n = 30) und gesunden Kontrollpersonen (n = 30)**

| Variable (Rohdaten) | $\bar{x}$ (s) KS-Pat. | $\bar{x}$ (s) Gesunde | mittlere Differenz | t | df | p |
|---|---|---|---|---|---|---|
| eEK | 0.4511 (0.1721) | 0.4133 (0.1974) | 0.0378 | 0.790 | 58 | 0.216 |
| eET | 0.4522 (0.1891) | 0.4133 (0.1432) | 0.0389 | 0.898 | 58 | 0.186 |
| eEU | 0.3933 (0.1507) | 0.3667 (0.0879) | 0.0267 | 0.837 | 58 | 0.203 |
| eSK | 1.6267 (1.3286) | 1.4889 (1.0104) | 0.1378 | 0.452 | 58 | 0.326 |
| eST | 2.4344 (2.1673) | 2.5489 (2.3855) | - 0.1144 | - 0.194 | 58 | 0.423 |
| eSU | 2.0133 (1.4072) | 1.8522 (1.0893) | 0.1611 | 0.496 | 58 | 0.311 |
| mSK | 2.7067 (0.6054) | 3.0544 (0.9554) | - 0.3478 | - 1.684 | 58 | 0.049 * |
| mST | 5.3744 (2.9592) | 6.2567 (3.5060) | - 0.8822 | - 1.053 | 58 | 0.148 |
| mSU | 5.5611 (1.9704) | 6.0078 (2.3782) | - 0.4467 | - 0.792 | 58 | 0.216 |
| tSK | 44.0667 (2.2672) | 44.9333 (1.9157) | - 0.8667 | - 1.599 | 58 | 0.057 ° |
| tST | 43.9333 (2.1651) | 44.1617 (1.9732) | - 0.2283 | - 0.427 | 58 | 0.335 |
| tSU | 43.3653 (1.4874) | 43.7167 (1.6371) | - 0.3513 | - 0.870 | 58 | 0.194 |

* $p \leq 0.05$, ° $p \leq 0.10$ für Gruppenunterschiede, t-Test (einseitig); eEK = elektrische Entdeckungsschwelle am Kopf/Schläfe; eET = elektrische Entdeckungsschwelle am M. trapezius; eEU = elektrische Entdeckungsschwelle am Unterarm; eSK = elektrische Schmerzschwelle am Kopf/Schläfe; eST = elektrische Schmerzschwelle am M. trapezius; eSU = elektrische Schmerzschwelle am Unterarm; mSK = mechanische Schmerzschwelle am Kopf/Schläfe; mST = mechanische Schmerzschwelle am M. trapezius; mSU = mechanische Schmerzschwelle am Unterarm; tSK = thermische Schmerzschwelle am Kopf/Schläfe; tST = thermische Schmerzschwelle am M. trapezius; tSU = thermische Schmerzschwelle am Unterarm

Die Ergebnisse der t-Tests lassen einen signifikanten Gruppenunterschied bei der mechanischen Schmerzschwelle an der Schläfe (p = 0.049) und einen tendenziell signifikanten Unterschied (p = 0.057) bei der thermischen Schmerzschwelle an der Schläfe erkennen. Am schmerzspezifischen Ort, der Schläfe, treten erwartungsgemäß die größten Gruppenunterschiede auf. Die in den t-Tests gefundenen Gruppenunterschiede waren jedoch nicht stark genug, um auch in der Varianzanalyse abgebildet zu werden (vgl. Tab. 7-7, S. 89). Sowohl bei den elektrischen Entdeckungsschwellen als auch bei den elektrischen Schmerzschwellen zeigen sich keinerlei signifikante Gruppenunterschiede. An den extrazephalen Orten (M. trapezius, Unterarm) ergaben sich ebenfalls keine signifikanten Gruppenunterschiede. Die extrazephal erhobenen Schmerzschwellen waren bei den Kopfschmerzpatienten bestenfalls tendenziell niedriger als bei den Gesunden.

**Zusammenfassung:**

Spannungskopfschmerzpatienten haben signifikant niedrigere mechanische Schmerzschwellen und bestenfalls tendenziell niedrigere thermische Schmerzschwellen an der Schläfe als gesunde Kontrollpersonen. Die Gruppenunterschiede in der Schmerzwahrnehmung am zephalen Ort waren insgesamt nur schwach ausgeprägt und konnten in der Varianzanalyse nicht nachgewiesen werden. Hypothese 1a kann somit nur bedingt als bestätigt gelten.
An den extrazephalen Orten (M. trapezius, Unterarm) konnten keine signifikanten Gruppenunterschiede, sondern bestenfalls tendenziell niedrigere Schmerzschwellen für Kopfschmerzpatienten nachgewiesen werden. Die Hypothese 1b kann somit bestätigt werden.

Nachfolgend wurde überprüft, inwieweit die nur teilweise gefundenen zephalen Unterschiede in der Schmerzwahrnehmung von Kopfschmerzpatienten und Gesunden durch einen möglichen Einfluss der psychischen Variable Depression in der untersuchten Stichprobe erklärt werden können (s. Hypothese 1c).

**Hypothese 1c:** Es wird erwartet, dass die veränderten Schmerzschwellen bei Patienten mit chronischem Kopfschmerz vom Spannungstyp durch den Einfluss der psychischen Variable Depression erklärt werden können.

Da im Rahmen der Rekrutierung psychische Störungen, mit Ausnahme der Depression, ausgeschlossen wurden (vgl. Tab. 6-1, S. 49), wird die Depression nachfolgend als Hauptvariable herangezogen. Die Variablen Somatisierung und Angst werden als Kontrollvariablen miteinbezogen, um Aufschluss darüber zu bekommen, wie spezifisch der Einfluss der Depression ist.

Zu diesem Zweck wurden für alle erhobenen Entdeckungs- und Schmerzschwellen lineare Regressionsanalysen berechnet. Die Regressionsanalysen erfolgten ohne Selektion. Als Maß für die Depression und als Prädiktor wurde die Variable *BDI* (Beck-Depressions-Inventar) ausgewählt. Die HAMD (Hamilton Depression Scale) wurde als Prädiktor nicht hinzugezogen, da sie im Rahmen der fremdanamnestischen Datenerfassung nur für Kopfschmerzpatienten angewandt wurde. In Tab. 7-9 (s. S. 93 f.) sind die Ergebnisse der Regressionsanalysen für sämtliche Schwellen als abhängige Variablen aufgeführt.

Aufgrund der signifikanten bzw. tendenziell signifikanten Gruppenunterschiede der mechanischen und thermischen Schmerzschwellen an der Schläfe, sind die multiplen Korrelationskoeffizienten für diese Werte (mSK, tSK) von besonderem Interesse. Der BDI klärt in der linearen Regressionsanalyse 8.9 % der Varianz der mechanischen Schmerzschwelle und 5.8 % der Varianz der thermischen Schmerzschwelle an der Schläfe in der Gesamtstichprobe auf. Insgesamt legen die Ergebnisse der Regressionsanalysen nahe, dass die mechanische Schmerzsensibilität offensichtlich durch den Einfluss der Depression besser erklärt werden kann als die elektrische und die thermische Schmerzsensibilität.

**Tab. 7-9: Ergebnisse der linearen Regressionsanalysen für die Entdeckungs- und Schmerzschwellen an verschiedenen Orten (Schläfe, M. trapezius, Unterarm) mit der Variable *BDI* als Prädiktor**

| Abhängige Variable | Pearson Korrelation (R) | Determinationskoeffizient ($R^2$) | korrigiertes $R^2$ | Standardfehler des Schätzers |
|---|---|---|---|---|
| **eEK** | 0.040 | 0.002 | - 0.016 | 0.1861 |
| **eET** | 0.079 | 0.006 | - 0.011 | 0.1684 |

| Abhängige Variable | Pearson Korrelation (R) | Determinations-koeffizient ($R^2$) | korrigiertes $R^2$ | Standardfehler des Schätzers |
|---|---|---|---|---|
| eEU | 0.059 | 0.004 | - 0.014 | 0.1239 |
| eEK | 0.130 | 0.017 | 0.000 | 1,1723 |
| eST | 0.187 | 0.035 | 0.018 | 2.2394 |
| eSU | 0.188 | 0.035 | 0.019 | 1.2384 |
| mSK | 0.299 | 0.089 * | 0.073 | 0.7818 |
| mST | 0.304 | 0.092 * | 0.077 | 3.1203 |
| mSU | 0.261 | 0.068 * | 0.052 | 2.1196 |
| tSK | 0.242 | 0.058 ° | 0.042 | 2.0811 |
| tST | 0.141 | 0.020 | 0.003 | 2.0540 |
| tSU | 0.216 | 0.047 ° | 0.030 | 1.5369 |

* $p \leq 0.05$, ° $p \leq 0.10$ für den Determinationskoeffizienten; eEK = elektrische Entdeckungsschwelle am Kopf/Schläfe; eET = elektrische Entdeckungsschwelle am M. trapezius; eEU = elektrische Entdeckungsschwelle am Unterarm; eSK = elektrische Schmerzschwelle am Kopf/Schläfe; eST = elektrische Schmerzschwelle am M. trapezius; eSU = elektrische Schmerzschwelle am Unterarm; mSK = mechanische Schmerzschwelle am Kopf/Schläfe; mST = mechanische Schmerzschwelle am M. trapezius; mSU = mechanische Schmerzschwelle am Unterarm; tSK = thermische Schmerzschwelle am Kopf/Schläfe; tST = thermische Schmerzschwelle am M. trapezius; tSU = thermische Schmerzschwelle am Unterarm

Mit den aus den Regressionsanalysen errechneten Residuen wurden anschließend 2-faktorielle Varianzanalysen *Ort x Gruppe* für sämtliche Schwellen berechnet. In Tab. 7-10 (s. S. 94 f.) werden die Ergebnisse der Varianzanalysen *Ort x Gruppe* basierend auf den nicht standardisierten Residuen, also nach Eliminierung des Erklärungsanteils der Depression dargestellt.

**Tab. 7-10: Ergebnisse der 2-faktoriellen Varianzanalyse mit Messwiederholung auf dem Faktor *Ort*, basierend auf den Residuen der Schwellenwerte (n = 60)**

| Abhängige Variable (Residuen BDI)/Effekt | df | F | p |
|---|---|---|---|
| **elektrische Entdeckungsschwelle** | | | |
| Gruppe | 1/58 | 0.434 | 0.512 |
| Ort | 2/116 | 0.000 | 1.000 |
| Gruppe x Ort | 2/116 | 0.027 | 0.974 |
| **elektrische Schmerzschwelle** | | | |
| Gruppe | 1/58 | 2.049 | 0.158 |
| Ort | 2/116 | 0.000 | 1.000 |
| Gruppe x Ort | 2/116 | 0.109 | 0.897 |

| **Abhängige Variable (Residuen BDI)/Effekt** | **df** | **F** | **p** |
|---|---|---|---|
| **mechanische Schmerzschwelle** | | | |
| Gruppe | 1/58 | 0.612 | 0.437 |
| Ort | 2/116 | 0.000 | 1.000 |
| Gruppe x Ort | 2/116 | 0.829 | 0.439 |
| **thermische Schmerzschwelle** | | | |
| Gruppe | 1/58 | 0.078 | 0.781 |
| Ort | 2/116 | 0.000 | 1.000 |
| Gruppe x Ort | 2/116 | 0.236 | 0.790 |

Varianzanalyse *Ort x Gruppe* basierend auf den nicht standardisierten Residuen für die elektrische Entdeckungsschwelle sowie für die elektrische, mechanische und thermische Schmerzschwelle nach Eliminierung des Erklärungsanteils der Depression

Es ergeben sich keine signifikanten Haupteffekte für die Variablen *Gruppe* bzw. *Ort*. Die Interaktion *Gruppe x Ort* wird in keiner Varianzanalyse signifikant. Auch die t-Tests für unabhängige Stichproben (vgl. Tab. 7-11, S. 95 f.) ergeben für die mechanische und die thermische Schmerzschwelle an der Schläfe keine signifikanten Unterschiede zwischen den Gruppen der Kopfschmerzpatienten und der gesunden Kontrollpersonen. Lediglich die elektrische Schmerzschwelle am Unterarm ergibt einen signifikanten Gruppenunterschied, wobei hier jedoch die Gruppe der Gesunden niedrigere Schmerzschwellen als die Kopfschmerzpatienten aufweisen.

**Tab. 7-11: Ergebnisse der t-Tests zum Vergleich der Entdeckungs- und Schmerzschwellen von Kopfschmerzpatienten und gesunden Kontrollpersonen nach Eliminierung des Erklärungsanteils der Depression**

| **Variable (Residuen BDI)** | **$\bar{x}$ (s) KS-Pat.** | **$\bar{x}$ (s) Gesunde** | **mittlere Differenz** | **t** | **df** | **p** |
|---|---|---|---|---|---|---|
| **eEK** | 0.0131 (0.1729) | - 0.0131 (0.1974) | 0.0263 | 0.548 | 58 | 0.293 |
| **eET** | 0.0090 (0.1898) | - 0.0090 (0.1432) | 0.0180 | 0.414 | 58 | 0.340 |
| **eEU** | 0.0076 (0.1512) | - 0.0076 (0.0880) | 0.0151 | 0.474 | 58 | 0.318 |
| **eSK** | 0.1889 (1.2860) | - 0.1889 (1.0104) | 0.3778 | 1.265 | 58 | 0.105 |
| **eST** | 0.2764 (2.0448) | - 0.2764 (2.3855) | 0.5528 | 0.964 | 58 | 0.169 |
| **eSU** | 0.2661 (1.3169) | - 0.2661 (1.0893) | 0.5322 | 1.706 | 58 | 0.046 * |
| **mSK** | 0.0171 (0.5558) | - 0.0171 (0.9554) | 0.0343 | 0.170 | 58 | 0.433 |
| **mST** | 0.3358 (2.6359) | - 0.3358 (3.5059) | 0.6716 | 0.839 | 58 | 0.202 |
| **mSU** | 0.2242 (1.7959) | - 0.2242 (2.3782) | 0.4484 | 0.824 | 58 | 0.206 |

| Variable (Residuen BDI) | $\bar{x}$ (s) KS-Pat. | $\bar{x}$ (s) Gesunde | mittlere Differenz | t | df | p |
|---|---|---|---|---|---|---|
| tSK | - 0.0286 (2.2339) | 0.0286 (1.9157) | - 0.0573 | - 0.107 | 58 | 0.457 |
| tST | 0.1138 (2.1254) | - 0.1138 (1.9732) | 0.2277 | 0.430 | 58 | 0.334 |
| tSU | 0.0906 (1.4237) | - 0.0906 (1.6371) | 0.1811 | 0.457 | 58 | 0.324 |

t-Tests basierend auf den nicht standardisierten Residuen nach Eliminierung des Erklärungsanteils der Depression. * $p \leq 0.05$ für signifikante Gruppenunterschiede, t-Test (einseitig); eEK = elektrische Entdeckungsschwelle am Kopf/Schläfe; eET = elektrische Entdeckungsschwelle am M. trapezius; eEU = elektrische Entdeckungsschwelle am Unterarm; eSK = elektrische Schmerzschwelle am Kopf/Schläfe; eST = elektrische Schmerzschwelle am M. trapezius; eSU = elektrische Schmerzschwelle am Unterarm; mSK = mechanische Schmerzschwelle am Kopf/Schläfe; mST = mechanische Schmerzschwelle am M. trapezius; mSU = mechanische Schmerzschwelle am Unterarm; tSK = thermische Schmerzschwelle am Kopf/Schläfe; tST = thermische Schmerzschwelle am M. trapezius; tSU = thermische Schmerzschwelle am Unterarm

Die Signifikanzprüfung im t-Test macht deutlich, dass die zuvor in den Rohdaten gefundenen signifikanten bzw. tendenziell signifikanten Gruppenunterschiede für die mechanische und thermische Schmerzschwelle an der Schläfe bei der Berechnung mit den Residuen aus der Regressionsanalyse mit dem BDI als Prädiktor verloren gehen. Für die mechanische Schmerzschwelle an der Schläfe (mSK) ergibt sich für die einseitige Signifikanzprüfung nur noch ein Wert von $p = 0.433$ (gegenüber $p = 0.049$); für die thermische Schmerzschwelle an der Schläfe (tSK) nur noch ein Wert von $p = 0.457$ (gegenüber $p = 0.057$). Angesichts der vorliegenden Ergebnisse wird deutlich, dass die Depression bei der Schmerzwahrnehmung eine bedeutsame Rolle spielt. Das teilweise Auffinden der Unterschiede in den Schwellen (basierend auf den Rohwerten, vgl. Tab. 7-8, S. 92) zwischen den Gruppen ist daher möglicherweise durch den Einfluss der Variable Depression erklärbar. Im weiteren Verlauf wurde untersucht, inwieweit der gefundene Effekt ausschließlich depressionsspezifisch ist oder auch bei Einbezug anderer psychopathologischer Dimensionen wie z.B. Angst oder Somatisierung auftritt. Als psychometrische Maße wurden der *STAI-T* (State-Trait-Angst-Inventar, Trait-Skala) und der *SOMS* (Screening für Somatoforme Störungen, Somatisierungsindex) herangezogen. Die statistische Analyse orientiert sich im Vorgehen an den Berechnungen mit den Werten des BDI. Es werden im Folgenden zunächst die Ergebnisse der linearen Regressionsanalysen für die einzelnen Entdeckungs- und Schmerzschwellen mit der Variable *STAI-T* als Prädiktor dargestellt (vgl. Tab. 7-12, S. 96 f.).

**Tab. 7-12: Ergebnisse der linearen Regressionsanalysen für die Entdeckungs- und Schmerzschwellen an verschiedenen Orten (Schläfe, M. trapezius, Unterarm) mit der Variable *STAI-T* als Prädiktor**

| Abhängige Variable | Pearson Korrelation (R) | Determinations-koeffizient ($R^2$) | korrigiertes $R^2$ | Standardfehler des Schätzers |
|---|---|---|---|---|
| eEK | 0.129 | 0.017 | 0.000 | 0.1847 |
| eET | 0.005 | 0.000 | - 0.017 | 0.1689 |
| eEU | 0.025 | 0.001 | - 0.017 | 0.1241 |

| Abhängige Variable | Pearson Korrelation (R) | Determinations-koeffizient ($R^2$) | korrigiertes $R^2$ | Standardfehler des Schätzers |
|---|---|---|---|---|
| **eSK** | 0.033 | 0.001 | - 0.016 | 1.1817 |
| **eST** | 0.219 | 0.048 ° | 0.032 | 2.2243 |
| **eSU** | 0.132 | 0.017 | 0.000 | 1.2500 |
| **mSK** | 0.292 | 0.085 * | 0.069 | 0.7834 |
| **mST** | 0.338 | 0.114 ** | 0.099 | 3.0824 |
| **mSU** | 0.274 | 0.075 * | 0.059 | 2.1116 |
| **tSK** | 0.149 | 0.022 | 0.005 | 2.1207 |
| **tST** | 0.149 | 0.022 | 0.005 | 2.0515 |
| **tSU** | 0.215 | 0.046 ° | 0.030 | 1.5373 |

* $p \leq 0.05$, ** $p \leq 0.01$, ° $p \leq 0.10$ für den Determinationskoeffizienten; eEK = elektrische Entdeckungsschwelle am Kopf/Schläfe; eET = elektrische Entdeckungsschwelle am M. trapezius; eEU = elektrische Entdeckungsschwelle am Unterarm; eSK = elektrische Schmerzschwelle am Kopf/Schläfe; eST = elektrische Schmerzschwelle am M. trapezius; eSU = elektrische Schmerzschwelle am Unterarm; mSK = mechanische Schmerzschwelle am Kopf/Schläfe; mST = mechanische Schmerzschwelle am M. trapezius; mSU = mechanische Schmerzschwelle am Unterarm; tSK = thermische Schmerzschwelle am Kopf/Schläfe; tST = thermische Schmerzschwelle am M. trapezius; tSU = thermische Schmerzschwelle am Unterarm

Anschließend folgen die Ergebnisse der Varianzanalysen mit den aus den Regressionsanalysen berechneten nicht standardisierten Residuen (vgl. Tab. 7-13, S. 97 f.) und die zugehörigen t-Tests für unabhängige Stichproben (vgl. Tab. 7-14, S. 98).

**Tab. 7-13: Ergebnisse der 2-faktoriellen Varianzanalyse mit Messwiederholung auf dem Faktor *Ort*, basierend auf den Residuen der Schwellenwerte (n = 60)**

| Abhängige Variable (Residuen BDI)/Effekt | df | F | p |
|---|---|---|---|
| **elektrische Entdeckungsschwelle** | | | |
| Gruppe | 1/58 | 0.602 | 0.441 |
| Ort | 2/116 | 0.000 | 1.000 |
| Gruppe x Ort | 2/116 | 0.319 | 0.727 |
| **elektrische Schmerzschwelle** | | | |
| Gruppe | 1/58 | 1.523 | 0.222 |
| Ort | 2/116 | 0.000 | 1.000 |
| Gruppe x Ort | 2/116 | 0.656 | 0.521 |
| **mechanische Schmerzschwelle** | | | |
| Gruppe | 1/58 | 0.832 | 0.365 |
| Ort | 2/116 | 0.000 | 1.000 |
| Gruppe x Ort | 2/116 | 1.343 | 0.265 |

| Abhängige Variable (Residuen BDI)/Effekt | df | F | p |
|---|---|---|---|
| **thermische Schmerzschwelle** | | | |
| Gruppe | 1/58 | 0.001 | 0.969 |
| Ort | 2/116 | 0.000 | 1.000 |
| Gruppe x Ort | 2/116 | 1.170 | 0.314 |

Varianzanalysen *Ort x Gruppe* basierend auf den nicht standardisierten Residuen für die elektrische Entdeckungsschwelle sowie für die elektrische, mechanische und thermische Schmerzschwelle nach Eliminierung des Erklärungsanteils der Angst

**Tab. 7-14: Ergebnisse der t-Tests zum Vergleich der Entdeckungs- und Schmerzschwellen von Kopfschmerzpatienten und gesunden Kontrollpersonen nach Eliminierung des Erklärungsanteils der Angst**

| Variablen (Residuen STAI-T) | $\bar{x}$ (s) KS-Pat. | $\bar{x}$ (s) Gesunde | mittlere Differenz | t | df | p |
|---|---|---|---|---|---|---|
| **eEK** | 0.0004 (0.1741) | - 0.0004 (0.1947) | 0.0007 | 0.016 | 58 | 0.494 |
| **eET** | 0.0188 (0.1892) | - 0.0188 (0.1432) | 0.0377 | 0.869 | 58 | 0.194 |
| **eEU** | 0.0158 (0.1503) | - 0.0158 (0.0877) | 0.0315 | 0.992 | 58 | 0.162 |
| **eSK** | 0.0992 (1.3205) | - 0.0992 (1.0142) | 0.1984 | 0.653 | 58 | 0.258 |
| **eST** | 0.3289 (2.0254) | - 0.3289 (2.3599) | 0.6578 | 1.159 | 58 | 0.125 |
| **eSU** | 0.2087 (1.3468) | - 0.2087 (1.1050) | 0.4175 | 1.313 | 58 | 0.097 ° |
| **mSK** | 0.0108 (0.5462) | - 0.0108 (0.9638) | 0.0217 | 0.107 | 58 | 0.457 |
| **mST** | 0.4141 (2.4910) | - 0.4141 (3.5273) | 0.8282 | 1.050 | 58 | 0.149 |
| **mSU** | 0.2416 (1.1765) | - 0.2416 (2.3832) | 0.4832 | 0.892 | 58 | 0.188 |
| **tSK** | - 0.1866 (2.2765) | 0.1866 (1.9339) | - 0.3731 | - 0.684 | 58 | 0.248 |
| **tST** | 0.1247 (2.1277) | - 0.1247 (1.9641) | 0.2495 | 0.472 | 58 | 0.319 |
| **tSU** | 0.0862 (1.4244) | - 0.0862 (1.6378) | 0.1725 | 0.435 | 58 | 0.332 |

t-Tests basierend auf den nicht standardisierten Residuen nach Eliminierung des Erklärungsanteils der Angst. ° $p \leq 0.10$ für Gruppenunterschiede, t-Test (einseitig); eEK = elektrische Entdeckungsschwelle am Kopf/Schläfe; eET = elektrische Entdeckungsschwelle am M. trapezius; eEU = elektrische Entdeckungsschwelle am Unterarm; eSK = elektrische Schmerzschwelle am Kopf/Schläfe; eST = elektrische Schmerzschwelle am M. trapezius; eSU = elektrische Schmerzschwelle am Unterarm; mSK = mechanische Schmerzschwelle am Kopf/Schläfe; mST = mechanische Schmerzschwelle am M. trapezius; mSU = mechanische Schmerzschwelle am Unterarm; tSK = thermische Schmerzschwelle am Kopf/Schläfe; tST = thermische Schmerzschwelle am M. trapezius; tSU = thermische Schmerzschwelle am Unterarm

Nachfolgend werden die Ergebnisse der linearen Regressionsanalysen für die einzelnen Entdeckungs- und Schmerzschwellen mit der Variablen *SOMS* als Prädiktor dargestellt (vgl. Tab. 7-15). Anschließend folgen die Varianzanalysen mit den aus den Regressionsanalysen berechneten nicht standardisierten Residuen (vgl. Tab. 7-16, S. 100) und die zugehörigen t-Tests für unabhängige Stichproben (vgl. Tab. 7-17, S. 100 f.).

Abschließend kann festgestellt werden, dass mit allen drei herangezogenen psychometrischen Maßen der in den Rohdaten entdeckte ortsspezifische Gruppenunterschied in den Schmerzschwellen an der Schläfe aufgehoben werden konnte.

**Tab. 7-15: Ergebnisse der linearen Regressionsanalysen für die Entdeckungs- und Schmerzschwellen an verschiedenen Orten (Schläfe, M. trapezius, Unterarm) mit der Variable *SOMS* als Prädiktor**

| Abhängige Variable | Pearson Korrelation (R) | Determinations-koeffizient ($R^2$) | korrigiertes $R^2$ | Standardfehler des Schätzers |
|---|---|---|---|---|
| eEK | 0.102 | 0.010 | - 0.007 | 0.1852 |
| eET | 0.010 | 0.000 | - 0.017 | 0.1689 |
| eEU | 0.144 | 0.021 | 0.004 | 0.1228 |
| eSK | 0.034 | 0.001 | - 0.016 | 1.1816 |
| eST | 0.142 | 0.020 | 0.003 | 2.2566 |
| eSU | 0.225 | 0.051 ° | 0.034 | 1.2286 |
| mSK | 0.181 | 0.033 | 0.016 | 0.8056 |
| mST | 0.231 | 0.053 ° | 0.037 | 3.1864 |
| mSU | 0.187 | 0.035 | 0.018 | 2.1569 |
| tSK | 0.169 | 0.029 | 0.012 | 2.1136 |
| tST | 0.040 | 0.002 | - 0.016 | 2.0730 |
| tSU | 0.109 | 0.012 | - 0.005 | 1.5649 |

° $p \leq 0.10$ für den Determinationskoeffizienten; eEK = elektrische Entdeckungsschwelle am Kopf/Schläfe; eET = elektrische Entdeckungsschwelle am M. trapezius; eEU = elektrische Entdeckungsschwelle am Unterarm; eSK = elektrische Schmerzschwelle am Kopf/Schläfe; eST = elektrische Schmerzschwelle am M. trapezius; eSU = elektrische Schmerzschwelle am Unterarm; mSK = mechanische Schmerzschwelle am Kopf/Schläfe; mST = mechanische Schmerzschwelle am M. trapezius; mSU = mechanische Schmerzschwelle am Unterarm; tSK = thermische Schmerzschwelle am Kopf/Schläfe; tST = thermische Schmerzschwelle am M. trapezius; tSU = thermische Schmerzschwelle am Unterarm

**Tab. 7-16: Ergebnisse der 2-faktoriellen Varianzanalyse mit Messwiederholung auf dem Faktor *Ort*, basierend auf den Residuen der Schwellenwerte (n = 60)**

| Abhängige Variable (Residuen SOMS)/Effekt | df | F | p |
|---|---|---|---|
| **elektrische Entdeckungsschwelle** | | | |
| Gruppe | 1/58 | 1.242 | 0.270 |
| Ort | 2/116 | 0.000 | 1.000 |
| Gruppe x Ort | 2/116 | 0.231 | 0.794 |
| **elektrische Schmerzschwelle** | | | |
| Gruppe | 1/58 | 0.855 | 0.359 |
| Ort | 2/116 | 0.000 | 1.000 |
| Gruppe x Ort | 2/116 | 0.319 | 0.728 |
| **mechanische Schmerzschwelle** | | | |
| Gruppe | 1/58 | 0.004 | 0.948 |
| Ort | 2/116 | 0.000 | 1.000 |
| Gruppe x Ort | 2/116 | 0.109 | 0.897 |
| **thermische Schmerzschwelle** | | | |
| Gruppe | 1/58 | 0.304 | 0.584 |
| Ort | 2/116 | 0.000 | 1.000 |
| Gruppe x Ort | 2/116 | 0.293 | 0.747 |

Varianzanalyse *Ort x Gruppe* basierend auf den nicht standardisierten Residuen für die elektrische Entdeckungsschwelle sowie für die elektrische, mechanische und thermische Schmerzschwelle nach Eliminierung des Erklärungsanteils der Somatisierung

**Tab. 7-17: Ergebnisse der t-Tests zum Vergleich der Entdeckungs- und Schmerzschwellen von Kopfschmerzpatienten und gesunden Kontrollpersonen nach Eliminierung des Erklärungsanteils der Somatisierung**

| Variable (Residuen SOMS) | $\bar{x}$ (s) KS-Pat. | $\bar{x}$ (s) Gesunde | mittlere Differenz | t | df | p |
|---|---|---|---|---|---|---|
| **eEK** | 0.0075 (0.1736) | - 0.0075 (0.1959) | 0.0151 | 0.316 | 58 | 0.376 |
| **eET** | 0.0184 (0.1893) | - 0.0184 (0.1432) | 0.0368 | 0.850 | 58 | 0.199 |
| **eEU** | 0.0241 (0.1471) | - 0.0241 (0.0857) | 0.0481 | 1.549 | 58 | 0.063 ° |
| **eSK** | 0.0933 (1.3200) | - 0.0933 (1.0159) | 0.1866 | 0.613 | 58 | 0.271 |
| **eST** | 0.1369 (2.0906) | - 0.1369 (2.4032) | 0.2737 | 0.471 | 58 | 0.320 |
| **eSU** | 0.2509 (1.3139) | - 0.2509 (1.0780) | 0.5018 | 1.617 | 58 | 0.055 ° |
| **mSK** | - 0.0852 (0.5817) | 0.0852 (0.9720) | - 0.1705 | - 0.824 | 58 | 0.206 |
| **mST** | 0.0124 (2.7147) | - 0.0124 (3.5967) | 0.0249 | 0.030 | 58 | 0.488 |

| Variable (Residuen SOMS) | $\bar{x}$ (s) KS-Pat. | $\bar{x}$ (s) Gesunde | mittlere Differenz | t | df | p |
|---|---|---|---|---|---|---|
| mSU | 0.0228 (1.8569) | - 0.0228 (2.4197) | 0.0457 | 0.082 | 58 | 0.467 |
| tSK | - 0.2156 (2.2535) | 0.2156 (1.9392) | - 0.4312 | - 0.794 | 58 | 0.215 |
| tST | - 0.0643 (2.1614) | 0.0643 (1.9784) | - 0.1286 | - 0.240 | 58 | 0.405 |
| tSU | - 0.0730 (1.4734) | 0.0730 (1.6479) | - 0.1460 | - 0.362 | 58 | 0.359 |

t-Tests basierend auf den nicht standardisierten Residuen nach Eliminierung des Erklärungsanteils der Somatisierung. ° $p \leq 0.10$ für Gruppenunterschiede, t-Test (einseitig); eEK = elektrische Entdeckungsschwelle am Kopf/Schläfe; eET = elektrische Entdeckungsschwelle am M. trapezius; eEU = elektrische Entdeckungsschwelle am Unterarm; eSK = elektrische Schmerzschwelle am Kopf/Schläfe; eST = elektrische Schmerzschwelle am M. trapezius; eSU = elektrische Schmerzschwelle am Unterarm; mSK = mechanische Schmerzschwelle am Kopf/Schläfe; mST = mechanische Schmerzschwelle am M. trapezius; mSU = mechanische Schmerzschwelle am Unterarm; tSK = thermische Schmerzschwelle am Kopf/Schläfe; tST = thermische Schmerzschwelle am M. trapezius; tSU = thermische Schmerzschwelle am Unterarm

Ein Vergleich der unkorrigierten Mittelwertdifferenzen (Rohwerte der Schmerzschwellen) zwischen den Gruppen der Kopfschmerzpatienten und Gesunden mit den um die Erklärungsanteile der Depression, Angst und Somatisierung korrigierten Mittelwertdifferenzen (vgl. Tab. 7-18, S. 101 f.) zeigt die deutliche Reduktion des Unterschiedes auf. Bei der mechanischen Schmerzschwelle an der Schläfe (mSK) reduziert sich die Mittelwertdifferenz von – 0.3478 auf 0.0343 (bei Korrektur um den Erklärungsanteil der Depression), auf 0.0217 (bei Korrektur um den Erklärungsanteil der Angst) bzw. auf – 0.1705 (bei Korrektur um den Erklärungsanteil der Somatisierung). Bei der thermischen Schmerzschwelle (tSK) sind noch deutlichere Verluste der tendenziell signifikanten Gruppenunterschiede zu verzeichnen. Die ursprüngliche Mittelwertdifferenz von - 0.8667 reduziert sich hier auf - 0.0573 (bei Korrektur um den Erklärungsanteil der Depression), auf - 0.3731 (bei Korrektur um den Erklärungsanteil der Angst) bzw. auf - 0.4312 (bei Korrektur um den Erklärungsanteil der Somatisierung).

**Tab. 7-18: Mittelwertdifferenzen bei Kopfschmerzpatienten und gesunden Kontrollpersonen bezüglich der Entdeckungs- und Schmerzschwellen an verschiedenen Orten vor und nach der Korrektur um die Erklärungsanteile der Depression, Angst und Somatisierung**

| | unkorrigiert | korrigiert | | |
|---|---|---|---|---|
| Variable | | Depression | Angst | Somatisierung |
| eEK | 0.0378 | 0.0263 | 0.0007 | 0.0151 |
| eET | 0.0389 | 0.0180 | 0.0377 | 0.0368 |
| eEU | 0.0267 | 0.0151 | 0.0315 | 0.0481 |
| eSK | 0.1378 | 0.3778 | 0.1984 | 0.1866 |
| eST | - 0.1144 | 0.5528 | 0.6578 | 0.2737 |
| eSU | 0.1611 | 0.5322 | 0.4175 | 0.5018 |

| Variable | unkorrigiert | korrigiert Depression | Angst | Somatisierung |
|---|---|---|---|---|
| **mSK** | - 0.3478 | 0.0343 | 0.0217 | - 0.1705 |
| **mST** | - 0.8822 | 0.6716 | 0.8282 | 0.0249 |
| **mSU** | - 0.4467 | 0.4484 | 0.4832 | 0.0457 |
| **tSK** | - 0.8667 | - 0.0573 | - 0.3731 | - 0.4312 |
| **tST** | - 0.2283 | 0.2277 | 0.2495 | - 0.1286 |
| **tSU** | - 0.3513 | 0.1811 | 0.1725 | - 0.1460 |

eEK = elektrische Entdeckungsschwelle am Kopf/Schläfe; eET = elektrische Entdeckungsschwelle am M. trapezius; eEU = elektrische Entdeckungsschwelle am Unterarm; eSK = elektrische Schmerzschwelle am Kopf/Schläfe; eST = elektrische Schmerzschwelle am M. trapezius; eSU = elektrische Schmerzschwelle am Unterarm; mSK = mechanische Schmerzschwelle am Kopf/Schläfe; mST = mechanische Schmerzschwelle am M. trapezius; mSU = mechanische Schmerzschwelle am Unterarm; tSK = thermische Schmerzschwelle am Kopf/Schläfe; tST = thermische Schmerzschwelle am M. trapezius; tSU = thermische Schmerzschwelle am Unterarm

Die Berechnung der Pearson Korrelationen zwischen den drei psychometrischen Maßen für Depression (BDI), Angst (STAI-T) und Somatisierung (SOMS) ergibt relativ hohe Korrelationskoeffizienten (vgl. Tab. 7-19).

**Tab. 7-19: Pearson Korrelationen der psychometrischen Maße für Depression (BDI), Angst (STAI-T) und Somatisierung (SOMS) in der Gesamtstichprobe (n = 60)**

| | BDI | STAI-T | SOMS |
|---|---|---|---|
| **BDI** | 1.000 | 0.916 ** | 0.772 ** |
| **STAI-T** | 0.916 ** | 1.000 | 0.768 ** |
| **SOMS** | 0.772 ** | 0.768 ** | 1.000 |

** $p \leq 0.01$ (einseitig) für den Korrelationskoeffizienten

Die sehr hohe Korrelation zwischen BDI und STAI (r = 0.916 **) sowie die hohe Korrelation zwischen BDI und SOMS (r = 0.772 **) deuten darauf hin, dass die Variable Depression eng mit den Variablen Angst und Somatisierung zusammenhängt. Dies bedeutet vor dem Hintergrund der regressionsanalytischen Berechnungen (vgl. Tab. 7-9, S. 93 f.; Tab. 7-12, S. 96 f. und Tab. 7-15, S. 99), dass die gefundenen signifikanten Gruppenunterschiede für die zephal erhobenen Schmerzschwellen nicht ausschließlich durch einen Einfluss der Depression erklärt werden können, sondern auch mit den psychischen Variablen Angst und Somatisierung zusammenhängen können. Aus Tab. 7-18 (s. S. 101 f.) ist ersichtlich, dass der Einfluss der psychischen Variablen bei den Gruppenunterschieden für die mechanischen und den thermischen Schmerzschwellen besonders deutlich ist. Insgesamt erscheint die Bedeutung der psychischen Variablen für die Erklärung der nur teilweise gefundenen zephalen Gruppenunterschiede in der Schmerzwahrnehmung etwas größer als für die Erklärung der fehlenden extrazephalen Unterschiede.

**Zusammenfassung:**

Die signifikanten zephalen Unterschiede in der Schmerzwahrnehmung von Kopfschmerzpatienten und gesunden Kontrollpersonen können mit der Variable Depression erklärt werden. Allerdings haben auch die psychischen Variablen Angst und Somatisierung einen nicht zu vernachlässigenden Erklärungswert für die veränderte Schmerzsensibilität bei Kopfschmerzpatienten. Die Hypothese 1c kann somit voll bestätigt werden.

### 7.2.2 Analyse der Zusammenhänge zwischen Schmerzsensibilität und klinischen Schmerzparametern

**Hypothese 1d:** Es wird erwartet, dass die veränderten Schmerzschwellen bei Patienten mit chronischem Kopfschmerz vom Spannungstyp im Zusammenhang mit klinischen Schmerzparametern stehen.

Zur Überprüfung der Hypothese, ob die gefundenen Veränderungen in der Schmerzsensibilität im Zusammenhang mit klinischen Schmerzparametern stehen, wurden verschiedene psychometrische Maße mit den Schmerzschwellen korreliert (vgl. Tab. 7-20, S. 103 f.). Als Parameter für den typischen klinischen Schmerz wurden der Schmerzbeurteilungsindex (PRI-T) aus dem Berner Pain Questionnaire (vgl. Tab. 7-4, S. 85), die Anzahl der betroffenen Schmerzorte am Körper, der Summenscore der Schmerzintensität an allen Schmerzorten, die Anzahl der schmerzhaften Gesichtsareale und der Summenscore der Schmerzintensität aller schmerzhaften Gesichtsareale ausgewählt (vgl. Tab. 7-3, S. 85). Als Maß für den aktuellen Schmerz wurde das Rating der Kopfschmerzen bei Beginn der Untersuchung herangezogen (vgl. Tab. 7-2, S. 84). Da die psychometrischen Maße für klinischen Schmerz ausschließlich bei den Kopfschmerzpatienten erhoben wurden, beziehen sich die Korrelationen nur auf diese Gruppe (n = 30). Zur besseren Differenzierung von spezifischen und unspezifischen Effekten wurden auch die Korrelationen der klinischen Parameter mit den Entdeckungsschwellen berechnet. Die Zusammenhänge zwischen den Fragebogenmaßen für den klinischen Schmerz und den Entdeckungs- bzw. Schmerzschwellen sind schwach bis mittelmäßig. Von den 72 Korrelationen erreichen 17 ein Signifikanzniveau von mindestens 5 % (vgl. Tab. 7-20, S. 103 f.).

**Tab. 7-20: Pearson Korrelationen zwischen den Entdeckungs- bzw. Schmerzschwellen (elektrisch, mechanisch, thermisch) an verschiedenen Orten (Schläfe, M. trapezius, Unterarm) und den Parametern für klinischen Schmerz**

| Variable | PRI-T | Körper-Freq | Körper-Int | Gesicht-Freq | Gesicht-Int | akt. KS |
|---|---|---|---|---|---|---|
| **eEK** | - 0.094 | - 0.162 | - 0.085 | 0.045 | - 0.031 | - 0.210 |
| **eET** | 0.188 | - 0.284 | - 0.215 | - 0.082 | - 0.118 | - 0.099 |
| **eEU** | 0.261 | - 0.335 * | 0.068 | 0.299 | 0.422 * | - 0.111 |
| **eSK** | - 0.062 | - 0.302 | - 0.299 | 0.046 | - 0.218 | - 0.208 |
| **eST** | 0.053 | - 0.343 * | - 0.336 * | - 0.075 | - 0.230 | - 0.051 |
| **eSU** | - 0.171 | - 0.457 ** | - 0.410 * | - 0.064 | - 0.211 | - 0.145 |
| **mSK** | - 0.141 | - 0.308 * | - 0.316 * | - 0.174 | - 0.297 | 0.116 |

| Variable | PRI-T | Körper-Freq | Körper-Int | Gesicht-Freq | Gesicht-Int | akt. KS |
|---|---|---|---|---|---|---|
| **mST** | - 0.092 | - 0.436 ** | - 0.385 * | - 0.214 | - 0.272 | - 0.167 |
| **mSU** | - 0.273 | - 0.419 * | - 0.456 ** | - 0.133 | - 0.260 | 0.006 |
| **tSK** | - 0.194 | - 0.271 | - 0.197 | 0.030 | - 0.047 | 0.042 |
| **tST** | - 0.034 | - 0.392 * | - 0.480 ** | - 0.049 | - 0.206 | - 0.147 |
| **tSU** | - 0.316 * | - 0.352 * | - 0.552 ** | - 0.194 | - 0.299 | - 0.182 |

* $p \leq 0.05$; ** $p \leq 0.01$ (1-seitige Testung) für den Korrelationskoeffizienten; PRI-T = Berner Pain Questionnaire, Schmerzbeurteilungsindex; Körper-Freq = Anzahl der betroffenen Schmerzorte am Körper; Körper-Int = Summenscore der Schmerzintensität für die betroffenen Schmerzorte am Körper; Gesicht-Freq = Anzahl der schmerzhaften Gesichtsareale; Gesicht-Int = Summenscore der Schmerzintensität aller schmerzhaften Gesichtsareale; akt. KS = Kopfschmerz-Rating bei Beginn der Untersuchung; eEK = elektrische Entdeckungsschwelle am Kopf/Schläfe; eET = elektrische Entdeckungsschwelle am M. trapezius; eEU = elektrische Entdeckungsschwelle am Unterarm; eSK = elektrische Schmerzschwelle am Kopf/Schläfe; eST = elektrische Schmerzschwelle am M. trapezius; eSU = elektrische Schmerzschwelle am Unterarm; mSK = mechanische Schmerzschwelle am Kopf/Schläfe; mST = mechanische Schmerzschwelle am M. trapezius; mSU = mechanische Schmerzschwelle am Unterarm; tSK = thermische Schmerzschwelle am Kopf/Schläfe; tST = thermische Schmerzschwelle am M. trapezius; tSU = thermische Schmerzschwelle am Unterarm

Besonders auffällig erscheinen die signifikanten negativen Korrelationen zwischen den Schmerzschwellen und der Anzahl der betroffenen Schmerzorte am Körper sowie dem Ausmaß der Schmerzintensität an den Schmerzorten. Die gefundenen Korrelationen sind überwiegend negativ, d.h. je ausgeprägter der typische klinische Schmerz desto geringer sind die Schmerzschwellen. Klinischer Schmerz an verschiedenen Körperregionen scheint demnach mit experimenteller Schmerzsensibilität assoziiert zu sein. Entsprechende Zusammenhänge zwischen den Schmerzschwellen und der Anzahl der schmerzhaften Gesichtsareale sowie dem Ausmaß der Schmerzintensität im Gesichtsbereich ließen sich nicht aufzeigen. Der Schmerzbeurteilungsindex PRI-T aus dem Berner Pain Questionnaire ist nur von untergeordneter Bedeutung für den Zusammenhang mit der Schmerzsensibilität. Ein Zusammenhang zwischen den Schmerzschwellen und dem aktuellen Kopfschmerz konnte nicht gefunden werden.

**Zusammenfassung:**

Die Schmerzsensibilität steigt sowohl mit zunehmender Anzahl der betroffenen Schmerzorte am Körper als auch dem Ausmaß der Schmerzintensität an den Schmerzorten an. Der aktuelle Kopfschmerz steht nicht im Zusammenhang mit den veränderten Schmerzschwellen bei Kopfschmerzpatienten. Die Hypothese 1d kann somit nur bedingt als bestätigt gelten.

### 7.2.3 Zusammenfassung der Ergebnisse zur Hypothese 1

Patienten mit CTTH[23] weisen mit Einschränkungen eine zephale Hyperalgesie auf. Bei einseitiger Testung der Signifikanz im t-Test (vgl. Tab. 7-8, S. 92) ergibt sich für die mechanische Schmerzschwelle an der Schläfe ein signifikanter Effekt ($p = 0.049$) und für die thermische Schmerzschelle an der Schläfe ein tendenziell signifikanter Effekt ($p = 0.057$). Nachfolgend wurde überprüft, inwieweit die teilweise gefundenen zephalen Unterschiede in der Schmerzwahrnehmung von Kopfschmerzpatienten und Gesunden durch den Einfluss der Variable Depression erklärt werden können. Anhand von Regressionsanalysen wurden sämtliche Entdeckungs- und Schmerzschwellen um den Erklärungsanteil der Depression bereinigt. In den 2-faktoriellen Varianzanalysen mit den nicht standardisierten Residuen aus den Regressionsanalysen verschwinden die zuvor in den t-Tests mit den Rohdaten gefundenen ortsspezifischen Effekte an der Schläfe wieder.

Dieser Effekt ist jedoch nicht depressionsspezifisch, sondern zeigt sich ebenfalls für die statistischen Analysen mit den Maßen für Angst und Somatisierung. Hohe Korrelationen zwischen den einzelnen psychometrischen Maßen BDI, STAI-T und SOMS deuten darauf hin, dass die Variablen Depression, Angst und Somatisierung nicht unabhängig voneinander sind (vgl. Tab. 7-19, S. 102). Dies bedeutet vor dem Hintergrund der regressionsanalytischen Berechnungen (vgl. Tab. 7-9, S. 93 f.; Tab. 7-12, S. 96 f. und Tab. 7-15, S. 99), dass die gefundenen signifikanten Gruppenunterschiede für die zephal erhobenen Schmerzschwellen nicht ausschließlich durch einen Einfluss der Depression erklärt werden können, sondern auch mit den psychischen Variablen Angst und Somatisierung zusammenhängen. Die Bedeutung der korrelativen Zusammenhänge der Schmerzschwellen mit klinischen Parametern (vgl. Tab. 7-20, S. 103 f.) muss noch weiter eruiert werden.

## 7.3 Ergebnisse zur Hypothese 2

Die Hypothese 2 (s. Kap. 5.3.2, S. 45) bezieht sich auf Experiment 2, in dem die Inhibition der Sensibilität für schmerzhafte und für nicht-schmerzhafte Reize[24] bei Patienten mit chronischem Kopfschmerz vom Spannungstyp untersucht wurde.

### 7.3.1 Analyse der Schmerz-Inhibitions-Effekte

Nachfolgend werden nun die Ergebnisse zur Hypothese 2 (s. Kap. 5.3.2, S. 45) beschrieben. Die statistische Analyse basiert auf Differenzwerten (elektrische Schwellenwerte unter der Baseline-Bedingung minus elektrische Schwellenwerte unter der Treatment-Bedingung). Die Analyse der Schmerz-Inhibitions-Effekte auf der Basis von Differenzwerten ermöglicht eine Reduktion der Faktorzahl von 4 auf 3. Ein negativer Differenzwert deutet einen Schmerz-Inhibitions-Effekt unter der Treatment-Bedingung an; ein positiver Differenzwert deutet einen schmerzverstärkenden Effekt an. In Hypothese 2 werden Unterschiede in der Schmerzinhibition zwischen Kopfschmerzpatienten und Gesunden postuliert, die in Tab. 7-21 (s. S. 106) beschrieben werden.

---

[23] chronischer Kopfschmerz vom Spannungstyp

[24] Im Folgenden wird unter dem Begriff Schmerzinhibition sowohl die Inhibition der Sensibilität für schmerzhafte als auch für nicht-schmerzhafte Reize verstanden.

**Tab. 7-21: Deskriptive Statistik der Schmerz-Inhibitions-Effekte bei Kopfschmerzpatienten (n = 29) und gesunden Kontrollpersonen (n = 25)**

| Variable | $\bar{x}$ (s) KS-Pat. | $\bar{x}$ (s) Gesunde |
|---|---|---|
| Δ EHK | 0.0198 (0.1427) | - 0.0746 (0.1234) |
| Δ ESK | - 0.0221 (0.1577) | - 0.0808 (0.1802) |
| Δ EHU | - 0.0462 (0.1203) | - 0.1152 (0.2213) |
| Δ ESU | 0.0326 (0.3069) | - 0.0540 (0.1594) |
| Δ SHK | - 0.2119 (0.3458) | - 0.5370 (0.5290) |
| Δ SSK | - 0.4226 (0.5752) | - 0.6728 (0.7808) |
| Δ SHU | - 0.3390 (0.6562) | - 1.0236 (0.8926) |
| Δ SSU | - 0.2955 (0.5968) | - 0.8110 (0.8254) |

Δ EHK = Differenzwert für die Entdeckungsschwelle am Kopf/Schläfe unter der Hitze-Bedingung; Δ ESK = Differenzwert für die Entdeckungsschwelle am Kopf/Schläfe unter der Schmerz-Bedingung; Δ EHU = Differenzwert für die Entdeckungsschwelle am Unterarm unter der Hitze-Bedingung; Δ ESU = Differenzwert für die Entdeckungsschwelle am Unterarm unter der Schmerz-Bedingung; Δ SHK = Differenzwert für die Schmerzschwelle am Kopf/Schläfe unter der Hitze-Bedingung; Δ SSK = Differenzwert für die Schmerzschwelle am Kopf/Schläfe unter der Schmerz-Bedingung; Δ SHU = Differenzwert für die Schmerzschwelle am Unterarm unter der Hitze-Bedingung; Δ SSU = Differenzwert für die Schmerzschwelle am Unterarm unter der Schmerz-Bedingung

Nachfolgend werden nun die formulierten Hypothesen 2a und 2b überprüft:

**Hypothese 2 a:** Es wird erwartet, dass sich bei gesunden Kontrollpersonen die Schmerzschwellen an der Schläfe (zephaler Ort) bei zeitparalleler tonischer schmerzschwellennaher Stimulation am Oberschenkel erhöhen. Bei Patienten mit chronischem Kopfschmerz vom Spannungstyp wird bei zeitparalleler tonischer schmerzschwellennaher Stimulation keine Veränderung der Schmerzschwellen an der Schläfe erwartet.

**Hypothese 2 b:** Es wird erwartet, dass sich bei gesunden Kontrollpersonen die Schmerzschwellen am Unterarm (extrazephaler Ort) bei zeitparalleler tonischer schmerzschwellennaher Stimulation am Oberschenkel erhöhen. Bei Patienten mit chronischem Kopfschmerz vom Spannungstyp wird bei zeitparalleler tonischer schmerzschwellennaher Stimulation keine Veränderung der Schmerzschwellen am Unterarm erwartet.

Zur Überprüfung der Hypothesen wurden 3-faktorielle Varianzanalysen *Gruppe x Ort x Treatment* für die Entdeckungsschwellen und für die Schmerzschwellen berechnet. Es folgen zunächst die Ergebnisse der 3-faktoriellen Varianzanalyse für die Entdeckungsschwellen (vgl. Tab. 7-22 und Abb. 7-3). Die Überprüfung einer Veränderung der Entdeckungsschwellen bei zeitparalleler tonischer Stimulation dient als Kontrollbedingung für die Überprüfung einer Veränderung der Schmerzschwellen. Da angenommen wird, dass die Somatosensorik bei Kopfschmerzpatienten nicht gestört ist, wird für die Entdeckungsschwellen kein Unterschied zwischen den Gruppen erwartet.

**Tab. 7-22: Ergebnisse der 3-faktoriellen Varianzanalyse mit Messwiederholung auf den Faktoren *Treatment* und *Ort* (n = 54)**

| Abhängige Variable/ Effekt | df | F | p |
|---|---|---|---|
| **Entdeckungsschwellen** | | | |
| Gruppe | 1/52 | 9.062 | 0.004 ** |
| Treatment | 1/52 | 0.913 | 0.344 |
| Ort | 1/52 | 0.084 | 0.773 |
| Gruppe x Treatment | 1/52 | 0.035 | 0.851 |
| Gruppe x Ort | 1/52 | 0.001 | 0.978 |
| Treatment x Ort | 1/52 | 2.503 | 0.120 |
| Gr. x Ort x Treatment | 1/52 | 0.201 | 0.656 |

** $p \leq 0.01$ für signifikante Unterschiede zwischen Kopfschmerzpatienten und Gesunden; Gr. = Gruppe

**Abb. 7-3: Schmerzinhibition bei Reizen aus dem Entdeckungsschwellenbereich für Patienten mit chronischem Kopfschmerz vom Spannungstyp und gesunden Kontrollpersonen**
**a) an der Schläfe und am Unterarm**

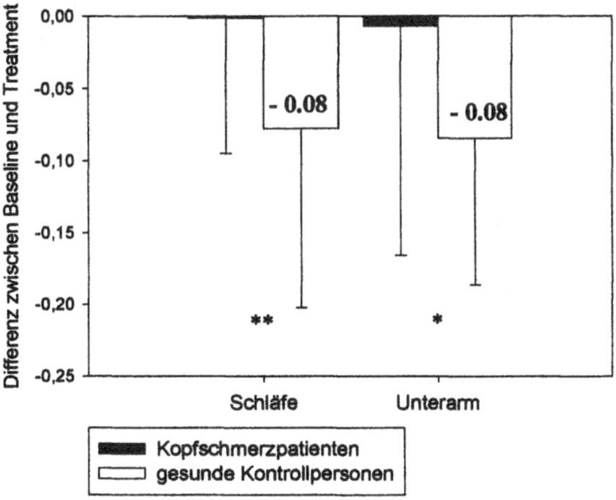

**b) unter der Hitze- und unter der Schmerz-Bedingung**

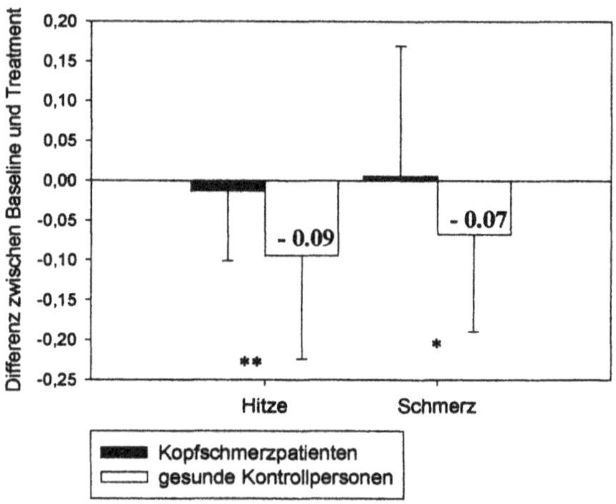


Mittelwert mit Standardabweichung der Differenzwerte für elektrische Entdeckungsschwellen bei 29 Kopfschmerzpatienten und 25 gesunden Kontrollpersonen am Unterarm und an der Schläfe; * $p \leq 0.05$; ** $p \leq 0.01$ für signifikante Unterschiede zwischen den Gruppen

In der Varianzanalyse (vgl. Tab. 7-22, S. 107) ergibt sich ein signifikanter Haupteffekt *Gruppe* ($p = 0.004$). Alle übrigen Effekte werden nicht signifikant. Anhand der t-Tests (vgl. Tab. 7-23) wird erkennbar, dass sich Kopfschmerzpatienten von gesunden Kontrollpersonen sowohl an den verschiedenen Orten (Unterarm/Schläfe) als auch unter den verschiedenen Treatment-Bedingungen (tonischer Hitzeschmerz/tonische Hitze) signifikant voneinander unterscheiden. Die Differenzwerte für die elektrischen Entdeckungsschwellen sind bei Gesunden größer als bei Kopfschmerzpatienten. Entgegen den Erwartungen sind demnach bereits im Entdeckungsschwellenbereich bedeutsame Unterschiede zwischen Kopfschmerzpatienten und Gesunden in der Inhibition der Somatosensibilität zu finden.

**Tab. 7-23: Ergebnisse der t-Tests zum Vergleich der Schmerz-Inhibitions-Effekte von Kopfschmerzpatienten und gesunden Kontrollpersonen im Entdeckungsschwellenbereich**

| Variable | $\bar{x}$ (s) KS-Pat. | $\bar{x}$ (s) Gesunde | mittlere Differenz | t | df | p |
|---|---|---|---|---|---|---|
| Δ EU | - 0.0068 (0.1590) | - 0.0846 (0.1019) | 0.0778 | 2.101 | 52 | 0.020 * |
| Δ EK | - 0.0011 (0.0940) | - 0.0777 (0.1247) | 0.0766 | 2.568 | 52 | 0.006 ** |
| Δ EH | - 0.0132 (0.0880) | - 0.0949 (0.1290) | 0.0817 | 2.751 | 52 | 0.004 ** |
| Δ ES | 0.0052 (0.1639) | - 0.0674 (0.1220) | 0.0726 | 1.823 | 52 | 0.037 * |

* $p \leq 0.05$; ** $p \leq 0.01$ (einseitige Testung); Δ EU = Differenzwert für die Entdeckungsschwelle am Unterarm; Δ EK = Differenzwert für die Entdeckungsschwelle am Kopf/Schläfe; Δ EH = Differenzwert für die Entdeckungsschwelle unter der Hitze-Bedingung; Δ ES = Differenzwert für die Entdeckungsschwelle unter der Schmerz-Bedingung

Nachfolgend werden die Ergebnisse der 3-faktoriellen Varianzanalyse *Gruppe x Ort x Treatment* für die Schmerzschwellen berichtet (vgl. Tab. 7-24) und grafisch dargestellt (vgl. Abb. 7-4, S. 109 f.).

**Tab. 7-24: Ergebnisse der 3-faktoriellen Varianzanalyse mit Messwiederholung auf den Faktoren *Treatment* und *Ort* (n = 54)**

| Abhängige Variable/ Effekt | df | F | p |
|---|---|---|---|
| **Schmerzschwellen** | | | |
| Gruppe | 1/52 | 10.985 | 0.002 ** |
| Treatment | 1/52 | 0.093 | 0.761 |
| Ort | 1/52 | 6.623 | 0.013 * |
| Gruppe x Treatment | 1/52 | 0.679 | 0.414 |
| Gruppe x Ort | 1/52 | 6.623 | 0.013 * |
| Treatment x Ort | 1/52 | 4.011 | 0.050 * |
| Gr. x Ort x Treatment | 1/52 | 0.098 | 0.755 |

* $p \leq 0.05$; ** $p \leq 0.01$ für Unterschiede zwischen den Gruppen und zwischen den Orten

**Abb. 7-4: Schmerzinhibition bei Reizen aus dem Schmerzschwellenbereich für Patienten mit chronischem Kopfschmerz vom Spannungstyp und gesunden Kontrollpersonen**

**a) an der Schläfe und am Unterarm**

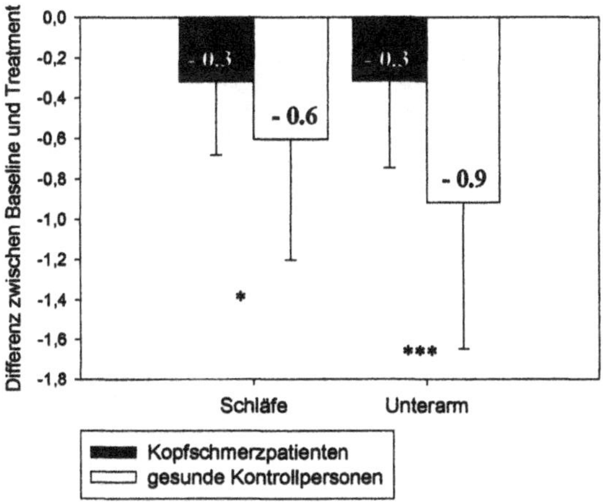


Mittelwert mit Standardabweichung der Differenzwerte für elektrische Schmerzschwellen bei 29 Kopfschmerzpatienten und 25 gesunden Kontrollpersonen am Unterarm und an der Schläfe; * $p \leq 0.05$; *** $p \leq 0.001$ für signifikante Unterschiede zwischen den Gruppen

**b) unter der Hitze- und unter der Schmerz-Bedingung**

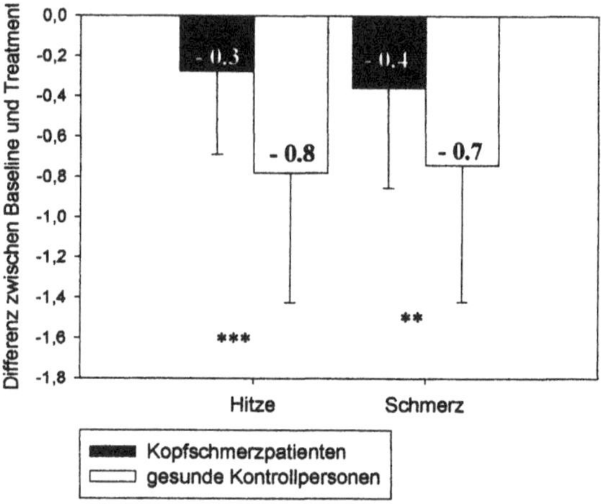


**c) unter der Hitze und unter der Schmerzbedingung am Unterarm und an der Schläfe**

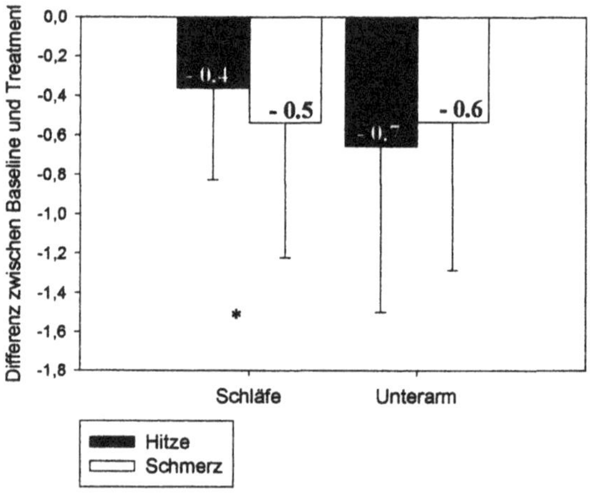


Mittelwert mit Standardabweichung der Differenzwerte für elektrische Schmerzschwellen bei 29 Kopfschmerzpatienten und 25 gesunden Kontrollpersonen am Unterarm und an der Schläfe; * $p \leq 0.05$; ** $p \leq 0.01$; *** $p \leq 0.001$ für signifikante Unterschiede zwischen den Gruppen bzw. zwischen den Treatment-Bedingungen

In der Varianzanalyse für die Schmerzschwellen ergeben sich neben den signifikanten Haupteffekten *Gruppe* (p = 0.002) und *Ort* (p = 0.013) auch signifikante Interaktionen *Gruppe x Ort* (p = 0.013) und *Treatment x Ort* (p = 0.050). Es zeigen sich also Unterschiede in der Schmerzinhibition in Abhängigkeit von der Gruppe, vom Ort und vom Treatment. Anhand von post-hoc-Tests soll weiterführend überprüft werden, welche Effekte im Einzelnen dafür verantwortlich sind.

Die post-hoc-Tests zum signifikanten Haupteffekt *Gruppe* (vgl. Tab. 7-25) zeigen, dass sich Kopfschmerzpatienten und Gesunde an beiden Orten (Unterarm/Schläfe) und unter beiden Treatment-Bedingungen (tonischer Hitzeschmerz/tonische Hitze) in der Schmerzinhibition signifikant unterscheiden. Während bei den Gesunden der Schmerz-Inhibitions-Effekt am Unterarm größer ist als an der Schläfe, weisen die Kopfschmerzpatienten an beiden Orten eine ganz ähnliche Schmerzinhibition auf.

**Tab. 7-25: Ergebnisse der t-Tests zum Vergleich der Schmerz-Inhibitions-Effekte von Kopfschmerzpatienten und gesunden Kontrollpersonen im Schmerzschwellenbereich**

| Variable | $\bar{x}$ (s) KS-Pat. | $\bar{x}$ (s) Gesunde | mittlere Differenz | t | df | p |
|---|---|---|---|---|---|---|
| Δ SU | - 0.3172 (0.4290) | - 0.9173 (0.7294) | 0.6001 | 3.745 | 52 | ≤ 0.001 *** |
| Δ SK | - 0.3172 (0.3647) | - 0.6049 (0.5965) | 0.2877 | 2.171 | 52 | 0.017 * |
| Δ SH | - 0.2754 (0.4123) | - 0.7803 (0.6441) | 0.5049 | 3.477 | 52 | ≤ 0.001 *** |
| Δ SS | - 0.3591 (0.4964) | - 0.7419 (0.6793) | 0.3828 | 2.386 | 52 | 0.010 ** |

* p ≤ 0.05, ** p ≤ 0.01, *** p ≤ 0.001 (einseitige Testung); Δ SU = Differenzwert für die Schmerzschwelle am Unterarm; Δ SK = Differenzwert für die Schmerzschwelle am Kopf/Schläfe; Δ SH = Differenzwert für die Schmerzschwelle unter der Hitze-Bedingung; Δ SS = Differenzwert für die Schmerzschwelle unter der Schmerz-Bedingung

Abb. 7-4a (S. 109) zeigt, dass der signifikante Ortseffekt vor allem auf ortsspezifische Effekte bei den Gesunden zurückzuführen ist. Die Schmerzinhibition ist bei Gesunden am Unterarm ($\bar{x}$ = - 0.9173, s = 0.7294) bei 1-seitiger Testung signifikant größer (p = 0.002 **, t = -3.195, df = 24) als an der Schläfe ($\bar{x}$ = - 0.6049, s = 0.5965). Bei den Kopfschmerzpatienten ist die Schmerzinhibition am Unterarm ($\bar{x}$ = - 0.3172, s = 0.4290) ebenso gering wie an der Schläfe ($\bar{x}$ = - 0.3172, s = 0.3647) und stellt keinen signifikanten Unterschied (p = 1.000, t = 0.000, df = 28) dar. Die geringere Schmerzinhibition bei den Kopfschmerzpatienten entspricht der in der Hypothese 2 bereits formulierten Annahme, dass der Schmerz-Inhibitions-Mechanismus bei den Kopfschmerzpatienten sowohl am zephalen (Schläfe) als auch am extrazephalen Ort (Unterarm) defekt ist und eventuell eine systemische Störung des nozizeptiven Systems vorliegt (s. Kap. 8.2, S. 125 ff.). Bezüglich der Interaktion *Treatment x Ort* ergeben die t-Tests (vgl. Tab. 7-26, S. 112), dass die erreichte Signifikanz insbesondere auf die Unterschiede zwischen den Treatment-Bedingungen (tonischer Hitzeschmerz/tonische Hitze) an der Schläfe und auf die Unterschiede zwischen den Orten (Unterarm/Schläfe) unter der Hitze-Bedingung zurückzuführen ist (vgl. Abb. 7-4c, S. 110.). Der signifikante Unterschied zwischen Unterarm und Schläfe unter der Hitze-Bedingung ist insbesondere auf den deutlichen Schmerz-Inhibitions-Effekt am Unterarm bei den Gesunden zurückzuführen (Interaktion *Gruppe x Ort,* vgl. Abb. 7-4a., S. 109).

Des Weiteren bestätigen die Ergebnisse, dass bereits eine nichtschmerzhafte tonische Stimulation in experimentellen Studien geeignet ist, eine Schmerzinhibition auszulösen (vgl. Abb. 7-4b, S. 110). Dieser Befund bestätigt die Ergebnisse aus der Studie von Lautenbacher & Rollman (1997), die mit tonischen Hitzereizen schmerzhafter und nicht schmerzhafter Qualität bei gesunden Personen eine Schmerzinhibition auslösen konnten.

**Tab. 7-26: Ergebnisse der t-Tests bei gepaarten Stichproben zum Vergleich der Schmerzschwellen an der Schläfe und am Unterarm unter verschiedenen Treatment-Bedingungen (Hitze, Schmerz)**

| Paar | $\bar{x}$ (s) | $\bar{x}$ (s) | mittlere Differenz | t | df | p |
|---|---|---|---|---|---|---|
| Δ SHU & Δ SSU | - 0.6559 (0.8409) | - 0.5342 (0.7510) | - 0.1218 | - 0.985 | 53 | 0.164 |
| Δ SHK & Δ SSK | - 0.3624 (0.4655) | - 0.5384 (0.6832) | 0.1760 | 2.163 | 53 | 0.017 * |
| Δ SHK & Δ SHU | - 0.3624 (0.4655) | - 0.6559 (0.8409) | 0.2935 | 3.119 | 53 | 0.001 ** |
| Δ SSK & Δ SSU | - 0.5384 (0.6832) | - 0.5342 (0.7510) | - 0.0043 | - 0.042 | 53 | 0.483 |

* $p \leq 0.05$; ** $p \leq 0.01$ (einseitige Testung) für Unterschiede zwischen den Gruppen; Δ SHU = Differenzwert für die Schmerzschwelle am Unterarm unter der Hitze-Bedingung; Δ SSU = Differenzwert für die Schmerzschwelle am Unterarm unter der Schmerz-Bedingung; Δ SHK = Differenzwert für die Schmerzschwelle am Kopf/Schläfe unter der Hitze-Bedingung; Δ SSK = Differenzwert für die Schmerzschwelle am Kopf/Schläfe unter der Schmerz-Bedingung

Abschließend kann festgehalten werden, dass sich Kopfschmerzpatienten und gesunde Kontrollpersonen sowohl in der Inhibition für schmerzhafte als auch für nicht-schmerzhafte Reize signifikant voneinander unterscheiden. Kopfschmerzpatienten weisen im Vergleich zu Gesunden eine deutlich geringere Inhibition auf. Die Schmerzinhibition ist bei Kopfschmerzpatienten sowohl zephal als auch extrazephal defizitär. Der Nachweis einer ortsungebundenen defizitären Schmerzinhibition bei Patienten mit chronischem Kopfschmerz vom Spannungstyp ist damit gelungen.

**Zusammenfassung:**

Die Schmerzinhibition ist bei Patienten mit chronischem Kopfschmerz vom Spannungstyp generell defizitär. Bei zeitparalleler tonischer schmerzschellennaher Stimulation am Oberschenkel tritt keine signifikante Veränderung der Schmerzschwellen für elektrische Reize auf. Die fehlende Veränderung der Schwellen zeigt sich sowohl zephal (Schläfe) als auch extrazephal (Unterarm). Bei gesunden Kontrollpersonen ist die Schmerzinhibition zephal und extrazephal intakt. Die Schmerzschwellen sind bei Gesunden bei zeitparalleler tonischer schmerzschwellennaher Stimulation sowohl an der Schläfe als auch am Unterarm erhöht. Unerwarteterweise gelten die Effekte nicht nur für Inhibition schmerzhafter, sondern auch für die Inhibition nicht-schmerzhafter Reize. Die Hypothesen 2a und 2b können somit voll bestätigt werden.

### 7.3.2 Analyse der Zusammenhänge zwischen Schmerz-Inhibitions-Effekten und klinischen Schmerzparametern

Die Korrelationen zwischen den Schmerz-Inhibitions-Effekten und dem klinischen Schmerz wurden aufgrund der ausschließlich für die Patientengruppe vorliegenden klinischen Schmerzparameter nur für die Kopfschmerzpatienten (n = 29) berechnet. Folgende Hypothese soll überprüft werden:

| | |
|---|---|
| **Hypothese 2c**: | Es wird erwartet, dass ein negativer Zusammenhang zwischen dem Ausmaß der Schmerzinhibition und der Anzahl der betroffenen Schmerzorte am Körper, der damit verbundenen Schmerzintensität sowie der Stärke der aktuellen Beschwerden besteht. |

Bei intakter Schmerzverarbeitung sollte ein akuter Schmerz schmerzinhibierende Mechanismen im Körper aktivieren. Breitet sich der Schmerz hingegen im Körper weiter aus, ist davon auszugehen, dass die Schmerzinhibition nicht ausreichend funktioniert. Eine defizitäre Schmerzinhibition sollte daher mit einer Zunahme der Schmerzorte am Körper sowie der Schmerzintensität des akuten Schmerzes einhergehen. Die zur Prüfung der Hypothese 2c ausgewählten Parameter für den typischen und aktuellen klinischen Schmerz entsprechen den bereits in Experiment 1 vorgestellten Maßen (Berner Pain Questionnaire, Anzahl der betroffenen Schmerzorte am Körper, Summenscore der Schmerzintensität an allen Schmerzorten, Anzahl der schmerzhaften Gesichtsareale, Summenscore der Schmerzintensität aller schmerzhaften Gesichtsareale, Rating der Kopfschmerzen bei Beginn der Untersuchung). Tab. 7-27 (s. S. 114) zeigt die Ergebnisse der Korrelationsanalyse mit den beschriebenen Parametern.

Die Korrelationen zwischen den Schmerz-Inhibitions-Effekten und den Parametern für den klinischen Schmerz sind insgesamt eher gering. Die signifikant gewordenen Korrelationen sind ausnahmslos positiv, d.h. je ausgeprägter die Schmerzinhibition desto weniger Orte am Körper sind vom Schmerz betroffen und um so geringer ist die Schmerzintensität der betroffenen Schmerzorte am Körper. Für die Anzahl und Intensität der schmerzhaften Gesichtsareale ergeben sich keine signifikanten Korrelationen mit der Schmerzinhibition. Wie bereits bei der Korrelationsanalyse mit den Schmerzschwellen (vgl. Tab. 7-20, S. 103 f.) finden sich auch bei der Schmerzinhibition keine signifikanten Korrelationen mit dem aktuellen Kopfschmerz. Der Zusammenhang zwischen der Schmerzinhibition und dem Ausmaß der aktuellen Kopfschmerzsymptomatik ist demnach vernachlässigbar. Auch der Schmerzbeurteilungsindex (PRI-T) scheint insgesamt eher von untergeordneter Bedeutung für den Zusammenhang mit der Schmerzinhibition zu sein. Die Hypothese 2c muss daher verworfen werden.

**Zusammenfassung:**

Je ausgeprägter die Schmerzinhibition bei Kopfschmerzpatienten, desto weniger Orte am Körper sind vom Schmerz betroffen und um so geringer ist die Schmerzintensität der betroffenen Schmerzorte am Körper. Die Anzahl und Intensität der schmerzhaften Gesichtsareale steht nur in geringem Zusammenhang mit der Schmerzinhibition. Die Stärke der aktuellen Beschwerden ist für die Schmerzinhibition nur von untergeordneter Bedeutung. Hypothese 2c muss daher verworfen werden.

**Tab. 7-27: Pearson Korrelationen zwischen den Schmerz-Inhibitions-Effekten an verschiedenen Orten (Unterarm/Schläfe) und den Parametern für klinischen Schmerz in der Gruppe der Kopfschmerzpatienten (n = 29)**

| Variable | PRI-T | Körper-Freq | Körper-Int | Gesicht-Freq | Gesicht-Int | akt. KS |
|---|---|---|---|---|---|---|
| Δ EHK | 0.158 | - 0.130 | 0.084 | 0.072 | - 0.063 | - 0.084 |
| Δ ESK | 0.094 | 0.202 | 0.194 | 0.002 | - 0.104 | - 0.155 |
| Δ EHU | 0.226 | 0.030 | 0.085 | - 0.018 | 0.004 | 0.160 |
| Δ ESU | 0.140 | - 0.187 | - 0.190 | - 0.205 | - 0.190 | 0.042 |
| Δ SHK | - 0.015 | 0.120 | 0.037 | 0.064 | 0.090 | 0.176 |
| Δ SSK | 0.171 | 0.453 ** | 0.472 ** | - 0.008 | 0.006 | - 0.087 |
| Δ SHU | 0.387 * | 0.191 | 0.230 | 0.057 | 0.126 | - 0.051 |
| Δ SSU | 0.043 | 0.121 | 0.045 | 0.107 | 0.059 | 0.089 |

* $p \leq 0.05$; ** $p \leq 0.01$ (einseitige Testung) für den Korrelationskoeffizienten; PRI-T = Berner Pain Questionnaire, Schmerzbeurteilungsindex; Körper-Freq = Anzahl der betroffenen Schmerzorte am Körper; Körper-Int = Summenscore der Schmerzintensität für die betroffenen Schmerzorte am Körper; Gesicht-Freq = Anzahl der schmerzhaften Gesichtsareale; Gesicht-Int = Summenscore der Schmerzintensität aller schmerzhaften Gesichtsareale; akt. KS = Kopfschmerz-Rating bei Beginn der Untersuchung; Δ EHK = Differenzwert für die Entdeckungsschwelle am Kopf/Schläfe unter der Hitze-Bedingung; Δ ESK = Differenzwert für die Entdeckungsschwelle am Kopf/Schläfe unter der Schmerz-Bedingung; Δ EHU = Differenzwert für die Entdeckungsschwelle am Unterarm unter der Hitze-Bedingung; Δ ESU = Differenzwert für die Entdeckungsschwelle am Unterarm unter der Schmerz-Bedingung; Δ SHK = Differenzwert für die Schmerzschwelle am Kopf/Schläfe unter der Hitze-Bedingung; Δ SSK = Differenzwert für die Schmerzschwelle am Kopf/Schläfe unter der Schmerz-Bedingung; Δ SHU = Differenzwert für die Schmerzschwelle am Unterarm unter der Hitze-Bedingung; Δ SSU = Differenzwert für die Schmerzschwelle am Unterarm unter der Schmerz-Bedingung

### 7.3.3 Analyse der Zusammenhänge zwischen den Schmerz-Inhibitions-Effekten und den Entdeckungs- bzw. Schmerzschwellen

Betrachtet man die Ergebnisse von Experiment 1 und 2 im Überblick, so könnte die nachgewiesene defizitäre Schmerzinhibition bei Kopfschmerzpatienten auch eine mögliche Erklärung für die Hyperalgesie bei diesen Patienten sein. Aufgrund des innovativen Charakters der Arbeit, wurde daher eine orientierende, über die in Kap. 5.3 (s. S. 45 f.) formulierten Hypothesen hinausgehende, statistische Analyse durchgeführt. Tab. 7-28 (s. S. 115) zeigt die Korrelationen zwischen den Schmerz-Inhibitions-Effekten aus Experiment 2 und den Entdeckungs- und Schmerzschwellen aus Experiment 1.

Von den insgesamt 72 Korrelationen zwischen den Schmerz-Inhibitions-Effekten und den Entdeckungs- bzw. Schmerzschwellen werden 18 signifikant. Wenn die Hyperalgesie durch die defizitäre Schmerzinhibition bei Kopfschmerzpatienten zu erklären wäre, sollte sich ein negativer Zusammenhang zwischen den Variablen ergeben.

**Tab. 7-28: Pearson Korrelationen zwischen den Schmerz-Inhibitions-Effekten an verschiedenen Orten (Unterarm/Schläfe) und den elektrischen Entdeckungs- und Schmerzschwellen in der Gruppe der Kopfschmerzpatienten (n = 29)**

| Variable | Δ EHK | Δ ESK | Δ EHU | Δ ESU | Δ SHK | Δ SSK | Δ SHU | Δ SSU |
|---|---|---|---|---|---|---|---|---|
| **eEK** | 0.235 | - 0.207 | - 0.109 | - 0.118 | 0.027 | - 0.154 | - 0.284 | - 0.140 |
| **eET** | 0.189 | - 0.332 * | 0.167 | 0.190 | 0.341 * | - 0.162 | 0.251 | - 0.176 |
| **eEU** | 0.208 | - 0.338 * | 0.202 | - 0.119 | 0.149 | - 0.367 * | 0.016 | - 0.270 |
| **eSK** | 0.251 | - 0.077 | - 0.156 | 0.213 | - 0.012 | - 0.184 | - 0.058 | - 0.043 |
| **eST** | 0.333* | - 0.225 | - 0.076 | 0.598 ** | 0.031 | - 0.194 | 0.040 | 0.168 |
| **eSU** | 0.360* | - 0.401 * | - 0.149 | 0.167 | 0.179 | - 0.432 ** | - 0.211 | - 0.207 |
| **mSK** | 0.098 | - 0.110 | - 0.235 | 0.391 * | 0.013 | - 0.194 | - 0.086 | 0.060 |
| **mST** | 0.166 | - 0.106 | - 0.319 * | 0.407 * | - 0.101 | - 0.289 | - 0.092 | 0.009 |
| **mSU** | 0.128 | - 0.083 | - 0.345 * | 0.301 | - 0.118 | - 0.340 * | - 0.262 | - 0.018 |
| **tSK** | - 0.379* | 0.487** | - 0.252 | 0.055 | - 0.345 * | 0.235 | - 0.191 | 0.114 |
| **tST** | - 0.069 | 0.073 | - 0.188 | 0.261 | - 0.274 | - 0.087 | - 0.136 | 0.033 |
| **tSU** | 0.127 | - 0.109 | - 0.302 | 0.081 | - 0.086 | - 0.328 * | - 0.208 | - 0.214 |

* $p \leq 0.05$; ** $p \leq 0.01$ (einseitige Testung) für den Korrelationskoeffizienten; Δ EHK = Differenzwert für die Entdeckungsschwelle am Kopf/Schläfe unter der Hitze-Bedingung; Δ ESK = Differenzwert für die Entdeckungsschwelle am Kopf/Schläfe unter der Schmerz-Bedingung; Δ EHU = Differenzwert für die Entdeckungsschwelle am Unterarm unter der Hitze-Bedingung; Δ ESU = Differenzwert für die Entdeckungsschwelle am Unterarm unter der Schmerz-Bedingung; Δ SHK = Differenzwert für die Schmerzschwelle am Kopf/Schläfe unter der Hitze-Bedingung; Δ SSK = Differenzwert für die Schmerzschwelle am Kopf/Schläfe unter der Schmerz-Bedingung; Δ SHU = Differenzwert für die Schmerzschwelle am Unterarm unter der Hitze-Bedingung; Δ SSU = Differenzwert für die Schmerzschwelle am Unterarm unter der Schmerz-Bedingung; eEK = elektrische Entdeckungsschwelle am Kopf/Schläfe; eET = elektrische Entdeckungsschwelle am M. trapezius; eEU = elektrische Entdeckungsschwelle am Unterarm; eSK = elektrische Schmerzschwelle am Kopf/Schläfe; eST = elektrische Schmerzschwelle am M. trapezius; eSU = elektrische Schmerzschwelle am Unterarm; mSK = mechanische Schmerzschwelle am Kopf/Schläfe; mST = mechanische Schmerzschwelle am M. trapezius; mSU = mechanische Schmerzschwelle am Unterarm; tSK = thermische Schmerzschwelle am Kopf/Schläfe; tST = thermische Schmerzschwelle am M. trapezius; tSU = thermische Schmerzschwelle am Unterarm

Tatsächlich sind auch 57 der 72 Korrelationen negativ, wobei von den 18 signifikanten Korrelationen 11 negativ sind. Ein spezifischer Einfluss der defizitären Schmerzinhibition an bestimmten Orten lässt sich nicht erkennen. Der nachgewiesene negative Zusammenhang zwischen der Schmerzinhibition und der Schmerzsensibilität unterstützt die Annahme, dass die defizitäre Schmerzinhibition durchaus ein vielversprechender Erklärungsansatz für die bei Kopfschmerzpatienten gefundene Hyperalgesie ist.

### 7.3.4 Zusammenfassung der Ergebnisse zur Hypothese 2

Die Schmerzinhibition ist bei Patienten mit chronischem Kopfschmerz vom Spannungstyp generell defizitär. In Experiment 2 trat bei zeitparalleler tonischer schmerzschwellennaher Stimulation am Oberschenkel bei Kopfschmerzpatienten eine signifikant geringere Veränderung der Schmerzschwellen für elektrische Reize auf als bei gesunden Kontrollpersonen. Die signifikant geringere Zunahme der Schwellen zeigt sich sowohl zephal (Schläfe) als auch extrazephal (Unterarm). Der fehlende ortsspezifische Effekt bei Kopfschmerzpatienten gibt Hinweise auf Vorliegen einer systemischen Störung des nozizeptiven Systems (s. Kap. 8.2, S. 125 ff.). Bei gesunden Kontrollpersonen ist die Schmerzinhibition zephal und extrazephal intakt. Die Schmerzschwellen sind bei Gesunden bei zeitparalleler tonischer schmerzschwellennaher Stimulation sowohl an der Schläfe als auch am Unterarm erhöht. Unerwarteterweise gelten die Effekte nicht nur für die Inhibition schmerzhafter sondern auch für die Inhibition nicht-schmerzhafter Reize. Die weiterführende Annahme, dass eine defizitäre Schmerzinhibition bei Kopfschmerzpatienten mit einer zunehmenden Ausbreitung der Schmerzen im Körper sowie mit einer zunehmenden Schmerzintensität des akuten Schmerzes einhergeht, ließ sich nicht bestätigen.

Zusammenfassend kann festgehalten werden, dass der Nachweis einer defizitären Schmerzinhibition beim chronischen Kopfschmerz vom Spannungstyp gelungen ist. Korrelative Zusammenhänge zwischen den Schmerz-Inhibitions-Effekten und den elektrischen Entdeckungs- und Schmerzschwellen deuten darauf hin, dass die defizitäre Schmerzinhibition durchaus auch eine mögliche Erklärung für die bei Kopfschmerzpatienten gefundene Hyperalgesie darstellen könnte.

## 7.4 Zusammenfassung der Ergebnisse

Als Abschluss des Ergebniskapitels und zur Vorbereitung der Diskussion werden hier nochmals die Ergebnisse der empirischen Prüfung der in Kap. 5.3 (s. S. 45 f.) formulierten Untersuchungshypothesen stichwortartig aufgelistet.

Zur Hypothese 1 *„Schmerzsensibilität"* ergaben sich folgende Ergebnisse:

**Hypothese 1a: eingeschränkt bestätigt**

Patienten mit chronischem Kopfschmerz vom Spannungstyp haben signifikant niedrigere mechanische und tendenziell signifikant niedrigere thermische Schmerzschwellen an der Schläfe (zephaler Ort) als gesunde Kontrollpersonen. Die Gruppenunterschiede in der Schmerzwahrnehmung am zephalen Orten waren insgesamt nur schwach ausgeprägt und konnten in der Varianzanalyse nicht nachgewiesen werden. Bei den elektrischen Schmerzschwellen zeigte sich kein signifikanter Gruppenunterschied. Eine zephale Hyperalgesie bei Kopfschmerzpatienten konnte somit eingeschränkt nachgewiesen werden.

**Hypothese 1b: voll bestätigt**

Es haben sich keine signifikanten Unterschiede in den Schmerzschwellen am Unterarm und am M. trapezius (extrazephaler Orte) zwischen Kopfschmerzpatienten und gesunden Kontrollpersonen ergeben. Eine extrazephale Hyperalgesie bei Kopfschmerzpatienten konnte somit nicht nachgewiesen werden.

**Hypothese 1c: voll bestätigt**

Die signifikanten zephalen und die fehlenden extrazephalen Unterschiede in der Schmerzwahrnehmung zwischen Patienten mit chronischem Kopfschmerz vom Spannungstyp und gesunden Kontrollpersonen können mit der Variable Depression statistisch erklärt werden. Allerdings haben auch die psychischen Variablen Angst und Somatisierung einen nicht zu vernachlässigenden Erklärungswert für die veränderte Schmerzsensibilität bei Kopfschmerzpatienten.

**Hypothese 1d: eingeschränkt bestätigt**

Die Schmerzsensibilität steigt sowohl mit zunehmender Anzahl der betroffenen Schmerzorte am Körper als auch dem Ausmaß der Schmerzintensität an den Schmerzorten an. Der aktuelle Kopfschmerz kann die veränderten Schmerzschwellen bei Kopfschmerzpatienten jedoch nicht erklären.

Zur Hypothese 2 *„Schmerzinhibition"* ergaben sich folgende Ergebnisse:

**Hypothese 2 a: voll bestätigt**

Patienten mit chronischem Kopfschmerz vom Spannungstyp zeigen zephal signifikant weniger Schmerz-Inhibitions-Effekte als gesunde Kontrollpersonen. Die Schmerzinhibition ist somit bei Kopfschmerzpatienten im Vergleich zu Gesunden zephal defizitär.

**Hypothese 2 b: voll bestätigt**

Patienten mit chronischem Kopfschmerz vom Spannungstyp zeigen auch extrazephal signifikant weniger Schmerz-Inhibitions-Effekte als gesunde Kontrollpersonen. Die Schmerzinhibition ist somit bei Kopfschmerzpatienten im Vergleich zu Gesunden extrazephal defizitär.

**Hypothese 2 c: verworfen**

Je ausgeprägter die Schmerzinhibition bei Kopfschmerzpatienten, desto weniger Orte am Körper sind vom Schmerz betroffen und um so geringer ist die Schmerzintensität der betroffenen Schmerzorte am Körper. Die Anzahl und Intensität der schmerzhaften Gesichtsareale sowie die Stärke der aktuellen Beschwerden sind für die Schmerzinhibition nur von untergeordneter Bedeutung.

# 8 Diskussion

Im Rahmen der Diskussion werden die Ergebnisse der Datenanalyse im Hinblick auf die Hypothesenprüfung diskutiert (s. Kap. 7.4, S. 116 f.). Die Diskussion bezieht auch bisherige Ergebnisse empirischer Studien zur Störung der Schmerzwahrnehmung (s. Kap. 3.3, S. 28 ff.) sowie die theoretische Grundlage zur Schmerzwahrnehmung und Schmerzinhibition (s. Kap. 3.2, S. 27 f. und Kap. 4, S. 39 ff.) mit ein.

## 8.1 Diskussion der Ergebnisse zur Schmerzsensibilität

Zuerst werden die Befunde zur zephalen und anschließend die Befunde zur extrazephalen Hyperalgesie diskutiert.

### 8.1.1 Ergebnisse zur Hypothese 1a (zephale Schmerzsensibilität)

Die Befunde zur zephalen Hyperalgesie für mechanische und thermische Reize stehen im Einklang mit den Resultaten fast sämtlicher empirischer Studien zu dieser Thematik (s. Kap. 3.3.1, S. 28 ff.). Sowohl für mechanische als auch für thermische und elektrische Schmerzschwellen wurde zephal bereits vielfach eine erhöhte Schmerzsensibilität bei CTTH[25] nachgewiesen. Die mechanischen Schmerzschwellen wurden hierbei am häufigsten untersucht. Die in der vorliegenden Arbeit gefundenen signifikanten Ergebnisse zur mechanischen Stimulation (s. Kap. 7.2.1, S. 88 ff.) sollen angesichts der fundierten empirischen Befundlage zuerst diskutiert werden; im Anschluss daran folgt die Diskussion der Ergebnisse zur thermischen und elektrischen Schmerzsensibilität.

In Übereinstimmung mit den Ergebnissen der vorliegenden Untersuchung wurde die erhöhte Druckschmerzsensibilität bei CTTH mit verschiedenen Meßmethoden (Fingerpalpation, Druckdolorimetrie) besonders am Hauptort des Kopfschmerzes nachgewiesen (Drummond, 1987). Auch an anderen Orten der perikraniellen Muskulatur wurde vielfach eine Hyperalgesie für mechanische Reize repliziert (Ashina et al., 1999; Jensen et al., 1998; Jensen et al., 1993; Langemark & Olesen, 1987; Langemark et al., 1989; Sandrini et al., 1994; Schoenen et al., 1991a, 1991b). In einer neueren Studie zur zephalen Hyperalgesie konnten Ashina et al. (1999) sowohl während als auch zwischen den Kopfschmerzphasen mittels Fingerpalpation eine Hyperalgesie an der perikraniellen Muskulatur nachweisen.

Des Weiteren wurde in der Gruppe der Patienten mit CTTH eine signifikant stärkere Verhärtung der perikraniellen Muskulatur festgestellt. Dies galt unabhängig von der Intensität bzw. der Präsenz der Kopfschmerzsymptomatik. In der Studie von Jensen et al. (1998) wurden Patienten mit und ohne Vorliegen einer muskulären Verhärtung der perikraniellen Muskulatur beim CTTH in ihrer Schmerzwahrnehmung verglichen. Jensen et al. (1998) betonen, dass die zephale Hyperalgesie in der Temporal- und Parietalregion mittels Messung der mechanischen Schmerz- und Toleranzschwellen in ihrer Studie ausschließlich für die diagnostische Gruppe der CTTH-Patienten mit klinisch erhöhter Schmerzempfindlichkeit perikranieller Muskeln nachweisbar war. Schoenen et al. (1989) fanden jedoch nur geringere Korrelationen zwischen dem Ausmaß der EMG-Aktivität und den Schmerzschwellen. Angesichts neuerer Erkenntnisse zur Pathophysiologie des CTTH, wonach auch Mechanismen der zentralen Sensitivierung und der Dysfunktion des serotoninergen Systems eine Bedeutung beikommt (s. Kap. 2.5.3, S. 17 f.), kann Jensen et al. (1998) nicht in ihrer Auffassung zugestimmt werden, dass die muskuläre Druckschmerzsensibilität hauptverantwortlich für die Chronifizierung des Spannungskopfschmerzes seien.

[25] chronischer Kopfschmerz vom Spannungstyp

Vielmehr sollte von einer Störung des nozizeptiven Systems ausgegangen werden. Hierbei werden eine Dysregulation nozizeptiver Impulse auf der peripheren und defiziente Schmerz-Inhibitions-Mechanismen auf zentraler Ebene postuliert.

Dennoch erscheint die erhöhte Druckschmerzsensibilität für die Genese der Kopfschmerzen vom Spannungstyp durchaus bedeutsam. Denn im Unterschied zur Stimulation mit Hitze und elektrischen Reizen werden bei der Stimulation durch Druck auch tieferliegende Strukturen stimuliert, so dass mittels mechanischer Stimulation möglicherweise auch Prozesse aktiviert werden, die über eine Reizung mechanosensibler Nozizeptoren hinausgehen (Birbaumer & Schmidt, 1996; Kosek et al., 1995; Kosek et al., 1999). Wenn die Nozizeptoren eine Ruheaktivität entwickeln, tritt zusätzlich zur erhöhten Druckschmerzsensibilität auch ein Spontanschmerz auf. Derartige Muskelschmerzen werden oft in andere tiefere somatische Gewebe (Muskeln, Gelenke, Faszien, Sehnen) übertragen, d.h. sie werden an Stellen empfunden, in denen keine Nozizeptorerregung vorliegt und damit subjektiv fehllokalisert. Der Impulseinstrom von Muskelnozizeptoren bewirkt neuroplastische Veränderungen im Rückenmark und höheren Zentren des Zentralnervensystems. Diese Veränderungen sind mit einer Erregbarkeitssteigerung der Neuronen, einer zentralen Sensitivierung (s. Kap. 2.5.3, S. 17 f.) verbunden, so dass Nozizeptoren nun bereits durch nicht-schmerzhafte Reize erregt werden und leichter Druck bereits als Schmerz empfunden wird (Mense, 1999; Rollman & Lautenbacher, 2001). Mense (1999) unterstützt weiterhin die Annahme, dass für die Hyperalgesie der Muskulatur auch eine Störung des deszendierenden antinozizeptiven Systems verantwortlich sein könnte (s. Kap. 8.2, S. 125 ff.). Darüber hinaus wird die Bedeutung der erhöhten Druckschmerzsensibilität für die Genese der Kopfschmerzen vom Spannungstyp auch dadurch hervorgehoben, dass die erhöhte Schmerzempfindlichkeit perikranieller Muskeln gemäß der IHS-Klassifikation ein Kriterium zur diagnostischen Zuordnung des CTTH darstellt (Olesen, 1988; Olesen & Rasmussen, 1995; Soyka, 1989).

Andere Studien, in denen der Nachweis einer zephalen Hyperalgesie für mechanische Reize geführt werden konnte, interpretieren den eher trivialen Befund von Jensen et al. (1998) ebenfalls kritisch. Schoenen et al. (1991a) geben zu bedenken, dass in ihrer Studie nur bei ca. 50 % der Patienten mit CTTH die Schmerzschwellen mehr als 1.5 Standardabweichungen unter denen von Gesunden liegen und weisen darauf hin, dass auch bei anderen Kopfschmerzformen (z.B. Migräne ohne Aura) tendenziell eine erhöhte Schmerzempfindlichkeit der perikraniellen Muskulatur vorliegt (vgl. Abb. 3-3, S. 33), die allerdings im Vergleich mit der gesunden Kontrollgruppe nicht signifikant wird. Schoenen et al. (1991a) folgern daraus, dass insbesondere die mechanischen Schmerzschwellen nur von geringerem diagnostischen Wert für die Bestimmung der Schmerzsensibilität seien. Dieser Schlussfolgerung kann angesichts der Ergebnisse aus dem Experiment 1 der vorliegenden Arbeit (s. Kap. 7.2.1, S. 88 ff.) nicht zugestimmt werden. Die eigenen Befunde deuten darauf hin, dass die mechanischen Schmerzschwellen im Vergleich zu den thermischen und den elektrischen Schmerzschwellen das sensitivste Maß zur Messung der Schmerzwahrnehmung darstellen.

Nur wenige Studien konnten keinen signifikanten Gruppenunterschied zwischen Patienten mit CTTH und Gesunden für die muskuläre Druckschmerzsensibilität nachweisen (Bovim, 1992; Jensen, 1995). Bovim (1992) fand mittels Druckdolorimetrie sowohl bei Patienten mit Kopfschmerz vom Spannungstyp als auch bei Migränepatienten mit und ohne Aura keinen Unterschied in der muskulären Schmerzsensibilität gegenüber Gesunden. Eine Hyperalgesie ließ sich in dieser Studie lediglich bei zervikogenem Kopfschmerz auf der dominanten Seite für occipital gemessene Druckschmerzschwellen nachweisen. Jensen (1995) konnte für die mechanischen Schmerzschwellen ebenfalls keinen Gruppenunterschied zwischen Patienten mit CTTH und Gesunden finden. Methodisch ist zu dieser Studie jedoch kritisch anzumerken, dass Patienten mit chronischem ($n = 19$) und mit episodischem Kopfschmerz vom Spannungstyp (n = 9) in eine gemeinsame Untersuchungsgruppe aufgenommen wurden. Dementsprechend sind die Ergebnisse diesbezüglich unter Vorbehalt zu interpretieren. Bendtsen et al. (1996a) fanden eine Hyperalgesie für mechanische Schmerz- und Toleranzschwellen an der Schläfe nur bei Fingerpalpation und nicht mit der Methode der elektronischen Druckdolorimetrie (s. Kap. 8.4.2, S. 131). Dieser Befund spricht tendenziell für den bevorzugten Einsatz der Fingerpalpation als sensitivere Methode im Vergleich zur Druckdolorimetrie. In anderen Studien (Jensen, 1995; Langemark et al., 1989; Sandrini et al., 1994; Schoenen et al., 1991) konnten derartige Unterschiede in den Befunden in Abhängigkeit von der Art der Stimulation nicht festgestellt werden. In Anbetracht der Vielzahl übereinstimmender empirischer Befunde kann die in der vorliegenden Arbeit gefundene erhöhte Schmerzsensibilität für mechanische Schmerzschwellen durchaus als Replikation bisheriger Befunde verstanden werden. Nachfolgend sollen die Befunde zu den thermischen Schmerzschwellen diskutiert werden.

Am zephalen Messort konnten in der vorliegenden Arbeit bei Patienten mit CTTH verglichen mit Gesunden bestenfalls tendenziell niedrigere thermische Schmerzschwellen nachgewiesen werden (s. Kap. 7.2.1, S. 88 ff.). In der empirischen Forschung wurde die thermische Stimulation zur Schmerzschwellenmessung bislang wesentlich seltener eingesetzt als die mechanische Stimulation. Die Hauptgründe hierfür sind vermutlich in der aufwendigeren Untersuchungsapparatur (s. Kap. 6.4.1, S. 58) zu suchen. Die wenigen empirischen Studien (Jensen, 1995; Jensen et al., 1998; Langemark et al., 1989; Marlowe, 1992) sind bislang zu divergenten Resultaten gelangt. Langemark et al. (1989) konnten in der Temporalregion bei CTTH eine Hyperalgesie für thermische Schmerzschwellen belegen. Die Kälteschmerzschwellen waren bei Patienten mit CTTH gegenüber Gesunden signifikant höher, die Hitzeschmerzschwellen niedriger. Auch in der Studie von Jensen (1995) wurde eine Hyperalgesie bei Kopfschmerz vom Spannungstyp für die thermische Toleranzschwelle am M. temporalis nachgewiesen. In zwei weiteren Studien konnte keine Hyperalgesie für thermische Reize festgestellt werden. Marlowe (1992) fand zwar eine geringere Toleranz bei Patienten mit Kopfschmerz vom Spannungstyp für Kältereize an der Schläfe, die Schmerzschwellen unterschieden sich jedoch nicht signifikant von denen der Gesunden. Jensen et al. (1998) fanden keine signifikanten Unterschiede zwischen Patienten mit CTTH und Gesunden in der thermischen Schmerzschwelle in der Temporalregion. Der eigene Befund zur zephalen Hyperalgesie für thermische Schmerzschwellen steht daher in Einklang mit den Resultaten der Studien von Marlowe (1992) und Jensen et al. (1998).

Der Nachweis einer zephalen Hyperalgesie für elektrische Reize ist in der vorliegenden Untersuchung nicht gelungen. In anderen empirischen Studien wurde für Patienten mit CTTH jedoch bereits eine erhöhte Schmerzsensibilität für elektrische Reize gefunden. Bendtsen et al. (1996a) konnten bei 40 Patienten mit CTTH eine Hyperalgesie für elektrische Schmerzschwellen an der Schläfe nachweisen. Auch Marlowe (1992) fand signifikante Gruppenunterschiede für elektrische Schmerz- und Toleranzschwellen. Bemerkenswerterweise war die Höhe der Schmerzschwellen unabhängig davon, ob die Patienten während der Untersuchung Kopfschmerzen angaben oder kopfschmerzfrei waren. Angesichts der geringen Studienzahl sollten die Befunde derzeit jedoch noch nicht generalisiert werden.

Die Tatsache, dass für die elektrischen Schmerzschwellen bei Patienten mit CTTH keine zephale Hyperalgesie nachweisbar war, lässt sich letztlich aus den vorliegenden Daten nicht zufriedenstellend erklären. Aus neurobiologischer Sicht erscheint hierfür jedoch relevant, dass im Vergleich zur mechanischen Stimulation, bei der über eine Reizung mechanosensibler Nozizeptoren hinausgehend auch tieferliegende Strukturen stimuliert werden (s. S. 160), bei elektrischer Stimulation lediglich von einer oberflächlichen Reizung auszugehen ist (Rollman & Lautenbacher, 2001). Eine weitere mögliche Erklärung für den fehlenden Nachweis einer Hyperalgesie für thermische und elektrische Reize könnte die relativ geringe Beeinträchtigung der untersuchten Kopfschmerzpatienten darstellen. Aufgrund phasenweiser Kopfschmerzfreiheit, einer durchschnittlich nur mittleren Schmerzintensität und einem geringen Chronifizierungsstadium sind die untersuchten Patienten möglicherweise eher mit Patienten vom episodischen Kopfschmerz vom Spannungstyp vergleichbar (s. Kap. 8.1.2, S. 122 f.).

### 8.1.2 Ergebnisse zur Hypothese 1b (extrazephale Schmerzsensibilität)

Bezüglich der in Hypothese 1b untersuchten extrazephalen Hyperalgesie unterstützen die Ergebnisse der eigenen Untersuchung die Ergebnisse bisheriger empirischer Studien (Drummond, 1987; Jensen, 1995), die ebenfalls keine extrazephale Hyperalgesie nachweisen konnten. Als Messort dienten in der Regel der Finger, die Hand oder die Ferse. Die Resultate der einzelnen Studien wurden bereits ausführlich in Kap. 3.3.2 (s. S. 35 ff.) beschrieben. Die für die Diskussion der vorliegenden Untersuchungsergebnisse bedeutsamsten Befunde seien an dieser Stelle nochmals hervorgehoben. Drummond (1987) fand im Vergleich zu Gesunden bei Patienten mit CTTH am Finger keine erhöhte Druckschmerzempfindlichkeit. Jensen (1995) konnte keinen Gruppenunterschied zwischen Patienten mit CTTH und Gesunden für thermische Schmerz- und Toleranzschwellen am Finger nachweisen.

In einer Reihe von anderen Studien (Jensen et al., 1998; Langemark et al., 1989; Langemark et al., 1993; Marlowe 1992; Schoenen et al., 1991a, 1991b) fanden sich jedoch vermehrt Hinweise für eine extrazephale Hyperalgesie. Die extrazephale Hyperalgesie wurde in diesen Studien sowohl für mechanische (Fingerpalpation, Druckdolorimetrie, EMG) als auch für thermische und elektrische Stimulation nachgewiesen. Bendtsen et al. (1996a) fanden am Finger eine Hyperalgesie für mechanische Schmerz- und Toleranzschwellen und am M. masseter für elektrische Schmerzschwellen. Die extrazephale Hyperalgesie konnte in dieser Untersuchung sowohl an Kopfschmerztagen als auch an schmerzfreien Tagen nachgewiesen werden. Schoenen et al. (1991a) bestätigten den Befund einer extrazephalen Hyperalgesie für mechanische Schmerzschwellen auch an der Achillessehne. Für thermische Schmerzschwellen wurde der Nachweis von Langemark et al. (1989) und von Jensen et al. (1998) geführt. Langemark et al. (1989) belegten eine Hyperalgesie bei CTTH für Hitze- und Kälteschmerzschwellen an der Hand (vgl. Abb. 3-4, S. 38). Langemark et al. (1993) konnten bei CTTH niedrigere elektrische Schmerztoleranzschwellen an der Ferse belegen. Insgesamt gibt es jedoch zur extrazephalen Schmerzsensibilität im Vergleich zur zephalen Schmerzsensibilität deutlich weniger Studien. Die daraus resultierende Befundlage ist noch nicht eindeutig, so dass eine endgültige Schlussfolgerung zur extrazephalen Schmerzsensibilität noch nicht gezogen werden kann.

Der in der vorliegenden Untersuchung nicht gelungene Nachweis einer extrazephalen Hyperalgesie entspricht zwar grundsätzlich den bisherigen Forschungsergebnissen; es stellt sich jedoch die Frage, warum keine deutlichen Effekte gefunden werden konnten. Folgende Überlegungen könnten hierfür als Erklärung herangezogen werden. Langemark et al. (1989) und Marlowe (1992) nehmen an, dass die zephale Hyperalgesie erst bei Kopfschmerzen hoher Intensität bzw. Chronifizierung nachweisbar ist. Außerdem gehen die genannten Autoren davon aus, dass signifikante Unterschiede zu Gesunden erst bei stärkerer Reizstimulation sichtbar werden. Dementsprechend gelang ihnen der Nachweis eines Unterschiedes zwischen Kopfschmerzpatienten und Gesunden erst bei den Toleranzschwellen und nicht bereits bei den Schmerzschwellen (s. Kap. 8.4.4, S. 132). Lautenbacher (1999b) geht ebenso davon aus, dass insbesondere extrazephale Hyperalgesien bevorzugt bei besonders schweren Kopfschmerzsyndromen auftreten.

Die in der vorliegenden Arbeit untersuchte Stichprobe ist hinsichtlich ihrer schmerz- und krankheitsbezogenen Kennwerte (s. Kap. 7.1.2, S. 83 ff.) im Vergleich mit den Kopfschmerzpatienten anderer Studien eher als leichter beeinträchtigt einzuschätzen. Nach dem Mainzer Stadienkonzept des Schmerzes (Gerbershagen, 1995) sind nur 6.7 % (n = 3) der Patienten mit CTTH dem Stadium 3 zuzuordnen (s. Kap. 6.1.1, S. 47 ff.). Demnach sind mehr als 90 % der untersuchten Kopfschmerzpatienten nur leicht bis mittelgradig chronifiziert. Während der Untersuchung gaben die Kopfschmerzpatienten lediglich eine mittlere Schmerzintensität an. 17 % (n = 5) der Kopfschmerzpatienten waren während der Durchführung der Untersuchung komplett kopfschmerzfrei. Aufgrund der phasenweisen Kopfschmerzfreiheit sind die Patienten vom Ausmaß der Beeinträchtigung durch die Schmerzen möglicherweise eher vergleichbar mit Patienten mit episodischem Kopfschmerz vom Spannungstyp. Die Bedeutung der Chronifizierung der Kopfschmerzen und der Kopfschmerzintensität für die Ausbildung zephaler und insbesondere auch extrazephaler Hyperalgesien scheint demnach unbestritten.

Die psychopathometrischen Kennwerte der untersuchten Stichprobe (vgl. Tab. 7-5, S. 87 f.) sind in der Gruppe der Kopfschmerzpatienten stärker ausgeprägt als in der Gruppe der gesunden Kontrollpersonen. Da die psychometrischen Werte für die Depression (BDI), Angst (STAI-T, BSQ) und Somatisierung (SOMS) durchaus klinisch relevante Ausprägung haben, wäre aufgrund der psychischen Beeinträchtigung der Patienten mit CTTH eher eine noch ausgeprägtere Schmerzsensibilität zu erwarten gewesen (s. Kap. 4, S. 39 ff.). Die Psychopathologie der Stichprobe hat somit keinerlei Erklärungswert für die nicht gefundenen extrazephalen Hyperalgesien bei Patienten mit CTTH. Für eine genauere Klärung der Mechanismen sind allerdings zusätzliche Belege erforderlich.

### 8.1.3 Ergebnisse zur Hypothese 1c (Schmerzsensibilität und Depression)

Die Überprüfung von Hypothese 1c ergab, dass die signifikanten zephalen Unterschiede in der Schmerzwahrnehmung zwischen Patienten mit CTTH und Gesunden mit der Variable Depression erklärt werden können. Die Depression, die in der vorliegenden Untersuchung mit dem Beck-Depressions-Inventar (BDI; Beck et al, 1961; dt. Version von Hautzinger et al., 1994), erfasst wurde (vgl. Tab. 6-3, S. 51), führt als Variable mit dem gegenüber den Variablen Angst und Somatisierung höchsten Erklärungsanteil in der vorliegenden Untersuchung nicht zu einer Hypalgesie, sondern fördert bei Patienten mit CTTH vielmehr die Hyperalgesie. Dieser unerwartete Effekt steht im Widerspruch zu bisherigen empirischen Studien (Lautenbacher et al, 1994b; Ward et al., 1982), in denen Depressive häufig hypalgetisch waren (s. Kap. 4, S. 39 ff.).

Neben der Depression kommt auch den psychischen Variablen Angst und Somatisierung ein nicht zu vernachlässigender Erklärungswert für die veränderte Schmerzsensibilität bei CTTH bei (vgl. Tab. 7-18, S. 101 f.). Die Angst und Somatisierung sind in der untersuchten Stichprobe im Vergleich mit psychosomatischen Referenzgruppen besonders ausgeprägt (vgl. Tab. 7-5, S. 87). In der vorliegenden Untersuchung wurde die klinisch relevante Angst mit dem State-Trait-Angst-Inventar, STAI (Laux et al, 1981), erfasst. Die zur Erklärung der Gruppenunterschiede in der Schmerzwahrnehmung herangezogene Variable war die Trait-Angst, ein Maß für die habituelle und eher schmerzirrelevante Angst. Gemäß den in Kap. 7.2.1 (s. S. 88 ff.) dargestellten Ergebnissen fördert die Trait-Angst ebenso wie die Depression bei den Patienten mit CTTH den hyperalgetischen Effekt. Die erhöhte Schmerzsensibilität bei Kopfschmerzpatienten mit klinisch relevanten Ängsten (vgl. Tab. 7-5, S. 87) steht durchaus im Einklang mit bisherigen empirischen Studien (Hall & Stride, 1954; Merskey, 1965), in denen Patienten mit Angststörungen schmerzüberempfindlich erscheinen.

Während von der Depression eher eine Reduktion der Schmerzsensibilität erwartet wird, wird bei Ängstlichkeit eher von einer Erhöhung der Schmerzsensibilität ausgegangen. Aus Studien zur Wirkung experimentell induzierter Angst auf die Schmerzwahrnehmung ist bekannt, dass situativ induzierte Ängste bei psychisch Gesunden die Schmerzsensibilität erhöhen und die

Angstursache hierbei wider Erwarten unwesentlich ist (Cornwall & Donderi, 1988; Weisenberg et al., 1984). Andere Befunde sprechen dafür, dass schmerzrelevante und schmerzirrelevante Ängste die Schmerzwahrnehmung nur verstärken, wenn sie den Fokus der Aufmerksamkeit auf den Schmerz lenken (Al Absi & Rokke, 1991; Arntz & De Jong, 1993; Arntz et al., 1991, 1994). Neben den Studien zur experimentellen Angstinduktion wurden auch Korrelationsstudien zu den Unterschieden in der Schmerzwahrnehmung zwischen schwach und stark ängstlichen Personen durchgeführt. Ein eindeutiger Zusammenhang zwischen der Schmerzsensibilität und den Maßen des State-Trait-Angst-Inventars konnte nicht nachgewiesen werden (Lautenbacher & Rollman, 1993; Weisenberg et al., 1984). Betrachtet man nun die Wirkung klinisch relevanter Ängste auf die Schmerzwahrnehmung, so wurde in früheren Studien häufig eine erhöhte Schmerzsensibilität bei Angststörungen gefunden (Hall & Stride, 1954; Merskey, 1965). Da die Form der Angst angesichts damals noch fehlender Diagnoseschlüssel in diesen Studien jedoch nicht näher spezifiziert und auch die Stichprobe nicht mit klinisch relevanten Testparametern beschrieben wurde, sind diese Ergebnisse heute nur noch von untergeordnetem Wert. Aus heutiger Sicht wird angenommen, dass sich kontinuierlich auftretende Ängste (z.B. generalisierte Angststörung, posttraumatische Belastungsstörung) anders auf die Schmerzwahrnehmung auswirken als intermittierende Ängste (z.B. Panikstörung). Während bei Patienten mit posttraumatischer Belastungsstörung unter emotionalem Stress für thermische Schmerzschwellen eine Stressanalgesie auftrat (Pitman et al., 1990), konnte bei Patienten mit Panikstörung oder Agoraphobie für elektrische Schmerzschwellen kein Unterschied in der Schmerzsensibilität im Vergleich mit gesunden Kontrollpersonen festgestellt werden (Kopp & Gruzelier, 1989; Roy-Byrne et al., 1985). In der Studie von Lautenbacher et al. (1999) gaben die Patienten mit Panikstörung (n = 13) zwar signifikant häufigere und intensivere Schmerzen an als die Probanden der gesunden Kontrollgruppe (n = 13), die Schmerzschwellen für Druck, Kälte und Hitze unterschieden sich in beiden Gruppen jedoch nicht. Bei kontinuierlichen Ängsten ist vermutlich entscheidend, welche Art von Angstzuständen und Angstreaktionen sie während der Schmerzmessung bedingen. Es liegen daher bei Patienten mit Angststörungen bislang äußerst divergente Befunde zur Schmerzwahrnehmung vor. Sie reichen von normaler Schmerzsensibilität bis hin zur Hyperalgesie. Da sich die Studien auf verschiedene Formen der Angststörungen beziehen und auch unterschiedliche Stimulationsarten angewandt wurden, sind noch weitere systematische Studien erforderlich, um zu fundierten Ergebnissen zum Zusammenhang von Angststörungen und Schmerzwahrnehmung zu gelangen.

Über den Einfluss von Somatisierungstendenzen auf die Schmerzwahrnehmung sind der Autorin bislang keine empirischen Studien bekannt. Es kann jedoch vermutet werden, dass Ängstlichkeit die Somatisierungstendenz bei Schmerzpatienten noch weiter verstärkt und Somatisierungstendenzen damit auch eher eine Erhöhung der Schmerzsensibilität bewirken dürften. Es kann nun angenommen werden, dass möglicherweise die verschiedenen Wirkrichtungen der einzelnen modulierenden Variablen divergieren bzw. sich auch tendenziell gegeneinander aufheben. Derartige Mechanismen könnten auch eine Erklärung für die geringen Unterschiede zur Vergleichsgruppe der Gesunden darstellen und damit möglicherweise das Verfehlen signifikanter Unterschiede bei den extrazephalen Schmerzschwellen erklären. In zukünftigen Studien wäre daher interessant, innerhalb der Patientengruppe auch Subgruppen mit ausgeprägter Psychopathologie (Depression, Angst, Somatisierung) und ohne psychopathologische Auffälligkeiten zu vergleichen (s. Kap. 8.5, S. 133).

### 8.1.4 Ergebnisse zur Hypothese 1d (Schmerzsensibilität und klinische Schmerzparameter)

Der Zusammenhang zwischen klinischen Schmerzparametern und der experimentell erhobenen Schmerzsensibilität wurde in der vorliegenden Untersuchung mit Einschränkungen bestätigt. Insbesondere die Anzahl der betroffenen Schmerzorte am Körper als auch das Ausmaß der Schmerzintensität an den Schmerzorten stellen bedeutsame klinische Parameter dar. Die Ergebnisse legen nahe, dass klinischer Schmerz an verschiedenen Körperregionen sowie eine starke Schmerzintensität bei Patienten mit CTTH von einer experimentell erhöhten Schmerzsensibilität sowohl am Kopf als auch an extrazephalen Orten begleitet ist. Die Ergebnisse stimmen durchaus mit den gefundenen Zusammenhängen bei polytopen Schmerzbildern wie der Fibromyalgie überein. So berichtet Lautenbacher (1999b) bei Fibromyalgiepatienten über ähnliche Zusammenhänge zwischen dem Ausmaß klinischer Schmerzen und der experimentellen Schmerzsensibilität. Lautenbacher (1999b) fand ebenfalls signifikante negative Korrelationen zwischen gegenwärtig starken fibromyalgischen Schmerzen, gemessen mit dem Lokalisierten Schmerzrating, und den Druckschmerzschwellen. Die in der vorliegenden Untersuchung insgesamt relativ häufigen Korrelationen zwischen klinischem Schmerz und Schmerzsensibilität geben Hinweise darauf, dass die generell erhöhte Schmerzempfindlichkeit der Pat. mit CTTH eventuell eine Risiko für die Chronifizierung der Kopfschmerzen darstellt (s. Kap. 8.3, S. 127 ff.).

### 8.1.5 Weiterführende Diskussion der Ergebnisse zur Schmerzsensibilität

Die eigenen und referierten Befunde zur zephalen und extrazephalen Hyperalgesie liefern Belege für die Annahme von Lautenbacher (1999b), dass sich beim CTTH die zephalen Hyperalgesien den extrazephalen Hyperalgesien „aufpfropfen". Die in einigen Studien (s. Kap. 3.3.2, S. 35 ff.) gefundene extrazephale Hyperalgesie spricht gegen die Annahme, dass bei ortspezifischen Syndromen keine extrazephalen Hyperalgesien bestehen. Eine in der vorliegenden Arbeit bei Kopfschmerzpatienten nachgewiesene zephale Hyperalgesie sowie eine nicht gefundene extrazephale Hyperalgesie unterstützt die Vermutung, dass der Kopf für Kopfschmerzpatienten ein ganz besonders schmerzempfindliches Areal darstellt. Eine generelle Hyperalgesie würde keine ausreichende Erklärung für die Entstehung des Kopfschmerzes vom Spannungstyp darstellen, da eine solche Störung der Schmerzwahrnehmung zu ortsunspezifisch ist. Die zentralnervös bedingte Veränderung der Schmerzsensibilität am Kopf (Olesen & Schoenen, 1993) hat bei der Entstehung der Kopfschmerzen eine wesentliche Bedeutung (s. Kap. 8.3, S. 127 ff.).

## 8.2 Diskussion der Ergebnisse zur Schmerzinhibition

Angesichts der nachgewiesenen zephalen Hyperalgesie wäre bei den Patienten mit CTTH ein Defizit in dem Mechanismus, der eine Schmerzausbreitung verhindern hilft, zu erwarten. Der für die Schmerzinhibition verantwortliche supraspinale DNIC-Mechanismus (s. Kap. 3.1, S. 23 ff.) wurde in einem experimentellen Paradigma überprüft. Da der Schmerz-Inhibitions-Mechanismus eher das nozizeptive System insgesamt betrifft, werden die Ergebnisse zu den Hypothesen 2a (Annahme einer zephal defizitären Schmerzinhibition) und 2b (Annahme einer extrazephal defizitären Schmerzinhibition) aus inhaltlichen Gründen gemeinsam diskutiert.

### 8.2.1 Ergebnisse zur Hypothese 2a und 2b (zephale und extrazephale Schmerzinhibition)

Hypothesengemäß zeigten die Patienten mit CTTH in der vorliegenden Untersuchung sowohl zephal als auch extrazephal signifikant weniger Schmerz-Inhibitions-Effekte als die gesunden

Kontrollpersonen (s. Kap. 7.3.1, S. 105 ff.). Die Ergebnisse stehen im Einklang mit den Befunden an weiteren chronischen Schmerzsyndromen, bei denen ebenfalls eine defizitäre Schmerzinhibition nachgewiesen werden konnte. So fanden Kosek & Hansson (1997) bei Fibromyalgiepatientinnen (n = 10) im Vergleich zu gesunden Kontrollpersonen (n = 10) unter zeitparallel durchgeführter heterotoper elektrischer Vibrationsstimulation signifikant niedrigere Schmerzschwellen für Druck- und Hitzereize. Lautenbacher & Rollman (1997) fanden, dass starke tonische Hitzereize bei gesunden Personen die Schmerzschwelle für elektrokutane Reize erhöhen, während Fibromyalgiepatienten keine Veränderung der Schmerzschwellen aufwiesen. Die elektrischen Entdeckungsschwellen blieben in beiden Gruppen unverändert (vgl. Abb. 3-2, S. 27). Sowohl Kosek & Hansen (1997) als auch Lautenbacher & Rollman (1997) interpretieren die defizitäre Schmerzinhibition bei Fibromyalgiepatienten als eine Dysfunktion in den „diffuse noxious inhibitory controls" (DNICs; s. Kap. 3.2.2, S. 27 f.). Auch beim chronischen Kopfschmerz vom Spannungstyp kann nunmehr eine Störung antinozizeptiver Systeme angenommen werden (s. Kap. 3.2.2, S. 27 f.). Die Ergebnisse der vorliegenden Studie belegen erstmalig an Patienten mit einem regionalen Schmerzsyndrom, dass eine Dysfunktion in den DNICs nicht nur eine regionale Störung bewirkt, sondern sich systemisch auf die Schmerzinhibition auswirkt. Der in der vorliegenden Untersuchung geführte Nachweis einer defizitären Schmerzinhibition beim CTTH stellt somit einen wesentlichen Beitrag zur Identifikation der im Prozess der Chronifizierung der Kopfschmerzen beteiligten Faktoren dar, worauf in Kap. 8.3 (s. S. 127 ff.) noch ausführlich eingegangen wird.

### 8.2.2 Ergebnisse zur Hypothese 2c (Schmerzinhibition und klinische Parameter)

Die in der Hypothese 2c formulierte Annahme, dass bei ausbleibender bzw. defizitärer Schmerzinhibition die regionale Ausbreitung der Schmerzsymptomatik zunimmt (vgl. Tab. 7-27, S. 114), musste angesichts der Ergebnisse in Experiment 2 verworfen werden. Da chronischer Kopfschmerz vom Spannungstyp zuweilen auch mit einer erhöhten Schmerzsensibilität der perikraniellen Muskulatur einhergeht und damit auch beim CTTH eine Ausbreitung der Schmerzen stattfindet, erschien die Überprüfung dieser Annahme durchaus relevant. Insgesamt ist der Zusammenhang zwischen den Schmerz-Inhibitions-Effekten und den klinischen Parametern jedoch eher schwach ausgeprägt, so dass sich keine weiteren Interpretationen über mögliche Zusammenhänge ergeben. In Experiment 1 (vgl. Tab. 7-20, S. 103 f.) wurde hingegen ein positiver Zusammenhang zwischen der regionalen Ausbreitung der Schmerzsymptomatik und der Schmerzsensibilität nachgewiesen.

### 8.2.3 Weiterführende Diskussion der Ergebnisse zur Schmerzinhibition

In der vorliegenden Arbeit wurde erstmalig der Schmerz-Inhibitions-Mechanismus bei Patienten mit CTTH untersucht. Der Nachweis der generell defizitären Schmerzinhibition in der klinischen Gruppe der Spannungskopfschmerzen kann durchaus als innovatives Ergebnis im Bereich der Schmerzforschung betrachtet werden.

Aus pathophysiologischer Sicht spricht eine defizitäre Schmerzinhibition, die anatomisch generalisiert auftritt, am ehesten für das Vorliegen einer systemischen Störung des nozizeptiven Systems. Auf zentraler Ebene wird die Störung der Schmerzinhibition vermutlich durch eine Hemmung der inhibitorischen Interneurone im Hirnstamm verursacht. Selbst starke Schmerzreize können dann das DNIC-System nicht mehr aktivieren (s. Kap. 3.2.2, S. 27 f.). Die somit bei tonischer Schmerzstimulation mangelnde Aktivierung der DNICs führt dazu, dass auch außerhalb des primären Schmerzareals eine erhöhte Schmerzsensibilität besteht und eine Schmerzausbreitung nicht mehr verhindert werden kann. Dies bedeutet, dass das protektive Phänomen „Schmerz unterdrückt Schmerz" nicht mehr funktioniert und Kopfschmerzpatienten nicht, wie gesunde Personen, unanfälliger für weitere Schmerzen macht. Die große

Anzahl von außerhalb des Kopfes mit Schmerz betroffenen Körperarealen in der untersuchten Gruppe der Kopfschmerzpatienten bestätigt diese Annahme (vgl. Tab. 7-3, S. 85). Die Prävention der weiteren Ausbreitung der Schmerzen erscheint daher bei Kopfschmerzpatienten klinisch äußerst bedeutsam.

## 8.3 Implikationen der Ergebnisse für die Pathogenese des chronischen Kopfschmerzes vom Spannungstyp

Nachfolgend sollen die aus den beiden Experimenten der vorliegenden Untersuchung resultierenden Befunde in ihrer Gesamtheit betrachtet und in ein Modell zur Pathogenese des CTTH (vgl. Abb. 8-1, S. 130) zusammengefügt werden.

Der Nachweis einer generell defizitären Schmerzinhibition beim CTTH lässt eine Interaktion peripherer und zentraler Faktoren bei der Entstehung der Kopfschmerzen vermuten. Unklar blieb bisher, ob nun periphere oder eher zentrale Mechanismen den initiierenden Faktor für den Spannungskopfschmerz darstellen. Empirische Studien zur Hyperalgesie (s. Kap. 3.3, S. 28 ff.) legen nahe, dass periphere Muskelüberlastungen der zentralen Hypersensibilität vorausgehen. Ähnliche Schlussfolgerungen wurden auch von Jensen & Olesen (1996) gezogen. Sie konnten zeigen, dass experimentell induziertes Zähnezusammenbeißen zu erhöhter muskulärer Sensibilität und in der Folge einige Stunden später bei 69 % der Kopfschmerzpatienten auch zu Kopfschmerzen führt. Interessanterweise waren die mechanischen Schmerzschwellen nur bei den Patienten, die anschließend keine Kopfschmerzen entwickelten, erhöht. Dieser Befund wird von Jensen & Olesen (1996) dahingehend interpretiert, dass das Zähnezusammenbeißen das antinozizeptive System aktiviert hat, während dies bei der Patientengruppe mit induziertem Kopfschmerz nicht möglich war. Während Patienten mit chronischem Kopfschmerz vom Spannungstyp sowohl reduzierte Schmerzschwellen als auch erhöhte muskuläre Sensibilität aufweisen, ist bei episodischem Kopfschmerz vom Spannungstyp lediglich eine erhöhte muskuläre Sensibilität bei normalen Schmerzschwellen zu finden (Göbel et al., 1992b; Jensen et al., 1993). Da sich chronischer Kopfschmerz vom Spannungstyp gewöhnlich aus dem episodischen Kopfschmerz entwickelt (Langemark et al., 1988), liegt es nahe zu vermuten, dass prolongierte Schmerzreize aus der perikraniellen Muskulatur das zentrale Nervensystem sensibilisieren und so zu einer erhöhten Schmerzsensibilität führen. Eine definitive Klärung dieser Frage könnte jedoch erst in prospektiven Studien erfolgen, in denen die Schmerzschwellen von Patienten mit ETTH, die eventuell nachfolgend einen CTTH entwickeln, als Ausgangswerte vorliegen.

Es kann somit davon ausgegangen werden, dass der initiale Faktor bei der Entwicklung des Kopfschmerzes vom Spannungstyp die *periphere Sensitivierung* ist (vgl. Abb. 8-1, S. 130). Die Sensitivierung der Nozizeptoren in der perikraniellen Muskulatur entsteht beispielsweise durch kontinuierliche Aktivierung der Nozizeptoren oder durch unwillkürlich anhaltende Muskelkontraktionen bei psychischem Stress. Der erhöhten muskulären Sensibilität scheint für den CTTH eine besondere Bedeutung beizukommen, während für die Migräne eher eine erhöhte Sensibilität für vaskuläre Prozesse in zephalen Arterien entscheidend zu sein scheint (Olesen, 1991). Die Folge der peripheren kontinuierlichen Aktivierung der Nozizeptoren ist eine Erniedrigung der Reizschwelle zur Erzeugung von Schmerzen und damit eine erhöhte Schmerzsensibilität auf noxische Reize (s. Kap. 2.5.3, S. 17 f.). Biochemisch geht die erniedrigte Reizschwelle der Nozizeptoren mit einer Freisetzung von Schmerz- und Entzündungsmediatoren einher. Wäre der CTTH nun lediglich Ausdruck einer muskulär bedingten peripheren Störung, so müssten zusätzliche klinische Symptome von peripheren Störungen, wie sie beispielsweise im Rahmen einer Neuropathie auftreten, beobachtbar sein. Da beim CTTH keinerlei Begleitsymptome auftreten, ist es wahrscheinlich, dass die Hyperalgesie durch eine systemische Störung der Schmerzinhibition auf zentraler Ebene zusätzlich verstärkt wird. Weitere Befunde, die für das Vorliegen einer zentralen Störung beim CTTH sprechen, wurden bereits in Kap. 3.2.2 (s. S. 27 f.) ausgeführt. Olesen (1991) betont in diesem Zusammenhang, dass sowohl bei CTTH als auch bei Migräne eine zentralnervöse Regulationsstörung zugrunde liegt. Es wäre vorstellbar, dass eine kontinuierliche Aktivierung der Nozizeptoren und ihrer afferenten Fasern zu einer *zentralen Sensitivierung* führt (Coderre & Katz, 1997). Angesichts der vermehrten exzitatorischen Impulse wird eine Hemmung der inhibitorischen Interneurone im Hirnstamm ausgelöst und das antinozizeptive System gestört. Normalerweise wird einem erhöhten peripheren nozizeptivem Reiz durch eine erhöhte Aktivität des antinozizeptiven Systems entgegengewirkt, so dass kein Kopfschmerz entsteht. Klinisch bedeutsame Schmerzen entstehen vermutlich erst, wenn eine permanente Hyperexzitabilität der sensorischen Neurone auf gestörte antinozizeptive Mechanismen stößt (Jensen & Olesen, 1996). Das Auftreten von zephaler Hyperalgesie wäre damit gut erklärbar. Neben der Steigerung der Erregbarkeit von nozizeptiven Neuronen wird von Olesen & Schoenen (1993) auch eine Reduktion der inhibitorischen Mechanismen im Hirnstamm postuliert (s. Kap. 8.3, S. 127). Bei andauernder nozizeptiver Aktivierung aus der tiefenmyofascialen Haut könnte es vor dem Hintergrund einer angenommenen Plastizität und Sensitivierung der Neurone in dem spinalen Horn bzw. dem trigeminalen Nucleus (Coderre et al., 1993; Hoheisel et al., 1994) zu einer permanenten Störung im DNIC-System kommen. Ein Defekt in den serotoninerg vermittelten DNICs bei CTTH ist möglicherweise auf einen zentralnervösen Serotoninmangel zurückzuführen (s. Kap. 2.5.4, S. 19 f.). Die Plastizität der Neurone (s. Kap. 2.5.3, S. 17 f.) kann auch eine Ausweitung der Störung des antinozizeptiven Systems auf andere extrazephale Körperareale bewirken (*anatomisch generalisierte Inhibitionsstörung*). Die defizitäre Schmerzinhibition könnte dann eine prolongierte zephale und möglicherweise auch extrazephale Hyperalgesie erklären, die auch nach dem Verschwinden der peripheren noxischen Stimuli persistiert (vgl. Abb. 8-1, S. 130).

Wenn die zentrale Sensitivierung und die defiziente Schmerzinhibition ausreichend stark werden und dauerhaft geeignete noxische Ereignisse hinzutreten, wird der Kopfschmerz chronisch. Die allgemein *erhöhte Schmerzsensibilität* stellt einen wesentlichen prädisponierenden Faktor für die Entwicklung von chronischen Kopfschmerzen dar. Weitere Faktoren für die Ausprägung von CTTH sind regionale potentiell algogene Ereignisse sowie psychische Variablen (vgl. Abb. 8-1, S. 130). Bereits leichte muskuläre Irritationen können durch das Nachlassen der Schmerzinhibition zu überschwelligen Schmerzstimuli werden (Olesen, 1991) und somit *regionale potentiell algogene Ereignisse* darstellen. Empirisch wird diese Annahme insbesondere durch Untersuchungen der muskulären Empfindlichkeit anhand von quantitativen EMG-Aufzeichnungen gestützt. So fanden Jensen et al. (1994) während der Schmerzepisoden von Patienten mit CTTH eine erhöhte Durchschnittsspannung im Oberflächen-EMG der Frontalis- und Temporalismuskulatur. Eine erhöhte Empfindlichkeit für noxische Inputs auf zentraler Ebene wäre auch kompatibel mit dem Einfluss *psychischer Faktoren* auf die Schmerzwahrnehmung (Magni & Merskey, 1987; Merskey, 1965, 1981). Der Einfluss von psychischen Störungen auf die Psychobiologie gilt inzwischen als erwiesen (Bahra et al., 1999). So wie die Schmerzwahrnehmung wesentlich über das adrenerge, serotonerge und opioiderge System beeinflusst wird (Lautenbacher & Krieg, 1994), wird für die Depression insbesondere eine Beteiligung des serotonergen Systems angenommen. Aus psychologischer Sicht wäre vorstellbar, dass bei einer Depression bestimmte Kognitionen, wie z.B. ein depressiver Verarbeitungsstil bei Schmerzen, zusätzlich zu einer Hemmung von Schmerzreizen beiträgt (s. Kap. 2.6, S. 20 ff.). Die weitreichenden psychopathologischen Auffälligkeiten bei den in der vorliegenden Studie untersuchten Kopfschmerzpatienten wurden bereits in Kap. 6.1.2 (vgl. Tab. 6-3, S. 51) und Kap. 7.1.2 (vgl. Tab. 7-5, S. 87) beschrieben.

Die Abb. 8-1 (s. S. 130) fasst die Ausführungen zur Entstehung von chronischem Kopfschmerz vom Spannungstyp zusammen. Vor dem Hintergrund dieses Modells würde eine anatomisch generalisierte Störung der Schmerzinhibition ein Risiko für die Entwicklung eines chronischen Kopfschmerzes vom Spannungstyp darstellen.

**Abb. 8-1: Modell zur Pathogenese des chronischen Kopfschmerzes vom Spannungstyp**

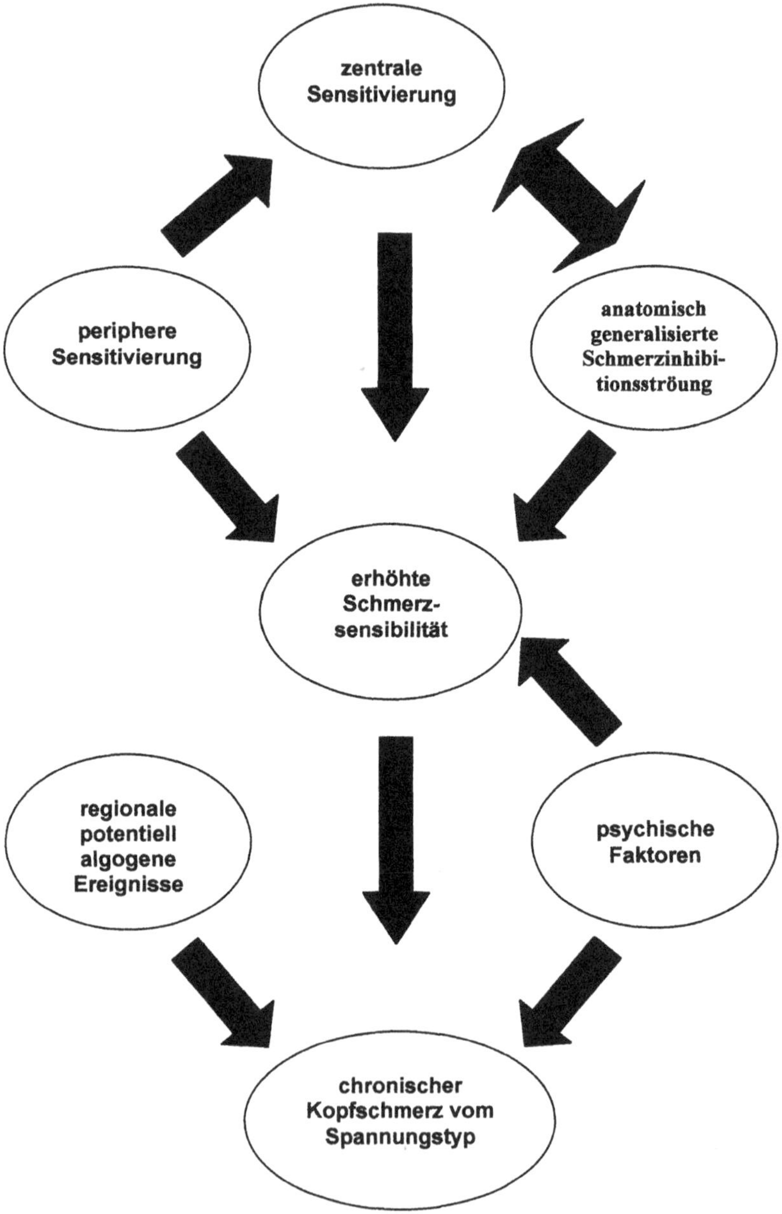

## 8.4 Diskussion der Methoden

Die Diskussion der in der vorliegenden Arbeit eingesetzten Methoden erfolgt in Bezug auf die Untersuchungsergebnisse, die gegebenenfalls auf methodische Schwächen zurückzuführen sind.

### 8.4.1 Stichprobe

In Experiment 1 wurden nur tendenziell signifikante Ergebnisse hinsichtlich der Gruppenunterschiede in der zephalen Schmerzsensibilität für thermische Reize (vgl. Tab. 7-8, S. 92) sowie keine signifikanten Gruppenunterschiede in der extrazephalen Schmerzsensibilität (vgl. Tab. 7-25, S. 111) erzielt. Es liegt nahe zu vermuten, dass sich bei einer größeren Probandenzahl auch signifikante Unterschiede in der Schmerzsensibilität von Gesunden und Kopfschmerzpatienten ergeben hätten. Grundsätzlich stellt das Kontrollgruppendesign (vgl. Tab. 6-5, S. 52 und Tab. 6-6, S. 53) mit einer Stichprobengröße von $n = 30$ pro Untersuchungsgruppe zwar eine solide Basis für die Interpretation der Ergebnisse dar; eine größere Stichprobe hätte im Bereich der Schmerzsensibilität jedoch möglicherweise eindeutigere Ergebnisse ergeben.

### 8.4.2 Messinstrumente

Ein weiterer methodischer Kritikpunkt könnte die Wahl des mechanischen Druckdolorimeters zur Messung der mechanischen Schmerzsensibilität sein. In Experiment 1 konnte bei den Kopfschmerzpatienten eine erhöhte Schmerzsensibilität für mechanische Reize lediglich am zephalen und nicht am extrazephalen Ort nachgewiesen werden. Möglicherweise wäre die Benutzung eines elektronischen Druckdolorimeters messgenauer und zuverlässiger als die eines mechanischen Druckdolorimeters (s. Kap. 6.4.2, S. 58 f.) gewesen. Bei Messungen mit dem variablen Druckdolorimeter gilt als schwierig, eine kontinuierliche Steigerung des Drucks um 1 kg/s genau einzuhalten. Dennoch gilt die Methode als Verfahren mit guter Reliabilität (Göbel, 1992) und insbesondere hoher Interrater-Reliabilität (Antonaci et al., 1998; Jensen et al., 1986). Da die extrazephale Hyperalgesie jedoch auch mittels anderer Schmerzinduktionsverfahren nicht nachgewiesen werden konnte, erscheint jedoch unwahrscheinlich, dass anhand des Einsatzes eines elektronischen Druckdolorimeters grundsätzlich andere Ergebnisse erzielt worden wären. Ergänzend hätte zum Nachweis der Druckschmerzsensibilität eventuell die Fingerpalpation eingesetzt werden können. Da die Anwendung dieser Methode jedoch eine spezielle Ausbildung erfordert, war dies im Rahmen der vorliegenden Untersuchung nicht möglich. Zur Erhöhung der Validität der Messergebnisse erscheint der Einsatz verschiedener Messinstrumente bzw. deren Kombination (Druckdolorimeter und Fingerpalpation) durchaus angemessen.

### 8.4.3 Verfahren zur Schmerzinduktion

In Experiment 1 konnte eine signifikante bzw. tendenziell signifikante zephale Hyperalgesie bei Kopfschmerzpatienten ausschließlich bei mechanischer und thermischer Stimulation, nicht jedoch bei elektrischer Stimulation nachgewiesen werden (vgl. Tab. 7-8, S. 92). Lautenbacher et al. (1994a) betonen in diesem Zusammenhang, dass beim Einsatz der verschiedenen Schmerzinduktionsverfahren nicht unbedingt von einer Äquivalenz der verschiedenen experimentellen Schmerzarten auszugehen ist. Prinzipiell scheint die erhöhte Schmerzsensibilität von der Art der Stimulation abhängig zu sein (Rollman & Lautenbacher, 2001). Janal et al. (1994) fanden beim Vergleich von thermischer, ischämischer und elektrischer Stimulation nur sehr geringe Korrelationen zwischen den verschiedenen Schmerzinduktionsverfahren. Dies galt sowohl für nicht-schmerzhafte als auch für schmerzhafte Reize. Lautenbacher & Rollman (1993) fanden konsistente Korrelationen von $r = 0.50$ zwischen Hitzschmerz und elektrischer

Stimulation. Die Stärke des Zusammenhangs zwischen den verschiedenen Methoden ist auch abhängig von der Test-Retest-Reliabilität der einzelnen Verfahren. Lautenbacher & Rollman (1993) berichten in diesem Zusammenhang über Korrelationen von r > 0.70 zwischen den erhobenen Schmerzschwellen für Hitze und denen für elektrische Reize an der Hand und am Fuß. Auch in anderen Studien ergeben sich für die eingesetzten Schmerzinduktionsverfahren in der Regel Test-Retest-Reliabilitäten von r > 0.50 (Fernandez et al., 1991; Morgan & Horstman, 1978). Angesichts der divergenten Befundlage ist eher der Einsatz verschiedener Schmerzinduktionsverfahren in einer Studie zu empfehlen, wie es in der vorliegenden Arbeit auch praktiziert wurde.

Das Phänomen der Methodenvarianz zeigt sich auch auf der Ebene der Schmerzleitung. Im Gegensatz zur Erregung durch Druck werden bei elektrischer Stimulation keine Afferenzen erregt, die Tiefensensibilität und Propriozeption leiten (s. Kap. 8.1.1, S. 119 ff.). Die Nachweissensitivität der verschiedenen Schmerzinduktionsverfahren ist entsprechend unterschiedlich. Insgesamt können die eingesetzten Methoden zur Bestimmung der Schmerzschwellen als reliable, schnelle und einfach zu erhebende Methoden angesehen werden. Ihr Einsatz ist daher trotz der kritischen Einwände für die klinische Schmerzforschung von großem Wert.

### 8.4.4 Psychophysikalische Verfahren zur Messung der Schmerzsensibilität

Als Maß für die Schmerzsensibilität hätten neben den Schmerzschwellen auch Schmerztoleranzgrenzen erhoben werden können. Möglicherweise wären mit der elektrischen und der thermischen Stimulation in Experiment 1 auch signifikante Gruppenunterschiede nachweisbar gewesen, wenn die Schmerzsensibilität mit Schmerztoleranzgrenzen gemessen worden wäre. Zumindest für die Messung der Druckschmerzempfindlichkeit empfehlen Petersen et al. (1992) die Schmerztoleranzgrenze der Schmerzentdeckungsschwelle vorzuziehen. Petersen et al. (1992) fanden in einer Studie mit gesunden Probanden für die Schmerztoleranzgrenze verglichen mit der Schmerzentdeckungsschwelle eine größere interindividuelle Variation sowie höhere Test-Retest-Reliabilitäten. Auch Schoenen et al. (1991b) plädieren für eine bevorzugte Erhebung der Schmerztoleranzgrenzen gegenüber den Schmerzschwellen. Die Autoren weisen darauf hin, dass lediglich die Schmerztoleranzschwelle und nicht die Schmerzschwelle durch die Gabe von Naloxon beeinflussbar ist (Langemark, 1989; Sicuteri et al., 1987). In der vorliegenden Arbeit hätte es möglicherweise Sinn gemacht, Schmerztoleranzschwellen zu untersuchen, da es sich bei der untersuchten Stichprobe um eher gering chronifizierte Patienten mit CTTH handelt (s. Kap. 7.1.2, S. 83 ff. und Kap. 8.1.2, S. 122 f.). Möglicherweise wären messbare Gruppenunterschiede zwischen Patienten mit CTTH und Gesunden erst bei entsprechender Schmerzintensität erkennbar gewesen. In Experiment 1 der vorliegenden Untersuchung (s. Kap. 6.3.2, S. 55 f.) wurden jedoch ausschließlich Schmerzschwellen bestimmt, so dass die geringeren hyperalgetischen Effekte möglicherweise durch die fehlende Erhebung von Toleranzschwellen erklärt werden können.

In bisherigen empirischen Studien zur Messung der Schmerzsensibilität (s. Kap. 3.3, S. 28 ff.) wurden bislang bevorzugt Schmerzentdeckungsschwellen erhoben. In den wenigen Studien, in denen sowohl die Schmerzentdeckungs- als auch die Schmerztoleranzschwelle bestimmt wurde, ergaben sich in sämtlichen 3 Studien keine Unterschiede in der Schmerzsensibilität in Abhängigkeit vom verwendeten Schwellenmaß (Bendtsen et al., 1996a; Jensen, 1995; Marlowe, 1992). Die Annahme einer größeren internen Validität für die Schmerztoleranzschwelle im Vergleich mit der Schmerzentdeckungsschwelle (Petersen et al., 1992) ist daher auf der Grundlage der aktuellen empirischen Befundlage durchaus umstritten.

Ein weiterer methodischer Kritikpunkt betrifft die Dauer der Stimulation im Rahmen der Schmerzschwellenbestimmung. Jensen (1995) betont, dass die Toleranzgrenze für thermische

Reize an der Schläfe in der Gruppe der Kopfschmerzpatienten im Verlauf der Untersuchung deutlich abnahm. Dieses Ergebnis betont die Bedeutsamkeit von Adaptations- bzw. Sensitivierungsprozessen bei kontinuierlicher Stimulation für die Schmerzwahrnehmung. Ein Nachweis der zunehmenden Sensitivierung für Schmerzreize ist ausschließlich über die Erhebung von Toleranzschwellen möglich. Eine Möglichkeit, eine lange Stimulationsdauer zu vermeiden, stellt der Einsatz von Laserreizen zur Erzeugung von noxischer Hitze dar (Frot et al., 1999; Ploner et al., 1999). Laserreize ermöglichen die für die Registrierung von evozierten Potentialen benötigten sehr schnellen Temperaturanstiege auf der Haut (Arendt-Nielsen & Bjerring, 1988). Der bei CTTH offensichtlich vorliegende Mangel an Adaptation bzw. die vermutlich stattfindende Sensitivierung bei wiederholter Messung von Schmerzschwellen wurde bislang nur selten berücksichtigt.

## 8.5 Forschungsperspektiven und Ausblick

Die vorliegende Arbeit hat dazu beigetragen, Begleitprozesse beim chronischem Kopfschmerz vom Spannungstyp zu identifizieren, die potentiell ätiologische Relevanz haben und die Chronifizierung beeinflussen können.

Im Hinblick auf Forschungsperspektiven wären insbesondere hinsichtlich der Evidenz für das Vorliegen bzw. Fehlen einer extrazephalen Hyperalgesie noch weitere Studien erforderlich. Da extrazephale Hyperalgesien vermutlich erst bei sehr stark beeinträchtigten Patienten mit CTTH nachweisbar sind (Lautenbacher, 1999b), sollten zukünftige Studien vorwiegend mit schwer chronifizierten Patienten durchgeführt werden. Zur besseren Vergleichbarkeit der Studien erscheint empfehlenswert, das Ausmaß der Schmerzintensität sowie das Stadium der Chronifizierung bzw. die Erkrankungsdauer anzugeben. Außerdem wären Längsschnittstudien, in denen der Verlauf von Risikogruppen, wie beispielsweise Patienten mit ETTH, bis zur Entwicklung von CTTH verfolgt wird, sinnvoll. In zukünftigen Studien sollte auch der Einfluss der Depression auf die Schmerzwahrnehmung näher untersucht werden (s. Kap. 8.1.3, S. 123 f.). Es ist derzeit noch unklar, ob Depression bei Kopfschmerzpatienten ebenso wie bei allgemeinen Schmerzpatienten einen hypalgetischen Effekt hat (s. Kap. 4, S. 39 ff.). Studien zur Schmerzsensibilität mit depressiven und nicht depressiven Kopfschmerzpatienten könnten hierüber weiter Aufschluss geben.

Zur Abklärung pathophysiologischer Mechanismen wären noch weitere Studien zum Vergleich der Schmerzsensibilität während der Kopfschmerzen mit der Schmerzsensibilität in kopfschmerzfreien Intervallen sinnvoll (s. Kap. 3.3.1.3, S. 34 f.). Zu diesem Zweck erscheint ein Vergleich der Schmerzsensibilität bei der chronischen und der episodischen Form des Spannungskopfschmerzes interessant. Falls sich bisherige Befunde bestätigen lassen, in denen in kopfschmerzfreien Intervallen ebenfalls eine reduzierte Schmerzsensibilität nachweisbar war (Langemark et al., 1989), so könnte die erhöhte Schmerzsensibilität bei Patienten mit CTTH auch vielmehr Folge der chronischen Schmerzen als deren primäre Ursache sein.

Da es sich bei der Untersuchung zur Schmerzinhibition um eine innovative Methodik handelt und in dieser Weise erstmalig bei Patienten mit CTTH durchgeführt wurde, wären noch weitere Studien zur Replikation der Ergebnisse wünschenswert. Des Weiteren bedarf es noch Studien mit anderen klinischen Gruppen, um Aussagen darüber treffen zu können, inwieweit die gefundenen Ergebnisse zur Schmerzinhibition für den chronischen Kopfschmerz vom Spannungstyp spezifisch sind oder allgemein für die Schmerzsensibilität auch bei anderen Schmerzsyndromen gelten. Wünschenswert wären z.B. experimentelle Untersuchungen der Schmerz-Inhibitions-Mechanismen bei anderen Schmerzerkrankungen, die ebenfalls in ihrer Schmerzsymptomatik lokal begrenzt sind (z.B. myofasciales Schmerzsyndrom, temporomandibulares Schmerzsyndrom).

# 9 Zusammenfassung

Die vorliegende Dissertation hatte zum Ziel, die Mechanismen der Schmerzverarbeitung beim chronischen Kopfschmerz vom Spannungstyp zu untersuchen. Im theoretischen Teil wurden zunächst das klinische Bild sowie die Theorien zur Ätiologie und Pathophysiologie beschrieben (s. Kap. 2, S. 3 ff.). Anschließend wurde auf physiologische (s. Kap. 3, S. 23 ff.) und psychopathologische Mechanismen der Schmerzsensibilität und Schmerzinhibition eingegangen (s. Kap. 4, S. 39 ff.). Aus der bisherigen Befundlage wurden entsprechende Fragestellungen und Hypothesen abgeleitet (s. Kap. 5, S. 43 ff.).

**Fragestellung:**

In der vorliegenden Untersuchung wurden in Experiment 1 die Fragen untersucht, ob bei Patienten mit chronischem Kopfschmerz vom Spannungstyp eine Hyperalgesie vorliegt, ob die Schmerzsensibilität nur am Schmerzort (zephal) oder regionalübergreifend (extrazephal) erhöht ist und welche psychopathologischen Variablen die Veränderung der Schmerzsensibilität beeinflussen können. In Experiment 2 wurde untersucht, ob bei Patienten mit chronischem Kopfschmerz vom Spannungstyp eine defizitäre Schmerzinhibition vorliegt.

**Methodik:**

Die Stichprobe setzt sich aus 30 Patienten mit chronischem Kopfschmerz vom Spannungstyp und 30 Gesunden zusammen. In Experiment 1 wurden an einem zephalen (Temporalregion) und zwei extrazephalen Messorten (M. trapezius, Unterarm) die Schmerzschwellen für mechanische (Druckdolorimeter), elektrische (Elektro-Stimulator) und thermische Reize (Path-Tester MPI 100) erhoben. Die Schwellenbestimmung erfolgte nach der Grenzwertmethode. Zur Erfassung der psychopathologischen Variablen wurden der BDI (Depression), der STAI-T (Trait-Angst) und der SOMS (Somatisierung) eingesetzt. In Experiment 2 wurden zur Induzierung einer DNIC[26]-ähnlichen Schmerzinhibition mit einer Thermode tonische thermische Reize am Oberschenkel appliziert. Mit elektrischen Reizen auf die Schläfe oder den Unterarm wurden die Inhibitionseffekte erfasst. Hierbei wurden mit einer Staircase-Prozedur die Entdeckungs- und Schmerzschwellen gemessen. Die durchgeführten Experimente wurden in ihrer Methodik in Kap. 6 (s. S. 47 ff.) ausführlich dargestellt.

**Ergebnisse:**

Die Ergebnisse wurden in Kap. 7 (s. S. 83 ff.) ausführlich dargestellt. Die Hauptergebnisse seien an dieser Stelle nochmals kurz zusammengefasst:

1. Die Schmerzsensibilität ist bei Patienten mit chronischem Kopfschmerz vom Spannungstyp zephal erhöht und extrazephal nicht erhöht. Die Schmerzwahrnehmung wird durch psychopathologische Variablen moduliert. Die Depression, aber auch Angst und Somatisierung, haben einen Einfluss auf die Schmerzwahrnehmung beim chronischen Kopfschmerz vom Spannungstyp.
2. Patienten mit chronischem Kopfschmerz vom Spannungstyp zeigen zephal und extrazephal signifikant weniger Schmerz-Inhibitions-Effekte als gesunde Kontrollpersonen. Der fehlende ortsspezifische Effekt bei Kopfschmerzpatienten gibt Hinweise auf das Vorliegen einer systemischen Störung des nozizeptiven Systems.

[26] Diffuse Noxious Inhibitory Controls-Mechanismus (s. Kap. 3.1, S. 23 ff. und Kap. 3.2.2, S. 27)

**Diskussion:**

In der Diskussion wurden Übereinstimmungen und Widersprüche mit den Ergebnissen anderer empirischer Studien erörtert (s. Kap. 8, S. 119 ff.). Die Ergebnisse zur zephalen Hyperalgesie stimmen mit bisherigen empirischen Studien überein. Bezüglich einer möglichen extrazephalen Hyperalgesie ist die Befundlage derzeit divergent. Die Ergebnisse zur Schmerzinhibition beim chronischen Kopfschmerz vom Spannungstyp sind als innovativ zu betrachten.

Angesichts des aktuellen Forschungsstandes lassen sich zusammenfassend folgende Annahmen zur Schmerzverarbeitung beim chronischen Kopfschmerz vom Spannungstyp formulieren:

Patienten mit chronischem Kopfschmerz vom Spannungstyp sind wie andere chronische Schmerzpatienten hyperalgetisch. Es wird angenommen, dass die erhöhte Schmerzsensibilität durch defekte Schmerz-Inhibitions-Mechanismen verursacht wird. In der vorliegenden Arbeit deuten die Ergebnisse darauf hin, dass es sich hierbei um ein generelles Defizit zu handeln scheint. Zur Entstehung von lokal begrenzten Kopfschmerzen wird zusätzlich zur anatomisch generalisierten Störung der Schmerzinhibition noch das Auftreten regionaler potentiell algogener Ereignisse, wie z.B. leichter muskulärer Irritationen, postuliert. Des Weiteren wird ein Einfluss psychischer Faktoren auf die Schmerzwahrnehmung angenommen.

**Ausblick:**

Abschließend kann festgestellt werden, dass die experimentelle Untersuchung der Schmerzverarbeitung bei verschiedenen Schmerzbildern und psychiatrischen Störungen nicht nur das Wissen über die Entstehung chronischer Schmerzen erweitert, sondern auch einen wesentlichen Beitrag zur Erforschung der Pathogenese einzelner Schmerzbilder liefert. Zukünftige Studien zur Schmerzverarbeitung lassen somit weitere vielversprechende Ergebnisse erwarten.

## Literatur


**Adler CS, Morrissey Adler S** (1987) Psychodynamics of head pain: An introduction. In: Adler CS, Adler SM, Packard RC (eds): Psychiatric aspects of headache. Baltimore: Williams & Wilkins, pp 41-55.

**Adler G, Gattaz WF** (1993) Pain perception threshold in major depression. Biological Psychiatry 34: 687-689.

**Ahles TA, Martin JB, Gaulier B, Cassens HL, Andres ML, Shariff M** (1988) Electromyographic and vasomotor activity in tension, migraine and combined headache patients: The influence of postural variation. Behaviour Research and Therapy 26: 519-525.

**Al Absi M, Rokke PD** (1991) Can anxiety help us tolerate pain? Pain 46: 43-51.

**Alvares D, Fitzgerald M** (1999) Building blocks of pain: the regulation of key molecules in spinal sensory neurones during development and following peripheral axotomy. Pain Suppl. 6: S71-S85.

**American Psychiatric Association (ed)** (1987) Diagnostic and statistical manual of mental disorders (3rd ed revised; DSM-III-R). Washington/DC: American Psychiatric Press.

**American Psychiatric Association (ed)** (1994) Diagnostic and statistical manual of mental disorders, international version (4th ed; DSM-IV). Washington/DC: American Psychiatric Press.

**Andrasik F** (1992) Assessment of patients with headache. In: Turk DC, Melzack R (eds): Handbook of pain assessment. New York: Guilford, pp 344-361.

**Andrasik F, Holroyd KA** (1980) Physiologic and self-report comparisons between tension headache sufferers and non-headache controls. Journal of Behavioral Assessment 2: 135-141.

**Andrasik F, Passchier J** (1993) Tension-Type Headache, Cluster Headache, and Miscellaneous Headaches: Psychological Aspects. In: Olesen J, Tfelt-Hansen P, Welch KMA (eds): The Headaches. New York: Raven Press, pp 489-492.

**Andrasik F, Blanchard EB, Arena JG, Teders SJ, Rodichok LD** (1982a) Cross-validation of the Kudrow-Sutkus MMPI classification system for diagnosing headache type. Headache 22: 2-5.

**Andrasik F, Blanchard EB, Arena JG, Teders SJ, Teevan RC, Rodichok LD** (1982b) Psychological functioning in headache sufferers. Psychosomatic Medicine 44: 171-182.

**Anthony M, Lance JW** (1989) Platelat serotonin in patients with chronic tension-type headache. Journal of Neurology, Neurosurgery and Psychiatry 52: 182-184.

**Anton F** (1993) Schmerzmessung. In: Zenz M, Jurna I (eds): Lehrbuch der Schmerztherapie: Grundlagen, Theorie und Praxis für Aus- und Weiterbildung. Stuttgart: Wissenschaftliche Verlagsgesellschaft mbH, pp 35-44.

**Antonaci F, Sand T, Lucas GA** (1998) Pressure algometry in healthy subjects: inter-examiner variability. Scandinavian Journal of rehabilitation medicine 30 (1): 3-8.

**Apkarian VA** (1995) Functional imaging of pain: new insights regarding the role of the cerebral cortex in human pain perception. Seminars in the Neurosciences 7: 279-293.

**Arena JG, Andrasik F, Blanchard EB** (1985) The role of personality in the etiology of chronic headache. Headache 25: 296-301.

**Arendt-Nielsen L, Bjerring P (1988)** Sensory and pain threshold characteristics to laser stimuli. Journal of Neurology, Neurosurgery and Psychiatry 51: 35-42.

**Arntz A, De Jong P** (1993) Anxiety, attention and pain. Journal of Psychosomatic Research 37: 423-432.

**Arntz A, Dreessen L, De Jong P** (1994) The influence of anxiety on pain: attentional and attributional mediators. Pain 56: 307-314.

**Arntz A, Dreessen L, Merckelbach H** (1991) Attention, not anxiety, influences pain. Behaviour Research and Therapy 29: 41-50.

**Ashina M, Bendtsen L, Jensen R, Sakai F, Olesen J** (1999) Muscle hardness in patients with chronic tension-type headache: relation to actual headache state. Pain 79: 201-205.

**Bahra A, Evers S, Goadsby PJ** (1999) Komorbidität von Depression und Migräne - eine Übersicht. Nervenheilkunde 18: 267-271.

**Bech P** (1993) Tension-type headache: psychiatric aspects. In: Olesen J, Schoenen J (eds): Tension-type headache. Classification, mechanisms and treatment. New York: Raven Press, p 143.

**Beck AT, Ward CH, Mendelson M, Mock JE, Erbaugh JK** (1961) An inventory for measuring depression. Archives of General Psychiatry 4: 561-571.

**Ben-Tovim DI, Schwartz MS** (1981) Hypoalgesia in depressive illness. British Journal of Psychiatry 138: 37-39.

**Bendtsen L, Jensen R, Olesen J** (1996a) Decreased pain detection and tolerance thresholds in chronic tension-type headache. Archives of Neurology 53 (4): 373-376.

**Bendtsen L, Jensen R, Olesen J** (1996b) Qualitatively altered nociception in chronic myofascial pain. Pain 65 (2-3): 259-264.

**Bezzi G, Pinelli P, Tosca P** (1981) Motor reactivity, pain threshold and effects of sleep deprivation in unipolar depressives. Psychiatrica Clinica 14: 150-160.

**Birbaumer N, Schmidt RF** (1996) Biologische Psychologie. Berlin, Heidelberg, New York, Tokio: Springer.

**Bischoff C, Traue HC, Zenz H** (1999) Kopfschmerz vom Spannungstyp. In: Basler HD, Franz C, Kröner-Herwig B, Rehfisch HP, Seemann H (eds): Psychologische Schmerztherapie. Berlin, Heidelberg, New York, Tokio: Springer, pp 357-375.

**Blanchard EB, Kirsch CA, Appelbaum KA, Jaccard J** (1989) The role of psychopathology in chronic headache: cause or effect? Headache 29: 295-301.

**Blumer D, Heilbronn M** (1982) Chronic pain as a variant of depressive disease: the pain prone disorder. Journal of Nervous and Mental Disease 170: 381-406.

**Bortz J** (1999) Statistik für Sozialwissenschaftler. Berlin, Heidelberg, New York, Tokio: Springer.

**Bove GM, Nilsson N** (1999) Pressure pain threshold and pain tolerance in episodic tension-type headache do not depend on the presence of headache. Cephalalgia 19: 174-178.

**Bovim G** (1992) Cervicogenic headache, migraine and tension-type headache: pressure-pain threshold measurements. Pain 51: 169-173.

**Brickenkamp R** (1997): Handbuch psychologischer und pädagogischer Tests. Göttingen, Bern, Toronto, Seattle: Hogrefe.

**Buchsbaum MS, Davis GC, Goodwin FK, Murphy DL, Post RM** (1980) Psychophysical pain judgements and somatosensory evoked potentials in patients with affective illness and in normal adults. Advances in Biological Psychiatry 4: 63-72.

**Buchsbaum MS, Muscettola G, Goodwin FK** (1981) Urinary MHPG, stress response, personality factors and somatosensory evoked potentials in normal subjects and patients with major affective disorders. Neuropsychobiology 7: 212-224.

**Bühl A, Zöfel P** (1999): SPSS Version 8. Bonn: Addison-Wesley-Longman.

**Casey KL, Minoshima S** (1997) Can pain be imaged? In: Jensen TS; Turner JA; Wiesenfeld-Hallin Z (eds): Proceedings of the 8th World Congress on Pain: progress in pain research and management, Vol. 8. Seattle: IASP Press, pp 855-866.

**Castillo J, Munoz P, Guitera V, Pascual J** (1999) Epidemiology of chronic daily headache in the general population. Headache 39: 190-196.

**Chambless DL, Caputo GC, Bright P, Gallagher R** (1984) Assessment of fear in agoraphobics: the body sensations questionnaire and the agoraphobic cognitions questionnaire. Journal of Consulting and Clinical Psychology 52 (6): 1090-1097.

**Chambless DL, Caputo GC, Jasin SE, Gracely RH, Williams C** (1985) The Mobility Inventory for Agoraphobia. Be-

**Chambless DL, Caputo GC, Jasin SE, Gracely RH, Williams C** (1985) The Mobility Inventory for Agoraphobia. Behaviour Research and Therapy 23 (1): 35-44.

**Chaturvedi SK** (1987) Depressed and non-depressed chronic pain patients. Pain 29: 355-361.

**Clark WC, Yang JC, Janal MN** (1986) Altered pain and visual sensitivity in humans: the effects of acute and chronic stress. Annals of the New York Academy of Sciences 467: 116-129.

**Coderre TJ, Katz J** (1997) Peripheral and central hyperexcitability: differential signs and symptoms in persistent pain. Behavioral and Brain Sciences 20: 404-419.

**Coderre TJ, Katz J, Vaccarino AL, Melzack R** (1993) Contribution of central neuroplasticity to pathological pain: review of clinical and experimental evidence. Pain 52: 259-285.

**Coghill RC, Mayer DJ, Price DD** (1993) Wide dynamic range but not nociceptive-specific neurons encode multidimensional features of prolonged repetitive heat pain. Journal of Neurophysiology 69: 703-716.

**Coghill RC, Talbot JD, Evans AC, Meyer E, Gjedde A, Bushnell MC, Duncan GH** (1994) Distributed processing of pain and vibration by the human brain. Journal of Neuroscience 14 (7): 4095-4108.

**Collegium Internationale Psychiatriae Scalarum** (CIPS; 1986) Internationale Skalen für Psychiatrie. Weinheim, Basel: Beltz.

**Cornwell A, Donderi DC** (1988) The effect of experimentally induced anxiety on the experience of pressure pain. Pain 35: 105-113.

**Cram JR, Steger JC** (1983) EMG scanning in the diagnosis of chronic pain. Biofeedback and Self-Regulation 8: 229-241.

**Crook J, Rideout E, Browne G** (1984) The prevalence of pain complaints in a general population. Pain 18: 299-314.

**Dalessio DJ** (1989) Headache. In: Wall PD, Melzack R (eds): Textbook of Pain (2nd ed). Edinburgh: Churchill Livingstone, pp 386-401.

**Dalkvist J, Ekbom K, Waldenlind E** (1984) Headache and mood: a time-series analysis of self ratings. Cephalalgia 4: 45-52.

**Davis GC** (1983) Endorphins and pain. Psychiatric Clinics of North America 6: 473-487.

**Davis GC, Buchsbaum MS** (1981) Pain sensitivity and endorphins in functional psychoses. Modern Problems in Pharmacopsychiatry 17: 97-108.

**Davis GC, Buchsbaum MS, Bunney WE** (1979) Analgesia to painful stimuli in affective illness. American Journal of Psychiatry 136: 1148-1151.

**Davis GC, Buchsbaum MS, Naber D, Pickar D, Post RM, van Kammen D, Bunney WE** (1982) Altered pain perception and cerebrospinal endorphins in psychiatric illness. Annals of the New York Academy of Sciences 398: 366-373.

**Davis KD, Taylor SJ, Crawley AP, Wood ML, Mikulis DJ** (1997) Functional MRI of pain- and attention-related activations in the human cingulate cortex. Journal of Neurophysiology 77: 3370-3380.

**Davis KD, Wood ML, Crawley AP, Mikulis DJ** (1995) fMRI of human somatosensory and cingulate cortex during painful electrical nerve stimulation. Neuroreport 7: 321-325.

**De Benedittis G, Lorenzetti A** (1992) The role of stressful life events in the persistence of primary headache: major events vs. daily hassles. Pain 51: 35-42.

**De Broucker T, Cesaro P, Willer JC, Le Bars D** (1990) Diffuse noxious inhibitory controls in man: involvement of the spinoreticularis tract. Brain 113: 1223-1234.

**De Domini P, Del Bene E, Gori-Savellini S, Manzoni GC, Martucci N, Nappi G, Savoldi F** (1983) Personality patterns of headache sufferers. Cephalalgia 3, Suppl. 1: 195-214.

**Derbyhsire SWG, Jones AKP** (1998) Cerebral responses to a continual tonic pain stimulus measured using positron ral networks. Cambridge (Massachusetts): MIT Press, pp 698-702.

**Diamond S** (1964) Depressive headaches. Headache 4: 255-259.

**Diamond S** (1987) Depression and headache: a pharmacological perspective. In: Adler CS, Adler SM, Packard RC (eds): Psychiatric aspects of headache. Baltimore: Williams & Wilkins, pp 259-274.

**Dickenson AH, Le Bars D** (1983) Diffuse noxious inhibitory controls (DNIC) involve trigeminothalamic and spinothalamic neurones in the rat. Experimental Brain Research 49: 174-180.

**Diener HC** (1994) Medikamenteninduzierter Kopfschmerz. In: Ensink FBM, Soyka D (eds): Migräne - aktuelle Aspekte eines altbekannten Leidens. Berlin, Heidelberg, New York, Tokio: Springer, pp 463-475.

**Diener HC, Wilkinson M** (1998) Drug induced headache. Berlin, Heidelberg, New York, Tokio: Springer.

**Diener HC, Dichgans J, Scholz E** (1989) Analgesic-induced chronic headache: long-term results of withdrawal therapy. Neurology 235: 9-14.

**Dilling H, Mombour W, Schmidt MH, Schulte-Markwort E** (1994): Internationale Klassifikation psychischer Störungen. ICD-10 Kapitel V (F) Forschungskriterien. Göttingen, Bern, Toronto, Seattle: Huber.

**Donias SH, Peioglou-Harmoussi S, Georgiadis G, Manos N** (1991) Differential emotional precipitation of migraine and tension-type headache attacks. Cephalalgia 11: 47-52.

**Drummond PD** (1987) Scalp tenderness and sensitivity to pain in migraine and tension headache. Headache 27: 45-50.

**Dworkin RH, Gitlin MJ** (1991) Clinical aspects of depression in chronic pain patients. Clinical Journal of Pain 7 (2): 79-94.

**Dworkin SF, Clark WC, Lipsitz JD** (1995) Pain responsitivity in major depression and bipolar disorder. Psychiatry Research 56: 173-181.

**Dworkin SF, Korff M von, LeResche L** (1990) Multiple pains and psychiatric disturbance. Archives of General Psychiatry 47: 239-244.

**Egan KJ, Betrus P** (1987) Psychological functioning in five pain syndromes: tension headache, backache, migraine, and temporomandibular and gastrointestinal pain syndromes. Clinical Journal of Pain 2: 233-238.

**Egbunike IG, Chaffee BJ** (1990) Antidepressants in the management of chronic pain syndrome. Pharmacotherapy 10: 262-270.

**Ehlers A, Margraf J, Chambless DL** (1993): Fragebogen zu körperbezogenen Ängsten, Kognitionen und Vermeidung (AKV). Weinheim, Basel: Beltz.

**Fernandez E, Nygren TE, Thorn BE** (1991) An open-transformed scale for correcting ceiling effects and enhancing retest reliability: the example of pain. Perception and Psychophysics 49: 572-578.

**Ferrari MD** (1993) Biochemistry. In: Olesen J; Tfelft-Hansen P; Welch KMA (eds): The Headaches. New York: Raven Press, pp 455-461.

**Ferrari MD, Odink J, Tapparelli C, Van Kempen GMJ, Pennings EJM, Bruyn GW** (1989) Serotonin metabolism in migraine. Neurology 39: 1239-1242.

**Feuerstein M, Bush C, Corbisiero R** (1982) Stress and chronic headache: A psychophysiological analysis of mechanisms. Journal of Psychosomatic Research 26: 167-182.

**Ficek SK, David BS, Wittrock A** (1995) Subjective stress and coping in recurrent tension-type headache. Headache 35: 455-460.

**Fields HL, Basbaum AI** (1994) Central nervous system mechanisms of pain modulation. In: Wall PD, Melzack R (eds): Textbook of Pain (3rd ed). Edinburgh: Churchill Livingstone, pp 243-257.

**Fischer AA** (1987) Pressure algometry over normal muscles. Standard values, validity and reproducibility of pressure threshold. Pain 30: 115-126.

**Flor H** (1991) Psychobiologie des Schmerzes. Göttingen, Bern, Toronto, Seattle: Huber, pp 180-248.

**Flor H, Turk DC** (1988) Rheumatoid arthritis and back pain: predicting pain and

**Flor H** (1991) Psychobiologie des Schmerzes. Göttingen, Bern, Toronto, Seattle: Huber, pp 180-248.

**Flor H, Turk DC** (1988) Rheumatoid arthritis and back pain: predicting pain and disability form cognitive variables. Journal of Behavioral Medicine 11 (3): 251-265.

**Flor H, Behle DJ, Deborah J, Birbaumer N** (1993) Assessment of pain-related cognitions in chronic pain patients. Behaviour Research and Therapy 31 (1): 63-73.

**Flor H, Rudy TE, Birbaumer N, Streit B, Schugens MM** (1990) Zur Anwendbarkeit des West Haven-Yale Multidimensional Pain Inventory im deutschen Sprachraum: Daten zur Reliabilität. Der Schmerz 4: 82-87.

**France RD, Krishnan KRR, Trainor M, Pelton S** (1987) Chronic pain and depression. IV. DST as a discriminator between chronic pain and depression. Pain 28: 39-44.

**Francis-Jones NF** (1989) Cognitive, behavioural and emotional responses to stressful events: a study of their relationship to headache acitivity. Cephalalgia 9, Suppl. 10: 248-249.

**Frazier S** (1980) Headache. In: Kaplan HI, Freedman AM, Sadock BJ (eds): Comprehensive Textbook of Psychiatry/III. Baltimore: Williams & Wilkins, pp 1957-1960.

**Frot M, Rambaud L, Guenot M, Mauquiere F** (1999) Intracortical recordings of early pain-related $CO_2$-laser evoked potentials in the human second somatosensory (SII) area. Clinical Neurophysiology 110 (1): 133-145.

**Galfe G, Lautenbacher S, Hölzl R, Strian F** (1990) Diagnosis of small fibre neuropathy: computer-assisted methods of combined pain and thermal sensitivity determination. Hospimedica 8 (7): 38-48.

**Gannon LR, Haynes SN, Cuevas J, Chavez R** (1987) Psychophysiological correlates of induced headaches. Journal of Behavioral Medicine 10: 411-423.

**Gannon LR, Haynes SN, Safranek R, Hamilton J** (1981) A psychophysiological investigation of muscle-contraction and migraine headache. Journal of Psychosomatic Research 25: 271-280.

**Gaskin ME, Greene AF, Robinson ME, Geisser ME** (1992) Negative affect and the experience of chronic pain. Journal of Psychosomatic Research 36 (8): 707-713.

**Geissner E, Dalbert C, Schulte A** (1992) Die Messung der Schmerzempfindung. In: Geissner E, Jungnitsch G (eds): Psychologie des Schmerzes: Diagnose und Therapie. Weinheim: Psychologie Verlags Union, pp 79-97.

**Gerbershagen HU** (1995) Das Mainzer Stadienkonzept des Schmerzes: Eine Standortbestimmung. In: Klingler D, Morawetz U, Thoden U, Zimmermann M (eds): Antidepressiva als Analgetika. Wien: Arachne, pp 71-95.

**Glover V, Peatfield R, Zammit-Pace R, Littlewood J, Gawel M, Rose FC, Sandler M** (1981) Platelat monoamine oxidase acitivity and headache. Journal of Neurology, Neurosurgery and Psychiatry 44 (9): 786-790.

**Göbel H** (1992) Schmerzmessung. Theorie, Methodik, Anwendung bei Kopfschmerzen. Frankfurt am Main: Fischer.

**Göbel H** (1994) Kopfschmerzen. Berlin, Heidelberg, New York: Springer.

**Göbel H** (1995) Chronifizierungsprozesse bei Kopfschmerzerkrankungen. Der Schmerz 9 (4): 163-165.

**Göbel H** (1997) Die Kopfschmerzen. Berlin, Heidelberg, New York, Tokio: Springer.

**Göbel H, Cordes P** (1990) Circadian variation of pain sensitivity in pericranial musculature. Headache 30: 418-422.

**Göbel H, Weigle L** (1991) Aspirin activates antinociceptive inhibitory reflex acitivity in the brain stem. Cephalalgia 11, Suppl. 11: 61-62.

**Göbel H, Dworschak M, Kropp P, Heinze A, Heuss D** (1996) Die exterozeptive Suppression der Aktivität des M. temporalis in der Analyse von Schmerzmechanismen. Der Schmerz 10 (3): 121-129.

**Göbel H, Ernst M, Jeschke J, Keil R, Weigle L** (1992a) Acetylsalicylic acid activates antinociceptive brainstem reflex clinical headache-duration and experimental pain sensitivity but does not alter pericranial muscle activity readings. Pain 59 (2): 241-249.

**Göbel H, Heinze A, Kuhn K, Edmeads JG, Deuschl G** (1999) Kopfschmerzen bei Erkrankungen des Schädels und des Halses. Der Schmerz 13: 138-150.

**Göbel H, Petersen-Braun M, Soyka D** (1993) Die Prävalenz von Kopfschmerzen in Deutschland. Der Schmerz 7: 287-297.

**Göbel H, Weigle L, Kropp P, Soyka D** (1992b) Pain sensitivity and pain reactivity of pericranial muscles in migraine and tension-type headache. Cephalalgia 12: 142-151.

**Gracely RH, Lota L, Waltner DJ, Dubner R** (1988) A multiple staircase method of psychophysical pain assessment. Pain 32: 55-63.

**Gralow I, Schwerdt C, Hannich HJ, Meyer B, Hürter A, Witte C** (1995) Das klinische Bild des chronifizierten Schmerzpatienten: Analyse einer Schmerzambulanz am Beispiel des Kopfschmerzes. Der Schmerz 9 (4): 198-205.

**Guidetti V, Galli F, Fabrizi P, Giannantoni AS, Napoli L, Bruni O, Trillo S** (1998) Headache and psychiatric comorbidity: clinical aspects and outcome in an 8-year follow-up study. Cephalalgia 18: 455-462.

**Gupta MA** (1986) Is chronic pain a variant of depressive illness? A critical review. Canadian Journal of Psychiatry 31: 241-248.

**Haag G, Baar H, Grotemeyer KH, Pfaffenrath V, Ribbat MJ, Diener HC** (1999) Prophylaxe und Therapie des Medikamenteninduzierten Dauerkopfschmerzes: Therapieempfehlungen der Deutschen Migräne- und Kopfschmerzgesellschaft. Der Schmerz 13: 52-57.

**Haier R.J** (1983) Pain sensitivity, evoked potentials, and the dexamethasone suppression test in depressed patients. Psychiatry Research 10: 201-206.

**Hall KRL, Stride E** (1954) The varying response to pain in psychiatric disorders: a study in abnormal psychology. British Journal of Medical Psychology 27: 48-60.

**Hamilton M** (1976a) 048 HAMA. Hamilton Anxiety Scale. In: Guy W. (ed): ECDEU Assessment Manual for Psychopharmacology (rev. Ed). Maryland: Rockville, pp 193-198.

**Hamilton M** (1976b) 049 HAMD. Hamilton Depression Scale. In: Guy W. (ed): ECDEU Assessment Manual for Psychopharmacology (rev. Ed). Maryland: Rockville, pp 179-192.

**Handwerker HO** (1999) Einführung in die Pathophysiologie des Schmerzes. Berlin, Heidelberg, New York, Tokio: Springer.

**Hannah P, Jarman J, Glover V, Sandler M, Davies PTG, Clifford Rose F** (1991) Kinetics of platelat 5-hydroxytryptamine uptake in headache patients. Cephalalgia 11: 141-145.

**Hatch JP, Moore PJ, Borcherding S, Cyr-Provost M, Boutros NN, Seleshi E** (1992) Electromyographic and affective responses of episodic tension-type headache patients and headache-free controls during stressful task performance. Journal of Behavioral Medicine 15: 89-112.

**Hautzinger M** (1991) Das Beck-Depressions-Inventar (BDI) in der Klinik. Nervenarzt 62 (11): 689-696.

**Hautzinger M, Bailer M, Worall H, Keller F** (1994) Das Beck-Depressions-Inventar - BDI. Göttingen, Bern, Toronto, Seattle: Huber.

**Hawley D, Wolfe F** (1991) Pain, disability and pain/disability relationships in seven rheumatic disorders: a study of 1522 patients. Journal of Rheumatology 18: 1552-1557.

**Haynes SN, Gannon LR, Bank J, Shelton D, Goodwin J** (1990) Cephalic blood flow correlates of induced headaches. Journal of Behavioral Medicine 13: 467-480.

**Haythornthwaite JA, Sieber WJ, Kerns RD** (1991) Depression and the chronic pain experience. Pain 46 (2): 177-184.

**Hedlund JL, Vieweg BW** (1979) The Hamilton rating scale for depression: a comprehensive review. Journal of Operational. Psychiatry 10: 149-165.

aches. Journal of Behavioral Medicine 13: 467-480.

**Haythornthwaite JA, Sieber WJ, Kerns RD** (1991) Depression and the chronic pain experience. Pain 46 (2): 177-184.

**Hedlund JL, Vieweg BW** (1979) The Hamilton rating scale for depression: a comprehensive review. Journal of Operational. Psychiatry 10: 149-165.

**Hildebrandt J** (1993) Schmerzen am Bewegungsapparat, Rückenschmerz. In: Zenz M, Jurna I (eds): Lehrbuch der Schmerztherapie: Grundlagen, Theorie und Praxis für Aus- und Weiterbildung. Stuttgart: Wissenschaftliche Verlagsgesellschaft mbH, pp 345-358.

**Hoheisel U, Koch K, Mense S** (1994) Functional reorganization in the rat dorsal horn during an experimental myositis. Pain 59: 111-118.

**Holroyd KA, Penzien DB** (1986) Client variables and the behavioral treatment of recurrent tension headache: a meta-analytic review. Journal of Behavioral Medicine 9 (6): 515-535.

**Holroyd KA, Stensland M, Lipchik GL, Hill KR, O'Donnell FS, Cordingley G** (2000) Psychosocial correlates and impact of chronic tension-type headaches. Headache 40: 3-16

**Hudson JI, Hudson MS, Pliner LF, Goldenberg DL, Pope HG Jr** (1985) Fibromyalgia and major depression: a controlled phenomenology and family history study. American Journal of Psychiatry 142: 441-446.

**Janal MN, Glusman M, Kuhl JP, Clark WC** (1994) On the absence of correlation between responses to noxious heat, cold, electrical and ischemic stimulation. Pain 58: 403-411.

**Jensen K, Andersen HO, Olesen J, Lindblom U** (1986) Pressure-pain threshold in human temporal region. Evaluation of a new pressure algometer. Pain 25 (3): 313-323.

**Jensen R** (1995) Mechanisms of spontaneous tension-type headaches: an analysis of tenderness, pain thresholds and EMG. Pain 64: 251-256.

**Jensen R, Olesen J** (1996) Initiating mechanisms of experimentally induced tension-type headache. Cephalalgia 16: 175-182.

**Jensen R, Schoenen J** (1993) Tension-type headache, cluster headache and miscellaneous headaches. Pain Thresholds. In: Olesen J, Tfelft-Hansen P, Welch KMA (eds): The Headaches. New York: Raven Press, pp 483-487.

**Jensen R, Bendtsen L, Olesen J** (1998) Muscular factors are of importance in tension-type headache. Headache 38 (1): 10-17.

**Jensen R, Fuglsang-Frederiksen A, Olesen J** (1994) Quantitative surface EMG of pericranial muscles in headache. A population study. Electroencephalography and clinical Neurophysiology 93: 335-344.

**Jensen R, Rasmussen BK, Petersen B, Lous I, Olesen J** (1992) Cephalic muscle tenderness and pressure pain threshold in a general population. Pain 48: 197-203.

**Jensen R, Rasmussen BK, Petersen B, Olesen J** (1993) Muscle tenderness and pressure pain thresholds in headache. A population study. Pain 52: 193-199.

**Jones AKP, Derbyhsire SWG** (1994) Positron emission tomography as a tool for understanding the cerebral processing of pain. In: Boivie J, Hansson P, Lindblom U (eds): Touch, temperature and pain in health and disease: mechanisms and assessments. Seattle: IASP Press, pp 491-520.

**Karst M, Rollnik JD, Fink M, Reinhard M, Piepenbrock S** (2000) Pressure pain threshold and needle acupuncture in chronic tension-type headache – a double blind placebo-controlled study. Pain 88 (2): 199-203.

**Keefe FJ** (1982) Behavioral assessment and treatment of chronic pain: current status in future directions. Journal of Consulting and Clinical Psycholgoy 50: 896-911.

**Kenshalo DR, Douglas DK** (1995) The role of the cerebral cortex in the experience of pain. In: Bromm B, Desmedt JE (eds): Pain and the brain: from nociception to headache patients. Journal of Orafacial Pain 9 (4): 357-364.

**Kinder BN, Curtiss G, Kalichman S** (1992) Affective differences among empirically derived subgroups of headache patients. Journal of Personality and Social Psychology 58 (3): 516-524.

**Knorring L von** (1974) An intraindividual comparison of pain measures, averaged evoked responses and clinical ratings during depression and recovery. Acta Psychiatrica Scandinavica Suppl. 255: 109-120.

**Knorring L von** (1975) The experience of pain in depressed patients. A clinical and experimental study. Neuropsychobiology 1 (3): 155-165.

**Knorring L von** (1978) An experimental study of visual averaged evoked responses (v.aer) and pain measures (pm) in patients with depressive disorders. Biological Psychology 6: 27-38.

**Knorring L von, Espvall M** (1974) Experimentally induced pain in patients with depressive disorders. Acta Psychiatrica Scandinavica Suppl. 255: 121-133.

**Knorring L von, Perris C, Eisemann M, Eriksson U, Perris H** (1983) Pain as a symptom in depressive disorders (I): relationship to diagnostic subgroup and depressive symptomatology. Pain 15: 19-26.

**Kopp M, Gruzelier J** (1989) Electrodermally differentiated subgroups of anxiety patients and controls. II: relationships with auditory, somatosensory and pain thresholds, agoraphobic fear, depression and cerebral laterality. International Journal of Psychophysiology 7: 65-75.

**Korff M von, Dworkin SF, LeResche L, Kruger A** (1988) Epidemiology of temporomandibular disorders. II. TMD pain compared to other common pain sites. In: Dubner R; Gebhart GF; Bond MR (eds): Proceedings of the Vth World Congress on Pain. Amsterdam: Elsevier, pp 506-511.

**Korff M von, Ormel J, Keefe FJ, Dworkin SF** (1992) Grading the severity of chronic pain. Pain 50: 133-149.

**Kosek E, Hansson P** (1997) Modulatory influence on somatosensory perception from vibration and heterotopic noxious conditioning stimulation (HNCS) in fibromyalgia patients and healthy subjects. Pain 70: 41-51.

**Kosek E, Ekholm J, Hansson P** (1995) Increased pressure pain sensibility in fibromyalgia patients is located deep to the skin but not restricted to muscle tissue. Pain 63: 335-339.

**Kosek E, Ekholm J, Hansson P** (1999) Pressure pain thresholds in different tissues in one body region. The influence of skin sensitivity in pressure algometry. Scandinavian Journal of rehabilitation medicine 31: 89-93.

**Krishnan KRR, France RD, Davidson J** (1988a) Depression as a psychopathological disorder in chronic pain. In: France RD, Krishnan KRR (eds): Chronic Pain. Washington DC: APA Press, pp 195-218.

**Krishnan KRR, France RD, Urban BJ** (1988b) Systems approach to chronic pain syndromes. In: France RD, Krisnan KRR (eds): Chronic Pain. Washington DC: APA Press, pp 17-27.

**Kudrow L, Sutkus BJ** (1979) MMPI pattern specifity in primary headache disorders. Headache 19: 18-24.

**Kuritzky A, Mazeh D, Levi A** (1999) Headache in schizophrenic patients: a controlled study. Cephalalgia 19: 725-727.

**Kwan CL, Crawley AP, Mikulis DJ, Davis KD** (2000) An fMRI study of the anterior cingulate cortex and surrounding medial wall activations evoked by noxious cutaneous heat and cold stimuli. Pain 85 (3): 359-374.

**Langemark M** (1989) Naloxone in moderate dose does not aggravate chronic tension headache. Pain 39: 85-93.

**Langemark M, Olesen J** (1987) Pericranial tenderness in tension headache. Cephalalgia 7: 249-255.

**Langemark M, Bach FW, Jensen TS, Olesen J** (1993) Decreased nociceptive flexion reflex threshold in chronic tension-type headache. Archives of Neurology 50: 1061-1064.

**Langemark M, Jensen K, Jensen TS, Olesen J** (1989) Pressure pain thresholds and thermal nociceptive thresholds in

**Langemark M, Olesen J** (1987) Pericranial tenderness in tension headache. Cephalalgia 7: 249-255.

**Langemark M, Bach FW, Jensen TS, Olesen J** (1993) Decreased nociceptive flexion reflex threshold in chronic tension-type headache. Archives of Neurology 50: 1061-1064.

**Langemark M, Jensen K, Jensen TS, Olesen J** (1989) Pressure pain thresholds and thermal nociceptive thresholds in chronic tension-type headache. Pain 38: 203-210.

**Langemark M, Olesen J, Poulsen DL, Bech P** (1988) Clinical characterization of patients with chronic tension headache. Headache 28: 590-596.

**Lautenbacher S** (1994) "Diffuse Noxious Inhibitory Controls": Wirksamkeit im trigeminalen Schmerzsystem und bei Patienten mit Fibromyalgie. In: Kasten E, Janke W, Sabel BA (eds): Medizinische Psychologie und Biologische Psychologie. Tagungsband zum 10. Kongress der DGMP und der DGPs. Königshausen & Neumann GmbH, pp 84-85.

**Lautenbacher S** (1999a) Die Psychobiologie der Schmerzhemmung. Zeitschrift für Klinische Psychologie 28 (4): 235-241.

**Lautenbacher S** (1999b) Die Klinik der Schmerzwahrnehmung: Normalität und Pathologie der Schmerzverarbeitung. München: Urban und Vogel.

**Lautenbacher S, Krieg** JC (1994) Pain perception in psychiatric disorders: a review of the literature. Journal of Psychiatric Research 28: 109-122.

**Lautenbacher S, Rollman** GB (1993) Sex differences in responsiveness to painful and non-painful stimuli are dependent upon the stimulation method. Pain 53: 255-264.

**Lautenbacher S, Rollman GB** (1997) Possible deficiences of pain modulation in fibromyalgie. Clinical Journal of Pain 13 (3): 189-196.

**Lautenbacher S, Strian F** (1991) Sex differences in pain and thermal sensitivity: the role of body size. Perception and Psychophysics 50 (2): 179-183.

**Lautenbacher S, Galfe G, Hölzl R, Strian F** (1989) Threshold tracking for assessment of long term adaptation and sensitization in pain perception. Perceptual and Motor Skills 69: 579-589.

**Lautenbacher S, Rollman GB, McCain GA** (1994a) Multi-method assessment of experimental and clinical pain in patients with fibromyalgia. Pain 59: 45-53.

**Lautenbacher S, Roscher S, Mohammadian P, Kobal G** (1996) DNIC-like effects in the trigeminal pain system. In: Abstracts of the 8th World Congress on Pain. Seattle: IASP Press, p 477.

**Lautenbacher S, Roscher S, Strian F, Fassbender K, Krumrey K, Krieg JC** (1994b) Pain perception in depression: relationships to symptomatology and naloxone-senstive mechanisms. Psychosomatic Medicine 56: 345-352.

**Lautenbacher S, Roscher S, Strian F** (1995) Tonic pain evoked by pulsating heat: temporal summation mechanisms and perceptual qualities. Somatosensory and Motor Research 12: 59-70.

**Lautenbacher S, Spernal J, Schreiber W, Krieg JC** (1999) Relationship between clinical pain complaints and pain sensitivity in patients with depression and panic disorder. Psychosomatic Medicine 61 (6): 822-827.

**Laux L, Glanzmann P, Schaffner P, Spielberger CD** (1981): Das State-Trait-Angstinventar. Weinheim, Basel: Beltz.

**Lazarus RS, Folkman S** (1984) Coping and adaptation. In: Gentry WD (ed): The handbook of behavioral medicine. New York: Guilford, pp 282-325.

**Le Bars D, Dickenson AH, Besson JM** (1979a) Diffuse noxious inhibitory controls (DNIC). I. Effects on dorsal horn convergent neurones in the rat. Pain 6: 283-304.

**Le Bars D, Dickenson AH, Besson JM** (1979b) Diffuse noxious inhibitory controls (DNIC): II. Lack of effects on non-convergent neurones, supraspinal involvement and theoretical implications. Pain 6: 305-327.

**Lipchik GL, Holroyd KA, Talbot F, Greer M** (1997) Pericranial muscle tenderness and exteroceptive suppression of temporalis muscle acitivity: a blind study of chronic tension-type headache. Headache 37: 368-376.

**Magni G, Merskey H** (1987) A simple examination of the relationships between pain, organic lesions and psychiatric illness. Pain 29 (3): 295-300.

**Marchand S, Bushnell MC, Duncan GH** (1991) Modulation of heat pain perception by high frequency transcutaneous electrical nerve stimulation (TENS). Clinical Journal of Pain 7 (2): 122-129.

**Marcus DA** (1992) Migraine and tension-type headaches: the questionabel validity of current classification systems. Clinical Journal of Pain 8: 28-36.

**Margolis RD, Tait RC, Krause SJ** (1986) A rating system for use with patient pain drawings. Pain 24: 57-65.

**Marlowe NI** (1992) Pain sensitivity and headache: an examination of the central theory. Journal of Psychosomatic Research 36 (1): 17-24.

**Martin PR, Marie GV, Nathan PR** (1992) Psychophysiological mechanisms of chronic headaches: investigation using pain induction and pain reduction procedures. Journal of Psychosomatic Research 36 (2): 137-148.

**Melzack R** (1975) The McGill Pain Questionnaire - Major properties and scoring methods. Pain 1: 277-299.

**Melzack R, Casey KL** (1968) Sensory, motivational and central control determinants of pain: a new conceptual model. In: Kenshalo D (ed): The skin senses. Springfield: Thomas, pp 423-439.

**Melzack R, Wall PD** (1965) Pain mechanisms: a new theory. Science 150: 971-978.

**Mense S** (1999) Neurobiologische Grundlagen von Muskelschmerz. Der Schmerz 13 (1): 3-17.

**Merskey H** (1965) The effect of chronic pain upon the response to noxious stimuli by psychiatric patients. Journal of Psychosomatic Research 8: 405-419.

**Merskey H** (1981) Headache and hysteria. Cephalalgia 1 (2): 109-119.

**Merskey H, Bogduk N** (1994) Classification of chronic pain: descriptions of chronic pain syndromes and definitions of pain terms. Seattle: IASP Press.

**Merskey H, Watson GD** (1979) The lateralisation of pain. Pain 7: 271-280.

**Merskey H, Brown J, Brown A, Malhotra L, Morrison D, Ripley C** (1985) Psychological normality and abnormality in persistent headache patients. Pain 23: 35-47.

**Messinger HB, Spierings EL, Vincent AJ** (1991) Overlap of migraine and tension-type headache in the International Headache Society classification. Cephalalgia 11: 233-237.

**Miller JW, Norman WH** (1979) Learned helplessness in humans: A review and attribution-theory model. Psychological Bulletin 86: 93-118.

**Mongini F, Ferla E, Maccagnani C** (1992) MMPI profiles in patients with headache or craniofacial pain: a comparative study. Cephalalgia 25: 91-98.

**Morgan WP, Horstman DH** (1978) Psychometric correlates of pain perception. Perceptual and Motor Skills 47: 27-39.

**Morton CR, Du HJ, Xiao HM, Maisch B, Zimmermann M** (1988) Inhibition of nociceptive responses of lumbar dorsal horn neurons by remote noxious stimulation in the cat. Pain 34: 75-83.

**Morton CR, Maisch B, Zimmermann M** (1987) Diffuse noxious inhibitory controls of lumbar spinal neurons involve a supraspinal loop in the cat. Brain Research 410: 347-352.

**Mosley TH, Penzien DB, Johnson CA, Brantley PJ, Wittrock DA, Andrew ME, Payne TJ** (1991) Time-series analysis of stress and headache. Cephalalgia 11, Suppl. 11: 306-307.

**Muse M** (1985) Stress-related, posttraumatic chronic pain syndrome: criteria for diagnosis, and preliminary report on prevalence. Pain 23: 295-300.

**Olesen J** (1988) Classification and diagnostic criteria for headache disorders, cra-

**Mosley TH, Penzien DB, Johnson CA, Brantley PJ, Wittrock DA, Andrew ME, Payne TJ** (1991) Time-series analysis of stress and headache. Cephalalgia 11, Suppl. 11: 306-307.

**Muse M** (1985) Stress-related, posttraumatic chronic pain syndrome: criteria for diagnosis, and preliminary report on prevalence. Pain 23: 295-300.

**Olesen J** (1988) Classification and diagnostic criteria for headache disorders, cranial neuralgias and facial pain. Cephalalgia 8, Suppl. 7: 1-96.

**Olesen J** (1991) Clinical and pathophysiological observations in migraine and tension-type headache explained by integration of vascular, supraspinal and myofascial inputs. Pain 46: 125-132.

**Olesen J, Rasmussen BK** (1995) Classification of primary headaches. Biomedicine and pharmacotherapy 49 (10): 446-451.

**Olesen J, Schoenen J** (1993) Mechanism of tension-type headache. Synthesis. In: Olesen J, Tfelft-Hansen P, Welch KMA (eds): The Headaches. New York: Raven Press, pp 493-496.

**Onghena P, Houdenhove B** (1992) Antidepressant-induced analgesia in chronic non-malignant pain: a meta-analysis of 39 placebo-controlled studies. Pain 49: 205-219.

**Østergaard S, Russell MB, Bendtsen L, Olesen J** (1997) Comparison of first degree relatives and spouses of people with chronic tension headache. BMJ 314: 1092-1093.

**Ostertag D, Strittmatter M, Schimrigk K** (1998) Autonome Regulationsstörung bei Migräne und Spannungskopfschmerz: Eine Pilotstudie. Der Schmerz 12 (1): 25-29.

**Passchier J, Helm-Hylkema H, Orlebeke JF** (1984) Psychophysiological characteristics of migraine and tension headache patients: differential effects of sex and pain state. Headache 24: 131-139.

**Paulin JM, Waal-Manning HJ, Simpson FO, Knight RG** (1985) The prevalence of headache in a small New Zealand town. Headache 25: 147-151.

**Petersen B, Brennum J, Olesen J** (1992) Evaluation of pericranial myofascial nociception by pressure algometer. Reproducibility and factors of variation. Cephalalgia 12: 33-37.

**Pfaffenrath V, Gerber WD** (1992) Chronische Kopfschmerzen. Stuttgart, Berlin, Köln: Kohlhammer.

**Pfaffenrath V, Isler H** (1993) Evaluation of the nosology of chronic tension-type headache. Cephalalgia 13, Suppl. 12: 60-62.

**Pfaffenrath V, Brune K, Diener HC, Gerber WD, Göbel H** (1998) Behandlung des Kopfschmerzes vom Spannungstyp – Therapieempfehlungen der Deutschen Migräne- und Kopfschmerzgesellschaft. Der Schmerz 12 (2): 156-170.

**Pilowsky I** (1978) Psychodynamic aspects of the pain experience. In: Sternbach RA (ed): The psychology of pain. New York: Raven Press, pp 203-217.

**Pitman RK, Kolk BA van der, Orr SP, Greenberg MS** (1990) Naloxone-reversible analgesic response to combat-related stimuli in posttraumatic stress disorder. Archives of General Psychiatry 47: 541-544.

**Plaghki L, Delisle D, Godfraind JM** (1994) Heterotopic nociceptive conditioning stimuli and mental task modulate differently the perception and physiological correlates of short $CO_2$-laser stimuli. Pain 57: 181-192.

**Ploner M, Freund HJ, Schnitzler A** (1999) Pain affect without pain sensation in a patient with a post central lesion. Pain 81 (1-2): 211-214.

**Pöllmann W, Keidel M, Pfaffenrath V** (1996) Kopfschmerzen und die Halswirbelsäule. Der Nervenarzt 67: 821-836.

**Price DD** (1988) Psychological and neural mechanisms of pain. New York: Raven Press.

**Price DD, Harkins SW** (1992) Psychophysical approaches to pain measurement and assessment. In: Turk DC, Melzack R (eds): Handbook of pain assessment. New York: Guilford press, pp 111-134.

**Price DD, Mao J, Frenk H, Mayer DJ** (1994) The N-methyl-D-aspartate receptor antagonist dextromethorphan selectively reduces temporal summation of second pain in man. Pain 59: 165-174.

**Price DD, McGrath PA, Rafii A, Buckingham B** (1983) The validation of visual analogues scales as ratio scale measures for chronic and experimental pain. Pain 17: 45-56.

**Price DD, McHaffie JG, Stein BE** (1992) The psychophysical attributes of heat-induced pain and their relationships to neural mechanisms. Journal of Cognitive Neuroscience 4: 1-14.

**Puca F, Genco S, Prudenzano MP, Savarese M, Bussone G, D'Amico D, Cerbo R, Gala C, Coppola MT, Gallai V, Firenze C, Sarchielli P, Guazzelli M, Guidetti V, Manzoni GC, Granella F, Muratorio A, Bonuccelli U, Nuti A** (1999) Psychiatric comorbidity and psychosocial stress in patients with tension-type headache from headache centers in Italy. Cephalalgia 19: 159-164.

**Radvila A, Adler RH, Galeazzi RL, Vorkauf H** (1987) The development of a german language (Berne) pain questionnaire and its application in a situation causing acute pain. Pain 28: 185-195.

**Rainville P, Duncan GH, Price DD, Carrier B, Bushnell MC** (1997) Pain affect encoded in human anterior cingulate but not somatosensory cortex. Science 277: 968-971.

**Rapoport AM** (1992) The diagnosis of migraine and tension-type headache, then and now. Neurology 42, Suppl. 2: 11-15.

**Rasmussen BK, Jensen R, Olesen J** (1991a) A population-based analysis of the diagnostic criteria of the International Headache Society. Cephalalgia 11: 129-134.

**Rasmussen BK, Jensen R, Schroll M, Olesen J** (1991b) Epidemiology of headache in a general population: a prevalence study. Journal of Clinical Epidemiology 44: 1147-1157.

**Rasmussen BK, Jensen R, Schroll M, Olesen J** (1992) Interrelations between migraine and tension-type headache in the general population. Archives of Neurology 49: 914-918.

**Ribeiro CAF, Cotrim MD, Morgadinho MT, Ramos MI, Santos ES, Reis Anastácio de Macedo T don** (1990) Migraine, serum serotonin and platelats 5-$HT_2$ receptors. Cephalalgia 10: 213-219.

**Rief W, Schäfer S, Fichter M** (1992) SOMS: Ein Screening-Verfahren zur Identifizierung von Personen mit somatoformen Störungen. Diagnostica 38 (3): 228-241.

**Rolf LH, Wiele G, Brune GG** (1981) 5-Hydroxytryptamine in platelats of patients with muscle contraction headache. Headache 21: 10-11.

**Rollman GB, Harris G** (1987) The detectability, discriminability and perceived magnitude of painful electrical shock. Perception and Psychophysics 42: 257-268.

**Rollman GB, Lautenbacher S** (2001) Gender differences in musculoskeletal pain. Clinical Journal of Pain 17 (1): 20-24.

**Rollman GB, Lautenbacher S, McCain GA** (1993) DNIC and adaptation in fibromyalgia. In: Abstracts of the 7th World Congress on Pain. Seattle: IASP Press, p 270.

**Roy-Byrne P, Uhde TW, Post RM, King AC, Buchsbaum MS** (1985) Normal pain sensitivity in patients with panic disorder. Psychiatry Research 14: 77-84.

**Russell MB, Iselius L, Ostergaard S, Olesen J** (1998) Inheritance of chronic tension-type headache investigated by complex segregation analysis. Human Genetics 102 (2): 138-140.

**Sandrini G, Alfonsi E, Ruiz L, Pavesi G, Micieli G, Manzoni GC, Mancia D, Nappi G** (1991) Impairment of corneal pain perception in cluster headache. Pain 47: 299-304.

**Sandrini G, Antonaci F, Pucci E, Bono G, Nappi G** (1994) Comparative study with EMG, pressure algometry and manual palpation in tension-type headache and migraine. Cephalalgia 14: 451-457.

**Sandrini G, Verri AP, Barbieri F, Granella F, Manzoni GC** (1995) Psychiatric comorbidity in chronic daily head-

Nappi G (1991) Impairment of corneal pain perception in cluster headache. Pain 47: 299-304.

**Sandrini G, Antonaci F, Pucci E, Bono G, Nappi G** (1994) Comparative study with EMG, pressure algometry and manual palpation in tension-type headache and migraine. Cephalalgia 14: 451-457.

**Sandrini G, Verri AP, Barbieri F, Granella F, Manzoni GC** (1995) Psychiatric comorbidity in chronic daily headache. Proceedings of the 7th International Headache Congress. Cephalalgia 15, Suppl. 14: 163.

**Sanin LC, Mathew NT, Bellmeyer LR, Ali S** (1994) The International Headache Society (IHS) headache classification as applied to a headache clinic population. Cephalalgia 14: 443-446.

**Saß H, Wittchen HU, Zaudig M** (1996) Diagnostisches und statistisches Manual psychischer Störungen DSM-IV. Göttingen, Bern, Toronto, Seattle: Hogrefe.

**Schiff BB, Gagliese L** (1994) The consequences of experimentally induced and chronic unilateral pain: reflections of hemispheric lateralization of emotion. Cortex 30: 255-267.

**Schmid H** (1992): Psychologische Tests: Theorie und Konstruktion. Freiburg, Schweiz: Universitätsverlag.

**Schnider P, Aull S, Feucht M** (1994) Use and abuse of analgesics in tension-type headache. Cephalalgia 14: 162-167.

**Schoenen J** (1993) Central mechanisms in tension-type headache: assessment by neurophysiologic methods, in particular exteroceptive suppression of temporalis muscle acitivity. In: Olesen J; Schoenen J (eds): Tension-type headache, classification, mechanisms and treatment, vol 3. New York: Raven Press, p 147.

**Schoenen J, Barkley GL** (1993) Neurophysiology. In: Olesen J, Tfelt-Hansen P, Welch KMA. (eds): The Headaches. New York: Raven Press, pp 199-208.

**Schoenen J, Bottin D, Hardy F, Gerard P** (1991a) Cephalic and extracephalic pressure pain thresholds in chronic tension-type headache. Pain 47: 145-149.

**Schoenen J, Gerard P, De Pasqua V, Sianard-Gainko J** (1991b) Multiple clinical and paraclinical analyses of chronic tension-type headache associated or unassociated with disorder of pericranial muscles. Cephalalgia 11 (3): 135-139.

**Schoenen J, Hardy F, Juprelle M, Deravet P, Gerard P** (1989) Electromyographic acitivity in pericranial muscles during postural variation and mental acitivity in pericranial muscles during postural variation and mental acitivity in healthy volunteers and patients with chronic tension-type headache. Cephalalgia Suppl. 10: 117-118.

**Schoenen J, Jamart B, Gerard P, Lenarduzzi P, Delwaide PJ** (1987) Exteroceptive suppression of temporalis muscle acitivity in chronic headache. Neurology 37: 1834-1836.

**Scholz OB** (1994) Schmerzmessung und Schmerzdiagnostik: Methoden, Analysen, Ergebnisse am Beispiel rheumatischer Erkrankungen. Basel: Karger.

**Schouenborg J, Dickenson AH** (1985) The effects of a distant noxious stimulation on A- and C-fibre-evoked flexion reflexes and neuronal activity in the dorsal horn of the rat. Brain Research 328: 23-32.

**Schwenkmezger P, Hodapp V, Spielberger CD** (1992): State-Trait-Ärger-Ausdrucks-Inventar (STAXI). Göttingen, Bern, Toronto, Seattle: Huber.

**Seligman MEP** (1979) Erlernte Hilflosigkeit. München: Urban & Schwarzenberg.

**Sharav Y, Singer E, Schmidt E, Dionne RA, Dubner R** (1987) The analgetic effect of amitriptyline on chronic facial pain. Pain 31: 199-209.

**Sheftell FD** (1992) Chronic daily headache. Neurology 42, Suppl. 2: 32-36.

**Shukla R, Shanker K, Nag D, Verma M, Bhargava KP** (1987) Serotonin in tension headache. Journal of Neurology, Neurosurgery and Psychiatry 50: 1682-1684.

**Shulman BH** (1991) Psychiatric aspects of headache. Medical Clinics of North America 75: 707-717.

**Sicuteri F, Del Bene E, Poggioni M, Bonazzi A** (1987) Unmasking latent and near-daily headaches: proposed revisions to the IHS criteria. Headache 34: 1-7.

**Solomon S, Lipton RB, Newman LC** (1992) Evaluation of chronic daily headache - comparison to criteria for chronic tension-type headache. Cephalalgia 12: 365-368.

**Soyka D** (1989) Klassifikation und diagnostische Kriterien für Kopfschmerzerkrankungen, Kopfneuralgien und Gesichtsschmerz. Nervenheilkunde 8 (4): 161-203.

**Spielberger CD, Gorsuch RL, Lushene R** (1970) Manual for the State-Trait Anxiety Inventory. Palo Alto, CA: Consulting Psychologists Press.

**Sternbach RA** (1986) Pain and "hassles" in the United States: findings of the Nuprin pain report. Pain 27 (1): 69-80.

**Sternbach RA, Dalessio DJ, Kunzel M, Bowman MA** (1980) MMPI patterns in common headache disorders. Headache 20: 311-315.

**Strian F, Lautenbacher S, Galfe G, Hölzl R** (1989) Diurnal variations in pain perception and thermal sensitivity. Pain 36: 125-131.

**Stronks DL, Tulen JHM, Pepplinkhuizen L, Verheij R, Mantel GWH, Spinhoven P, Passchier J** (1999) Personality traits and psychological reactions to mental stress of female migraine patients. Cephalalgia 19: 566-574.

**Talbot JD, Duncan GH, Bushnell MC** (1989) Effects of diffuse noxious inhibitory controls (DNICs) on the sensory-discriminative dimension of pain perception. Pain 36: 231-238.

**Talbot JD, Duncan GH, Bushnell MC, Boyer M** (1987) Diffuse noxious inhibitory controls (DNICs): psychophysical evidence in man for intersegmental suppression of noxious heat perception by cold pressor pain. Pain 30: 221-232.

**Tölle TR** (2000) Neuroplastizität und Schmerzchronifizierung. In: Abstractband des 2. Kongresses der Gesellschaft für Psychologische Schmerztherapie und -forschung DGPSF e.V. Lengerich: Pabst Science Publishers, p 91.

**Tölle TR, Kaufmann T, Siessmeier T, Lautenbacher S, Berthele A, Munz F, Zieglgänsberger W, Willoch F, Schwalger M, Conrad B, Bartenstein P** (1999) Region-specific encoding of sensory and affective components of pain in the human brain: a positron emission tomography correlation analysis. Annals of Neurology 45 (1): 40-47.

**Traue HC, Bischoff C, Zenz H** (1986) Sozialer Stress, Muskelspannung und Spannungskopfschmerz. Zeitschrift für Klinische Psychologie 15: 57-70.

**Treede RD, Kenshalo DR, Gracely RH, Jones AKP** (1999) The cortical representation of pain. Pain 79: 105-111.

**Turk DC, Rudy TE** (1990) The robustness of an empirically derived taxonomy of chronic pain patients. Pain 43: 27-35.

**Ward NG** (1990) Pain and depression. In: Bonica JJ (ed): The management of pain, Vol. 1. Philadelphia: Lea & Febiger, pp 310-319.

**Ward NG, Bloom VL, Dworkin SF, Fawcett J, Narasimhachari N, Friedel RO** (1982) Psychobiological markers in coexisting pain and depression: Toward a unified theory. Journal of Clinical Psychiatry 43: 32-41.

**Weisenberg M, Aviram O, Wolf Y, Raphaeli N** (1984) Relevant and irrelevant anxiety in the reaction to pain. Pain 20: 371-383.

**World Health Organisation/WHO** (1991) Tenth Revision of the International Classification of Diseases, Chapter V (F): Mental and behavioral disorders. Clinical descriptions and diagnostic guidelines. Geneva: WHO.

**Willer JC, Le Bars D, De Broucker T** (1990) Diffuse noxious inhibitory controls in man involvement of an opiodergic link. European Journal of Pharmacology 182: 347-355.

**Willer JC, Roby A, Le Bars D** (1984) Psychophysical and electrophysiological approaches to the pain-relieving effects of heterotopic nociceptive stimuli. Brain 107: 1095-1112.

**Willis WD** (1995) From nociceptor to cortical acitivity. In: Bromm B, Desmedt JE (eds): Pain and the brain: from nocicep-

**Willer JC, Le Bars D, De Broucker T** (1990) Diffuse noxious inhibitory controls in man involvement of an opiodergic link. European Journal of Pharmacology 182: 347-355.

**Willer JC, Roby A, Le Bars D** (1984) Psychophysical and electrophysiological approaches to the pain-relieving effects of heterotopic nociceptive stimuli. Brain 107: 1095-1112.

**Willis WD** (1995) From nociceptor to cortical acitivity. In: Bromm B, Desmedt JE (eds): Pain and the brain: from nociception to cognition. New York: Raven Press, pp 1-19.

**Wilson PR** (1991) Chronic neck pain and cervicogenic headache. Clinical Journal of Pain 7: 5-11.

**Wittchen HU, Saß H, Zaudig M, Koehler K** (1989): Diagnostisches und Statistisches Manual Psychischer Störungen DSM-III-R. Weinheim, Basel: Beltz.

**Wittchen HU, Zaudig M, Schramm E, Spengler P, Mombour W, Klug F, Horn R** (1990): Strukturiertes Klinisches Interview für DSM-III-R (SKID). Weinheim, Basel: Beltz.

**Wolff HG** (1950) Headache and other head pain. New York, Oxford: Oxford University Press.

**Zerssen D von, Koeller DM** (1976): Die Beschwerden-Liste (B-L und B-L'). Weinheim, Basel: Beltz.

**Zhao F, Tsay JY, Cheng XM, Wong WJ, Li SC, Yao SX, Chang SM, Schoenberg, BS** (1988) Epidemiology of migraine – A survey in 21 provinces of the people's Republic of China, 1985. Headache 28: 558-565.

**Zieglgänsberger W** (1986) Central control of nociception. In: Mountcastle VB; Bloom FE; Geiger SR (eds): Handbook of Physiology - The Nervous System IV. Baltimore: Williams & Williams, pp 581-645.

**Zieglgänsberger W, Tölle TR** (1993) The pharmacology of pain signaling. Current Opinion in Neurobiology 3: 611-618.

**Zimmermann M** (1984) Physiologie von Nozizeption und Schmerz. In: Zimmermann M, Handwerker HO (eds): Schmerz: Konzepte und ärztliches Handeln. Berlin, Heidelberg, New York, Tokio: Springer, pp 1-43.

**Zimmermann M** (1993) Physiologische Grundlagen des Schmerzes und der Schmerztherapie. In: Zenz M, Jurna I (eds): Lehrbuch der Schmerztherapie: Grundlagen, Theorie und Praxis für Aus- und Weiterbildung. Stuttgart: Wissenschaftliche Verlagsgesellschaft mbH, pp 3-12.

# Tabellenverzeichnis

## Abbildungsverzeichnis

## Sachverzeichnis

**W**



**Z**

# Anhang

Liste der an der Untersuchung beteiligten Probanden

| VP-Nr. | Gruppe | Initialen | Geschlecht | Alter | Altersgruppe | Einschluss-/Ausschlussgrund Experiment 1 n = 60 | Einschluss-/Ausschlussgrund Experiment 2 n = 54 |
|---|---|---|---|---|---|---|---|
| 1 | K | JS | m | 31 | 4 | Einschluss | Einschluss |
| 2 | K | WJ | m | 37 | 5 | Einschluss | Einschluss |
| 3 | K | HH | w | 51 | 8 | Einschluss | A: techn. Probleme |
| 4 | K | YH | w | 26 | 3 | Einschluss | Einschluss |
| 5 | K | HK | m | 35 | 4 | Einschluss | Einschluss |
| 6 | K | CK | w | 56 | 9 | Einschluss | Einschluss |
| 7 | K | KG | w | 15 | 1 | Einschluss | Einschluss |
| 8 | K | EV | m | 50 | 7 | Einschluss | Einschluss |
| 9 | K | CS | w | 18 | 1 | Einschluss | Einschluss |
| 10 | K | JN | w | 31 | 4 | Einschluss | Einschluss |
| 11 | K | AN | w | 23 | 2 | Einschluss | Einschluss |
| 12 | K | AL | w | 44 | 6 | Einschluss | Einschluss |
| 13 | K | ICH | w | 55 | 8 | Einschluss | Einschluss |
| 14 | K | JB | m | 56 | 9 | Einschluss | Einschluss |
| 15 | K | RB | w | 62 | 10 | Einschluss | Einschluss |
| 16 | K | JH | m | 52 | 8 | Einschluss | Einschluss |
| 17 | K | JK | w | 32 | 4 | Einschluss | Einschluss |
| 18 | K | JF | m | 46 | 7 | Einschluss | Einschluss |
| 19 | K | BL | w | 27 | 3 | Einschluss | Einschluss |
| 20 | K | JI | m | 42 | 6 | Einschluss | Einschluss |
| 21 | K | KW | w | 19 | 1 | Einschluss | Einschluss |
| 22 | K | KW | m | 23 | 2 | Einschluss | Einschluss |
| 23 | K | HB | m | 56 | 9 | Einschluss | Einschluss |
| 24 | K | SK | m | 25 | 2 | Einschluss | Einschluss |
| 25 | K | GE | m | 39 | 5 | Einschluss | Einschluss |
| 26 | K | WW | m | 52 | 8 | Einschluss | Einschluss |
| 27 | K | KB | m | 39 | 5 | Einschluss | Einschluss |
| 28 | K | SG | m | 28 | 3 | Einschluss | Einschluss |
| 29 | K | F-JN | m | 30 | 3 | Einschluss | Einschluss |
| 30 | K | KB | w | 27 | 3 | Einschluss | Einschluss |

| VP-Nr. | Gruppe | Initialen | Geschlecht | Alter | Altersgruppe | Einschluss-/Ausschlussgrund Experiment 1 n = 60 | Einschluss-/Ausschlussgrund Experiment 2 n = 54 |
|---|---|---|---|---|---|---|---|
| 31 | G | JO | m | 30 | 3 | Einschluss | Einschluss |
| 32 | G | AW | w | 33 | 4 | Einschluss | Einschluss |
| 33 | G | GB | w | 30 | 3 | Einschluss | Einschluss |
| 34 | G | AW | m | 33 | 4 | Einschluss | Einschluss |
| 35 | G | SK | w | 28 | 3 | Einschluss | Einschluss |
| 36 | G | JS-U | w | 31 | 4 | Einschluss | Einschluss |
| 37 | G | MB | w | 44 | 6 | Einschluss | Einschluss |
| 38 | G | MH | m | 53 | 8 | Einschluss | Einschluss |
| 39 | G | MM | m | 39 | 5 | Einschluss | Einschluss |
| 40 | G | DT-S | m | 42 | 6 | Einschluss | Einschluss |
| 41 | G | SD | m | 21 | 2 | Einschluss | Einschluss |
| 42 | G | SK | m | 28 | 3 | Einschluss | Einschluss |
| 43 | G | DP | w | 19 | 1 | Einschluss | Einschluss |
| 44 | G | MS | w | 18 | 1 | Einschluss | A: techn. Probleme |
| 45 | G | PE | m | 53 | 8 | Einschluss | Einschluss |
| 46 | G | HH | w | 55 | 8 | Einschluss | Einschluss |
| 47 | G | GH | w | 57 | 9 | Einschluss | Einschluss |
| 48 | G | GB | m | 35 | 4 | Einschluss | Einschluss |
| 49 | G | CF | m | 21 | 2 | Einschluss | Einschluss |
| 50 | G | HR | m | 39 | 5 | Einschluss | A: techn. Probleme |
| 51 | G | WL | m | 38 | 5 | Einschluss | Einschluss |
| 52 | G | BH | w | 61 | 10 | Einschluss | A: techn. Probleme |
| 53 | G | AG | w | 30 | 3 | Einschluss | Einschluss |
| 54 | G | CW | w | 23 | 2 | Einschluss | Einschluss |
| 55 | G | UB | w | 19 | 1 | Einschluss | A: techn. Probleme |
| 56 | G | GS | m | 46 | 7 | Einschluss | A: techn. Probleme |
| 57 | G | HK | m | 60 | 9 | Einschluss | Einschluss |
| 58 | G | HS | m | 58 | 9 | Einschluss | Einschluss |
| 59 | G | WV | m | 49 | 7 | Einschluss | Einschluss |
| 60 | G | KV | w | 51 | 8 | Einschluss | Einschluss |

VP-Nr. = Versuchspersonen-Nummer, N = Stichprobengröße, A = Ausschlussgrund,
techn. Probleme = technische Probleme während der Durchführung des Experiments

Psychosomatische Klinik Windach, Schützenstr. 16, 86949 Windach
in Kooperation mit
Klinik für Psychiatrie, Philipps-Universtät, Rudolf-Bultmann-Str. 8, 35033 Marburg
Otto-Friedrich-Universität Bamberg, Markusplatz 3, 96045 Bamberg

# INFORMATIONSBLATT FÜR TEILNEHMER AN DER UNTERSUCHUNG

## „Störung der Schmerzverarbeitung bei chronischem Kopfschmerz vom Spannungstyp"

Wir möchten Sie herzlich bitten, an der nachfolgend beschriebenen wissenschaftlichen Studie teilzunehmen. Um Ihnen die Entscheidung für oder gegen die Teilnahme zu erleichtern, haben wir dieses Informationsblatt entworfen, das die Studie und Ihre Rolle als möglicher Studienteilnehmer beschreibt. Bitte lesen Sie zunächst das Informationsblatt sorgfältig durch. Falls im Anschluß daran noch Fragen offengeblieben sein sollten, scheuen Sie sich nicht, diese zu stellen. Die Leiterin dieser Untersuchung, Frau Dipl.-Psych. Anke Pielsticker, beantwortet sie Ihnen gerne.

In der durchzuführenden Studie werden Mechanismen der Schmerzverarbeitung bei Patienten mit chronischem Kopfschmerz vom Spannungstyp untersucht. Bisherige Forschungsergebnisse deuten darauf hin, dass bei chronischen Schmerzpatienten wie Patienten mit Spannungskopfschmerzen eine Störung in der Verarbeitung von Schmerzreizen vorliegt. Einen ähnlichen Einfluß können emotionelle Faktoren wie ein depressiver Zustand nehmen, die bei manchen Schmerzpatienten zusätzlich verändert sind.

Sie werden zu Beginn der Untersuchung einige Fragebogen ausfüllen. Anschließend werden die Schmerzschwellen für Temperatur, Druck und elektrische Reize bestimmt. Dies geschieht jeweils am Unterarm, an der Schulter und an der Schläfe. Es wird hierbei nicht untersucht, wieviel Schmerz sie aushalten, sondern bei welcher Temperatur, bei welchem Druck und bei welcher elektrischen Impulsstärke bei Ihnen die ersten leichten Schmerzempfindungen einsetzen. Die Reize werden dabei ausgehend von nicht schmerzhaften Intensitäten langsam stärker. Bei Erreichen einer für Sie leicht schmerzhaften Intensität sollen Sie sofort den Durchgang beenden. Der Schmerzauslöser ist dadurch sofort ausgeschaltet.

Danach wird Ihre Fähigkeit, "Schmerz durch Schmerz" zu hemmen, untersucht. Zu diesem Zweck wird anhaltend einmal ein leicht oder einmal ein nicht schmerzhafter Temperaturreiz auf den Oberschenkel gegeben und gleichzeitig Ihre Wahrnehmung für kurzzeitige, geringe elektrische Impulse auf den Unterarm bzw. auf die Schläfe getestet. Sollten Sie während der Untersuchung einzelne Reize als zu schmerzhaft empfinden, kann die Reizung jederzeit verringert oder unterbrochen werden. Die Untersuchungen werden von Frau Dipl.-Psych. Anke Pielsticker durchgeführt. Der zeitliche Aufwand beträgt insgesamt ca. 3 Stunden.

Die beschriebenen Untersuchungsverfahrungen werden bereits seit Jahren in der Diagnostik und in wissenschaftlichen Studien eingesetzt. Es wurden bereits mehere hundert Personen damit untersucht. Bei keiner der Versuchspersonen sind Verletzungen oder längerfristige Schädigungen aufgetreten. Als einzige Unannehmlichkeit können unmittelbar nach der Untersuchung am Ort der Ableitungen (Oberschenkel, Schläfe, Unterarm), bedingt durch die angewandte Hitze, kurzfristig rote Flecken auftreten, die sich jedoch spätestens nach 1-2 Stunden wieder zurückbilden.

Die Studie wird in Zusammenarbeit mit der Universität Marburg und der Universität Bamberg durchgeführt. Die Ergebnisse der Untersuchung sollen in Fachjournalen veröffentlicht werden. Langfristig könnten sich daraus neue Erkenntnisse über die physiologischen Abläufe bei der Entstehung von chronischem Kopfschmerz vom Spannungstyp ergeben. Die Chancen auf eine erfolgreiche Behandlung der Kopfschmerzen vom Spannungstyp könnten damit deutlich ansteigen.

Die von Ihnen stammenden Daten werden gemäß den Regelungen des Datenschutzgesetzes anonym, also ohne Namensangabe, aufbewahrt und ausgewertet. Die Daten werden nicht für Ihre weitere Behandlung verwendet und gehen nicht in den Entlassungsbericht ein. Spätere Veröffentlichungen der Daten erfolgen ebenfalls ohne Namensnennung und erlauben daher keinen Rückschluß auf Ihre Teilnahme an dieser Studie.

Ihr Einverständnis, an dieser Studie teilzunehmen, geben Sie auf einem gesonderten Blatt. Sie können Ihr Einverständnis jederzeit, auch während der Untersuchung, widerrufen und Ihre Beteiligung an der Studie beenden. Es entstehen Ihnen daraus keinerlei negative Konsequenzen. Ihre anderweitige Behandlung in unserer Klinik ist davon nicht betroffen und bleibt wie geplant bestehen. Wir bedanken uns für Ihre Bereitschaft, unsere wissenschaftliche Studie durch Ihre Teilnahme zu unterstützen.

Dipl.-Psych. Anke Pielsticker und Priv.-Doz. Dr. M. Zaudig, Psychosomatische Klinik Windach
Priv.-Doz. Dr. S. Lautenbacher, Universität Marburg/Universität Bamberg

## EINVERSTÄNDNISERKLÄRUNG ZUR TEILNAHME AN DER STUDIE

### "Störung der Schmerzverarbeitung bei chronischem Kopfschmerz vom Spannungstyp"

Ich habe das Informationsblatt über die obengenannte Studie zum Verbleib erhalten und gelesen. Unklarheiten habe ich durch Rückfragen ausgeräumt und den Inhalt verstanden. Ich wurde darüber informiert, dass meine Teilnahme an der Studie freiwillig ist. Ich kann sie jederzeit ohne Nachteile und ohne Angabe von Gründen beenden. Mit der Teilnahme an der Studie bin ich einverstanden.

______________ ______________________________________

(Datum) (Unterschrift der Studienteilnehmerin / des Studienteilnehmers)

______________ ______________________________________

(Datum) (Unterschrift der aufklärenden Wissenschaftlerin)

# INSTRUKTION 1

## Einführung:

Die nachfolgende Untersuchung setzt sich aus zwei Teilen zusammen. Zuerst wird Ihre Schmerzwahrnehmung am Unterarm, am M. trapezius/Schulter und an der Schläfe geprüft. Hierbei werden an jedem Meßort jeweils 3 verschiedene Stimulationsarten benutzt: Druck, Temperatur und geringe elektrische Impulse. Im zweiten Teil der Untersuchung soll Ihre Fähigkeit zur Unterdrückung einer Schmerzwahrnehmung erforscht werden. Zu diesem Zweck wird fortdauernd ein Temperaturreiz am Oberschenkel gegeben und gleichzeitig Ihre Wahrnehmung für kurzzeitige, geringe elektrische Impulse am Unterarm bzw. an der Schläfe getestet. Weitere Informationen zur Durchführung erhalten Sie jeweils vor den einzelnen Untersuchungsdurchgängen.

Während der Untersuchung sollte möglichst keine von der Untersuchung unabhängige Unterhaltung geführt werden, da dies die Ergebnisse beeinträchtigen könnte. Bitte achten Sie darauf, dass Sie während den einzelnen Untersuchungsdurchgängen Ihre Körperhaltung nicht verändern, um die entsprechenden Ableitungen nicht durch Bewegungen künstlich zu verfälschen.

Die Untersuchung dauert insgesamt ca. 3 Stunden.

# INSTRUKTION 2

## Experiment 1: thermische Stimulation

Sie erhalten jetzt über die Thermode Hitzereize. Ein Ton kündigt jeweils den Reiz an. Versuchen sie daher, sich nach dem Ton auf Temperaturwahrnehmungen am Unterarm (bzw. am M. trapezius oder an der Schläfe) zu konzentrieren. Die Reize werden ausgehend von nicht schmerzhaften Intensitäten langsam stärker. Ihre Aufgabe besteht darin, sofort bei Beginn der Schmerzempfindung die Antworttaste (mittlere Taste im Tastenfeld) zu drücken. Der Tastendruck löst ein 2. Tonsignal aus. Dieser 2. Ton ist höher als der zu Beginn des Temperaturreizes. Durch Ihren Tastendruck sinkt die Temperatur wieder auf das Ausgangsniveau ab. Wir untersuchen nicht, wieviel Schmerz Sie aushalten, sondern bei welcher Temperatur bei Ihnen die erste Schmerzempfindung einsetzt. Wichtig ist daher, dass Sie die Antworttaste sofort bei Beginn der Schmerzwahrnehmung betätigen. Es folgen zunächst 3 Übungsdurchgänge, dann 8 weitere Messungen. Da die Temperaturempfindlichkeit an den einzelnen Meßorten unterschiedlich ist, werden bei jedem Meßort erneut zunächst 3 Übungsdurchgänge durchgeführt. ... Jetzt beginnen die 8 Meßdurchgänge.

# INSTRUKTION 3

## Experiment 1: mechanische Stimulation

Ich beginne nun mit einer Überprüfung Ihrer Schmerzwahrnehmung am Unterarm (bzw. am M. trapezius oder an der Schläfe). Würden Sie bitte den Unterarm (bzw. die Schulter) freimachen? Ich werde jetzt mit diesem Meßinstrument auf einen bestimmten Punkt am Unterarm Druck ausüben. Ich werde den Druck dann kontinuierlich verstärken bis Sie mir sagen, dass Sie den Druck als schmerzhaft empfinden. Sagen Sie dann bitte „jetzt". Ich werde dann sofort den Druck beenden und das Meßinstrument entfernen.

# INSTRUKTION 4

## Experiment 1: elektrische Stimulation

Sie erhalten jetzt am Unterarm (bzw. am M. trapezius oder an der Schläfe) geringe elektrische Impulse. Ich werde die Reizstärke kontinuierlich in kleinen Schritten erhöhen. Jeder Reiz wird Ihnen durch ein weißes Licht auf dem vor Ihnen liegenden roten Signalblock zuvor angekündigt. Bitte sagen Sie „jetzt", wenn sie zum ersten Mal einen Reiz spüren. Es geht hierbei um die unmittelbar nach dem Lichtsignal auftretende Empfindung. Ich werde dann die Reizstärke weiter kontinuierlich erhöhen. Bitte sagen Sie wieder „jetzt", wenn sie den Impuls zum ersten Mal als schmerzhaft empfinden. Wir werden über diese Schwelle nicht hinausgehen. Das gleiche Procedere (Erhebung der Entdeckungs- und der Schmerzschwelle) wird dann in zwei weiteren Durchgängen nochmals wiederholt.

# INSTRUKTION 5

## Experiment 2: tonische Stimulation

Im zweiten Teil der Untersuchung wird es nun darum gehen, Ihre Fähigkeit zur Unterdrückung einer Schmerzwahrnehmung zu erforschen. Zu diesem Zweck wird fortdauernd ein Temperaturreiz am Oberschenkel gegeben und gleichzeitig Ihre Wahrnehmung für kurzzeitige, geringe elektrische Impulse am Unterarm bzw. an der Schläfe getestet. Zu Beginn werden wir einige Übungsdurchgänge machen, um mit der Tastatur und dem Einstellen der Temperatur vertraut zu werden.

Wir werden nun nochmals die Schmerzschwelle für die Temperatur am Oberschenkel erheben. Sie sollen hierzu selbst die Temperatur einstellen, die gerade eben eine Schmerzempfindung auslöst. Wir untersuchen nicht, wieviel Schmerz Sie aushalten, sondern bei welcher Temperatur bei Ihnen die Schmerzempfindung einsetzt. Mit den beiden Regulationstasten „rot" und „blau" auf der Tastatur können Sie die Temperatur verändern. Die rote Taste heizt, die blaue Taste kühlt. Solange wie Sie eine der beiden Tasten gedrückt halten verändert sich die Temperatur. Dies geht nur, wenn die Lämpchen über den Tasten an sind. Stellen Sie, sobald Sie ein Tonsignal hören, die Temperatur ein, die für Sie gerade eben schmerzhaft ist. Wenn die Empfindung bereits einen leichten Schmerz übersteigt, korrigieren Sie die Temperatur bitte mit der blauen Taste. Wenn Sie die Temperatur genau auf eine leichte Schmerzempfindung eingestellt haben, drücken Sie bitte die weiße Antworttaste in der Mitte des Tastenfeldes. Diese von Ihnen eingestellte Temperatur wird nun für einen kurzen Augenblick auf diesem Niveau bleiben. Wenn Sie das Tonsignal nochmals hören, wiederholen Sie bitte die Procedur und stellen wieder eine leicht schmerzhafte Temperatur ein. Insgesamt finden 7 Meßdurchgänge statt.

# INSTRUKTION 6

## Experiment 2: Schmerzinhibition

Sie werden nun gleichzeitig zum Temperaturreiz am Oberschenkel mehrere Serien von elektrischen Impulsen am Unterarm bzw. an der Schläfe erhalten. Die Stärke der elektrischen Reize entspricht denen aus dem 1. Teil der Untersuchung zur Schmerzschwellenbestimmung. Bitte schätzen Sie nach jedem Reiz Ihre Empfindung gemäß der vorliegenden Skala ein und nennen Sie die darunter stehende entsprechende Zahl. Im ersten Teil jeder Serie beträgt die Temperatur am Oberschenkel konstant 38 °C (Baseline), im zweiten Teil der Serie kann die Temperatur bis zu Ihrer in der vorangegangenen Untersuchung erhobenen Schmerzschwelle ansteigen (Intervention).

Insgesamt werden 4 Bedingungen durchgeführt. Variiert wird zum einen der Ableitungsort für die Elektroden (Unterarm/Schläfe) und zum anderen die Temperatur am Oberschenkel (Hitze-/Schmerzbedingung). Die Temperatur am Oberschenkel ist bei der Hitzebedingung 1.3 °C geringer als die von Ihnen eingestellte Schmerzempfindung. Bei der Schmerzbedingung wird genau die von Ihnen als schmerzhaft eingestellte Temperatur eingesetzt. Die Temperatur wird in beiden Bedingungen jeweils mit einer gewissen Pulsamplitude, also mit leichten Schwankungen um den Ausgangswert vorgegeben. Die Werte liegen hierbei maximal 1 °C über der Schmerzschwelle. Sollten Sie während der Untersuchung die Schwankung der Temperatur als zu schmerzhaft empfinden, kann die Temperatur auf Ihren Wunsch in kleinen Schritten reduziert werden.

Wir beginnen nun mit der Bedingung ...

# Protokollbogen: Experiment 1

## Schmerzschwellenbestimmung (Grenzwertverfahren)

| Code-Nr.: |
| --- |
| Datum: |

**Einschätzung der aktuellen Schmerzintensität (Skala 0-10):**

Reihenfolge 1

**1) Unterarm**

thermisch Mittelwert: _____

mechanisch _____ _____ _____ Mittelwert: _____

elektrisch: Entdeckungsschwelle: _____

Schmerzschwelle: _____ _____ _____ Mittelwert: _____

**2) M. trapezius**

thermisch Mittelwert: _____

mechanisch _____ _____ _____ Mittelwert: _____

elektrisch: Entdeckungsschwelle: _____

Schmerzschwelle: _____ _____ _____ Mittelwert: _____

**3) Schläfe**

thermisch Mittelwert: _____

mechanisch _____ _____ _____ Mittelwert: _____

elektrisch: Entdeckungsschwelle: _____

Schmerzschwelle: _____ _____ _____ Mittelwert: _____

## Protokollbogen: Experiment 1

### Schmerzschwellenbestimmung (Grenzwertverfahren)

| Code-Nr.: |
|---|
| Datum: |

**Einschätzung der aktuellen Schmerzintensität (Skala 0-10):**

Reihenfolge 2

**1) Unterarm**

thermisch Mittelwert: ____

mechanisch ____ ____ ____ Mittelwert: ____

elektrisch: Entdeckungsschwelle: ____

Schmerzschwelle: ____ ____ ____ Mittelwert: ____

**2) Schläfe**

thermisch Mittelwert: ____

mechanisch ____ ____ ____ Mittelwert: ____

elektrisch: Entdeckungsschwelle: ____

Schmerzschwelle: ____ ____ ____ Mittelwert: ____

**3) M. trapezius**

thermisch Mittelwert: ____

mechanisch ____ ____ ____ Mittelwert: ____

elektrisch: Entdeckungsschwelle: ____

Schmerzschwelle: ____ ____ ____ Mittelwert: ____

# Protokollbogen: Experiment 2

## Analyse der Schmerzhemmung (Herstellungsverfahren)

| |
|---|
| Code-Nr.: |
| Datum: |

**Staircase-Procedure:**

| | | | |
|---|---|---|---|
| Schmerz: | Rating 6 | down | 0.30 |
| | Rating 5 | down | 0.15 |
| | Rating 4 | up | 0.15 |
| | Rating 3 | up | 0.30 |

| | | | |
|---|---|---|---|
| Entdeckung: | Rating 3 | down | 0.15 |
| | Rating 2 | down | 0.10 |
| | Rating 1 | up | 0.15 |

<u>Übung</u>

Schmerz 1 Reiz Rat. ____ ____ 4 Reiz Rat. ____ ____ 6 Reiz Rat. ____ ____

Entdeckung 2 Reiz Rat. ____ ____ 3 Reiz Rat. ____ ____ 5 Reiz Rat. ____ ____

<u>Messung</u>

Reihenfolge der Bedingungen:

1.

2.

3.

4.

## Protokollbogen: Experiment 2

| Code-Nr.: | Bedingung: |
|---|---|
| Datum: | Uhrzeit (bei Beginn): |

**Staircase-Procedure:**

| | | | | | | | |
|---|---|---|---|---|---|---|---|
| Schmerz: | Rating 6 | down | 0.3 | Entdeckung: | Rating 3 | down | 0.15 |
| | Rating 5 | down | 0.15 | | Rating 2 | down | 0.1 |
| | Rating 4 | up | 0.15 | | Rating 1 | up | 0.15 |
| | Rating 3 | up | 0.3 | | | | |

<u>Block 1</u>

| | | | | | | |
|---|---|---|---|---|---|---|
| Schmerz | | 2 | 3 | | 5 | *Thermo-Rat.* |
| | | Reiz Rat. | Reiz Rat. | | Reiz Rat. | |
| | | ----- ----- | ----- ----- | | ----- ----- | |
| Entdeckung | 1 | | | 4 | | |
| | Reiz Rat. | | | Reiz Rat. | | |
| | ----- ----- | | | ----- ----- | | |

| | | | | | | |
|---|---|---|---|---|---|---|
| Schmerz | | 7 | 8 | | | *Thermo-Rat.* |
| | | Reiz Rat. | Reiz Rat. | | | |
| | | ----- ----- | ----- ----- | | | |
| Entdeckung | 6 | | | 9 | 10 | |
| | Reiz Rat. | | | Reiz Rat. | Reiz Rat. | |
| | ----- ----- | | | ----- ----- | ----- ----- | |

| | | | | | | |
|---|---|---|---|---|---|---|
| Schmerz | | 12 | | 14 | 15 | *Thermo-Rat.* |
| | | Reiz Rat. | | Reiz Rat. | Reiz Rat. | |
| | | ----- ----- | | ----- ----- | ----- ----- | |
| Entdeckung | 11 | | 13 | | | |
| | Reiz Rat. | | Reiz Rat. | | | |
| | ----- ----- | | ----- ----- | | | |

| | | | | | | |
|---|---|---|---|---|---|---|
| Schmerz | | 17 | 18 | | | *Thermo-Rat.* |
| | | Reiz Rat. | Reiz Rat. | | | |
| | | ----- ----- | ----- ----- | | | |
| Entdeckung | 16 | | | 19 | 20 | |
| | Reiz Rat. | | | Reiz Rat. | Reiz Rat. | |
| | ----- ----- | | | ----- ----- | ----- ----- | |

| Code-Nr.: | Bedingung: |
| --- | --- |

**Staircase-Procedure:**

| | | | | | | | |
| --- | --- | --- | --- | --- | --- | --- | --- |
| Schmerz: | Rating 6 | down | 0.30 | Entdeckung: | Rating 3 | down | 0.15 |
| | Rating 5 | down | 0.15 | | Rating 2 | down | 0.10 |
| | Rating 4 | up | 0.15 | | Rating 1 | up | 0.15 |
| | Rating 3 | up | 0.30 | | | | |

<u>Block 2</u>

| | | | | | | |
| --- | --- | --- | --- | --- | --- | --- |
| Schmerz | | | 23<br>Reiz Rat.<br>----- ----- | 24<br>Reiz Rat.<br>----- ----- | | *Thermo-Rat.* |
| Entdeckung | 21<br>Reiz Rat.<br>----- ----- | 22<br>Reiz Rat.<br>----- ----- | | | 25<br>Reiz Rat.<br>----- ----- | |
| Schmerz | 26<br>Reiz Rat.<br>----- ----- | 27<br>Reiz Rat.<br>----- ----- | | 29<br>Reiz Rat.<br>----- ----- | | *Thermo-Rat.* |
| Entdeckung | | | 28<br>Reiz Rat.<br>----- ----- | | 30<br>Reiz Rat.<br>----- ----- | |
| Schmerz | | | 33<br>Reiz Rat.<br>----- ----- | 34<br>Reiz Rat.<br>----- ----- | | *Thermo-Rat.* |
| Entdeckung | 31<br>Reiz Rat.<br>----- ----- | 32<br>Reiz Rat.<br>----- ----- | | | 35<br>Reiz Rat.<br>----- ----- | |
| Schmerz | 36<br>Reiz Rat.<br>----- ----- | | 38<br>Reiz Rat.<br>----- ----- | 39<br>Reiz Rat.<br>----- ----- | | *Thermo-Rat.* |
| Entdeckung | | 37<br>Reiz Rat.<br>----- ----- | | | 40<br>Reiz Rat.<br>----- ----- | |

| | |
|---|---|
| Code-Nr.: | Bedingung: |

**Staircase-Procedure:**

| | | | | | | | |
|---|---|---|---|---|---|---|---|
| Schmerz: | Rating 6 | down | 0.30 | Entdeckung: | Rating 3 | down | 0.15 |
| | Rating 5 | down | 0.15 | | Rating 2 | down | 0.10 |
| | Rating 4 | up | 0.15 | | Rating 1 | up | 0.15 |
| | Rating 3 | up | 0.30 | | | | |

<u>Block 3</u>

| | | | | | | |
|---|---|---|---|---|---|---|
| Schmerz | | 42<br>Reiz Rat.<br>----- ----- | 43<br>Reiz Rat.<br>----- ----- | | 45<br>Reiz Rat.<br>----- ----- | *Thermo-Rat.* |
| Entdeckung | 41<br>Reiz Rat.<br>----- ----- | | | 44<br>Reiz Rat.<br>----- ----- | | |

| | | | | | | |
|---|---|---|---|---|---|---|
| Schmerz | | 47<br>Reiz Rat.<br>----- ----- | 48<br>Reiz Rat.<br>----- ----- | | | *Thermo-Rat.* |
| Entdeckung | 46<br>Reiz Rat.<br>----- ----- | | | 49<br>Reiz Rat.<br>----- ----- | 50<br>Reiz Rat.<br>----- ----- | |

| | | | | | | |
|---|---|---|---|---|---|---|
| Schmerz | | 52<br>Reiz Rat.<br>----- ----- | | 54<br>Reiz Rat.<br>----- ----- | 55<br>Reiz Rat.<br>----- ----- | *Thermo-Rat.* |
| Entdeckung | 51<br>Reiz Rat.<br>----- ----- | | 53<br>Reiz Rat.<br>----- ----- | | | |

| | | | | | | |
|---|---|---|---|---|---|---|
| Schmerz | | 57<br>Reiz Rat.<br>----- ----- | 58<br>Reiz Rat.<br>----- ----- | | | *Thermo-Rat.* |
| Entdeckung | 56<br>Reiz Rat.<br>----- ----- | | | 59<br>Reiz Rat.<br>----- ----- | 60<br>Reiz Rat.<br>----- ----- | |

| Code-Nr.: | Bedingung: |
|---|---|

**Staircase-Procedure:**

| Schmerz: | | | | Entdeckung: | | |
|---|---|---|---|---|---|---|
| Rating 6 | down | 0.30 | | Rating 3 | down | 0.15 |
| Rating 5 | down | 0.15 | | Rating 2 | down | 0.10 |
| Rating 4 | up | 0.15 | | Rating 1 | up | 0.15 |
| Rating 3 | up | 0.30 | | | | |

<u>Block 4</u>

| | | | | | | |
|---|---|---|---|---|---|---|
| Schmerz | | | 63<br>Reiz Rat.<br>----- ----- | 64<br>Reiz Rat.<br>----- ----- | | *Thermo-Rat.* |
| Entdeckung | 61<br>Reiz Rat.<br>----- ----- | 62<br>Reiz Rat.<br>----- ----- | | | 65<br>Reiz Rat.<br>----- ----- | |
| Schmerz | 66<br>Reiz Rat.<br>----- ----- | 67<br>Reiz Rat.<br>----- ----- | | 69<br>Reiz Rat.<br>----- ----- | | *Thermo-Rat.* |
| Entdeckung | | | 68<br>Reiz Rat.<br>----- ----- | | 70<br>Reiz Rat.<br>----- ----- | |
| Schmerz | | | 73<br>Reiz Rat.<br>----- ----- | 74<br>Reiz Rat.<br>----- ----- | | *Thermo-Rat.* |
| Entdeckung | 71<br>Reiz Rat.<br>----- ----- | 72<br>Reiz Rat.<br>----- ----- | | | 75<br>Reiz Rat.<br>----- ----- | |
| Schmerz | 76<br>Reiz Rat.<br>----- ----- | | 78<br>Reiz Rat.<br>----- ----- | 79<br>Reiz Rat.<br>----- ----- | | *Thermo-Rat.* |
| Entdeckung | | 77<br>Reiz Rat.<br>----- ----- | | | 80<br>Reiz Rat.<br>----- ----- | |

| Code-Nr.: | Bedingung: |
|---|---|

**Staircase-Procedure:**

| | | | | | | | |
|---|---|---|---|---|---|---|---|
| Schmerz: | Rating 6 | down | 0.30 | Entdeckung: | Rating 3 | down | 0.15 |
| | Rating 5 | down | 0.15 | | Rating 2 | down | 0.10 |
| | Rating 4 | up | 0.15 | | Rating 1 | up | 0.15 |
| | Rating 3 | up | 0.30 | | | | |

Block 5

| | | | | | | |
|---|---|---|---|---|---|---|
| Schmerz | | 82 | 83 | | 85 | *Thermo-Rat.* |
| | | Reiz Rat. | Reiz Rat. | | Reiz Rat. | |
| | | ----- ----- | ----- ----- | | ----- ----- | |
| Entdeckung | 81 | | | 84 | | |
| | Reiz Rat. | | | Reiz Rat. | | |
| | ----- ----- | | | ----- ----- | | |

| | | | | | | |
|---|---|---|---|---|---|---|
| Schmerz | | 87 | 88 | | | *Thermo-Rat.* |
| | | Reiz Rat. | Reiz Rat. | | | |
| | | ----- ----- | ----- ----- | | | |
| Entdeckung | 86 | | | 89 | 90 | |
| | Reiz Rat. | | | Reiz Rat. | Reiz Rat. | |
| | ----- ----- | | | ----- ----- | ----- ----- | |

| | | | | | | |
|---|---|---|---|---|---|---|
| Schmerz | | 92 | | 94 | 95 | *Thermo-Rat.* |
| | | Reiz Rat. | | Reiz Rat. | Reiz Rat. | |
| | | ----- ----- | | ----- ----- | ----- ----- | |
| Entdeckung | 91 | | 93 | | | |
| | Reiz Rat. | | Reiz Rat. | | | |
| | ----- ----- | | ----- ----- | | | |

| | | | | | | |
|---|---|---|---|---|---|---|
| Schmerz | | 97 | 98 | | | *Thermo-Rat.* |
| | | Reiz Rat. | Reiz Rat. | | | |
| | | ----- ----- | ----- ----- | | | |
| Entdeckung | 96 | | | 99 | 100 | |
| | Reiz Rat. | | | Reiz Rat. | Reiz Rat. | |
| | ----- ----- | | | ----- ----- | ----- ----- | |

| Code-Nr.: | Bedingung: |
|---|---|

**Staircase-Procedure:**

| | | | | | | | |
|---|---|---|---|---|---|---|---|
| Schmerz: | Rating 6 | down | 0.30 | Entdeckung: | Rating 3 | down | 0.15 |
| | Rating 5 | down | 0.15 | | Rating 2 | down | 0.10 |
| | Rating 4 | up | 0.15 | | Rating 1 | up | 0.15 |
| | Rating 3 | up | 0.30 | | | | |

<u>Block 6</u>

| | | | | | | |
|---|---|---|---|---|---|---|
| Schmerz | | | 103<br>Reiz Rat.<br>----- ----- | 104<br>Reiz Rat.<br>----- ----- | | *Thermo-Rat.* |
| Entdeckung | 101<br>Reiz Rat.<br>----- ----- | 102<br>Reiz Rat.<br>----- ----- | | | 105<br>Reiz Rat.<br>----- ----- | |

| | | | | | | |
|---|---|---|---|---|---|---|
| Schmerz | 106<br>Reiz Rat.<br>----- ----- | 107<br>Reiz Rat.<br>----- ----- | | 109<br>Reiz Rat.<br>----- ----- | | *Thermo-Rat.* |
| Entdeckung | | | 108<br>Reiz Rat.<br>----- ----- | | 110<br>Reiz Rat.<br>----- ----- | |

| | | | | | | |
|---|---|---|---|---|---|---|
| Schmerz | | | 113<br>Reiz Rat.<br>----- ----- | 114<br>Reiz Rat.<br>----- ----- | | *Thermo-Rat.* |
| Entdeckung | 111<br>Reiz Rat.<br>----- ----- | 112<br>Reiz Rat.<br>----- ----- | | | 115<br>Reiz Rat.<br>----- ----- | |

| | | | | | | |
|---|---|---|---|---|---|---|
| Schmerz | 116<br>Reiz Rat.<br>----- ----- | | 118<br>Reiz Rat.<br>----- ----- | 119<br>Reiz Rat.<br>----- ----- | | *Thermo-Rat.* |
| Entdeckung | | 117<br>Reiz Rat.<br>----- ----- | | | 120<br>Reiz Rat.<br>----- ----- | |

| Code-Nr.: | Bedingung: |
|---|---|

**Staircase-Procedure:**

| | | | | | | | |
|---|---|---|---|---|---|---|---|
| Schmerz: | Rating 6 | down | 0.30 | Entdeckung: | Rating 3 | down | 0.15 |
| | Rating 5 | down | 0.15 | | Rating 2 | down | 0.10 |
| | Rating 4 | up | 0.15 | | Rating 1 | up | 0.15 |
| | Rating 3 | up | 0.30 | | | | |

Block 7

| | | | | | | |
|---|---|---|---|---|---|---|
| Schmerz | | 122<br>Reiz Rat.<br><br>----- ----- | 123<br>Reiz Rat.<br><br>----- ----- | | 125<br>Reiz Rat.<br><br>----- ----- | *Thermo-Rat.* |
| Entdeckung | 121<br>Reiz Rat.<br><br>----- ----- | | | 124<br>Reiz Rat.<br><br>----- ----- | | |
| Schmerz | | 127<br>Reiz Rat.<br><br>----- ----- | 128<br>Reiz Rat.<br><br>----- ----- | | | *Thermo-Rat.* |
| Entdeckung | 126<br>Reiz Rat.<br><br>----- ----- | | | 129<br>Reiz Rat.<br><br>----- ----- | 130<br>Reiz Rat.<br><br>----- ----- | |
| Schmerz | | 132<br>Reiz Rat.<br><br>----- ----- | | 134<br>Reiz Rat.<br><br>----- ----- | 135<br>Reiz Rat.<br><br>----- ----- | *Thermo-Rat.* |
| Entdeckung | 131<br>Reiz Rat.<br><br>----- ----- | | 133<br>Reiz Rat.<br><br>----- ----- | | | |
| Schmerz | | 137<br>Reiz Rat.<br><br>----- ----- | 138<br>Reiz Rat.<br><br>----- ----- | | | *Thermo-Rat.* |
| Entdeckung | 136<br>Reiz Rat.<br><br>----- ----- | | | 139<br>Reiz Rat.<br><br>----- ----- | 140<br>Reiz Rat.<br><br>----- ----- | |

| Code-Nr.: | Bedingung: |
|---|---|

**Staircase-Procedure:**

| | | | | | | | |
|---|---|---|---|---|---|---|---|
| Schmerz: | Rating 6 | down | 0.30 | Entdeckung: | Rating 3 | down | 0.15 |
| | Rating 5 | down | 0.15 | | Rating 2 | down | 0.10 |
| | Rating 4 | up | 0.15 | | Rating 1 | up | 0.15 |
| | Rating 3 | up | 0.30 | | | | |

<u>Block 8</u>

| | | | | | | |
|---|---|---|---|---|---|---|
| Schmerz | | | 143<br>Reiz Rat.<br><br>----- ----- | 144<br>Reiz Rat.<br><br>----- ----- | | *Thermo-Rat.* |
| Entdeckung | 141<br>Reiz Rat.<br><br>----- ----- | 142<br>Reiz Rat.<br><br>----- ----- | | | 145<br>Reiz Rat.<br><br>----- ----- | |
| Schmerz | 146<br>Reiz Rat.<br><br>----- ----- | 147<br>Reiz Rat.<br><br>----- ----- | | 149<br>Reiz Rat.<br><br>----- ----- | | *Thermo-Rat.* |
| Entdeckung | | | 148<br>Reiz Rat.<br><br>----- ----- | | 150<br>Reiz Rat.<br><br>----- ----- | |
| Schmerz | | | 153<br>Reiz Rat.<br><br>----- ----- | 154<br>Reiz Rat.<br><br>----- ----- | | *Thermo-Rat.* |
| Entdeckung | 151<br>Reiz Rat.<br><br>----- ----- | 152<br>Reiz Rat.<br><br>----- ----- | | | 155<br>Reiz Rat.<br><br>----- ----- | |
| Schmerz | 156<br>Reiz Rat.<br><br>----- ----- | | 158<br>Reiz Rat.<br><br>----- ----- | 159<br>Reiz Rat.<br><br>----- ----- | | *Thermo-Rat.* |
| Entdeckung | | 157<br>Reiz Rat.<br><br>----- ----- | | | 160<br>Reiz Rat.<br><br>----- ----- | |

**Einschätzung der aktuellen Schmerzintensität (Skala 0-10):**

## Ratingskala für elektrische Stimulation: Experiment 2

Bitte schätzen Sie nach jedem elektrischen Reiz Ihre Empfindung gemäß der vorliegenden Skala ein und nennen Sie die darunter stehende entsprechende Zahl.

| 1 | 2 | 3 | 4 | 5 | 6 |
|---|---|---|---|---|---|
| keine Empfindung | leichte Empfindung | mäßige Empfindung | starke Empfindung | leichter Schmerz | mäßiger Schmerz |

## Visuelle Analogskala für tonische Stimulation: Experiment 2

Schätzen Sie nun ihre aktuelle Schmerzemfpindung ein, indem Sie auf der nachfolgenden Skala ein Kreuz machen. Bitte ordnen Sie jede **nicht schmerzhafte** Emfpindung **links** vom Mittelpunkt und jede **schmerzhafte** Empfindung **rechts** vom Mittelpunkt an. Achten Sie bitte darauf, dass verschiedene Einschätzungen zueinander proportional angegeben werden (z.B. doppelt so starke Schmerzen sollten im doppelten Abstand vom Mittelpunkt eingetragen werden).

1.

sehr leicht
schmerzhaft

zunehmende Empfindung

2.

sehr leicht
schmerzhaft

zunehmende Empfindung

3.

sehr leicht
schmerzhaft

zunehmende Empfindung

4.

sehr leicht
schmerzhaft

zunehmende Empfindung

5.

sehr leicht
schmerzhaft

zunehmende Empfindung

6.

sehr leicht
schmerzhaft

zunehmende Empfindung

7.

sehr leicht
schmerzhaft

zunehmende Empfindung

8.

sehr leicht
schmerzhaft

zunehmende Empfindung

9.

sehr leicht
schmerzhaft

zunehmende Empfindung

10.

sehr leicht
schmerzhaft

zunehmende Empfindung

11.

sehr leicht
schmerzhaft

zunehmende Empfindung

12.

sehr leicht
schmerzhaft

zunehmende Empfindung

13.

sehr leicht
schmerzhaft

zunehmende Empfindung

14.

sehr leicht
schmerzhaft

zunehmende Empfindung

15.

sehr leicht
schmerzhaft

zunehmende Empfindung

16.

sehr leicht
schmerzhaft

zunehmende Empfindung

# Geräte

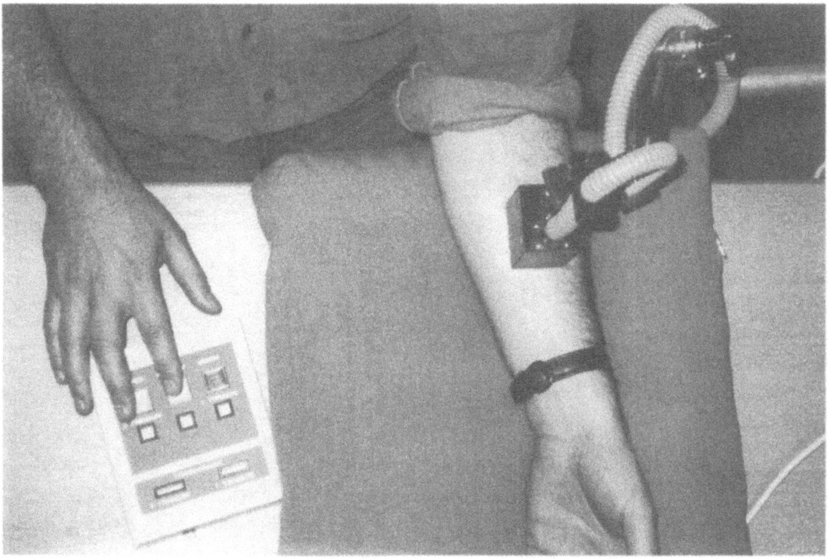

Schwenkvorrichtung und Anlegen der Thermode am Unterarm

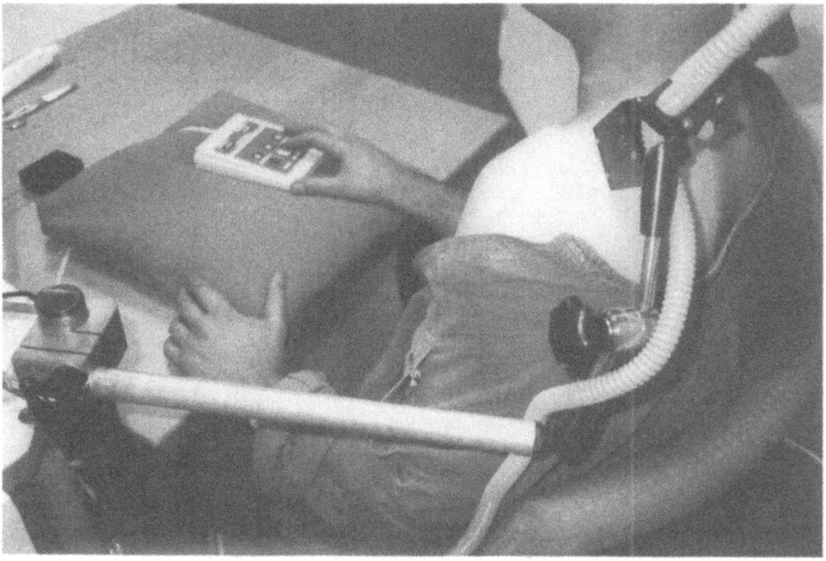

Schwenkvorrichtung und Anlegen der Thermode am M. trapezius

## Geräte

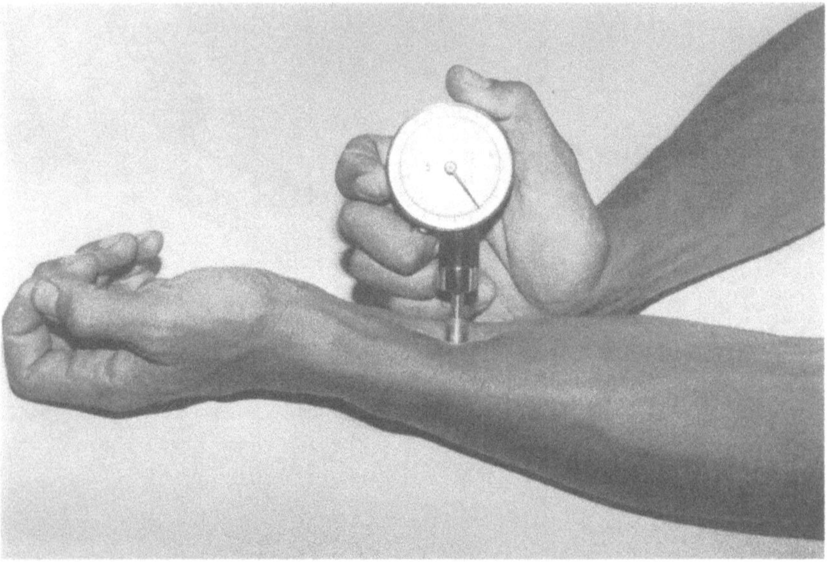

Anwendung des Druckdolorimeters am Unterarm

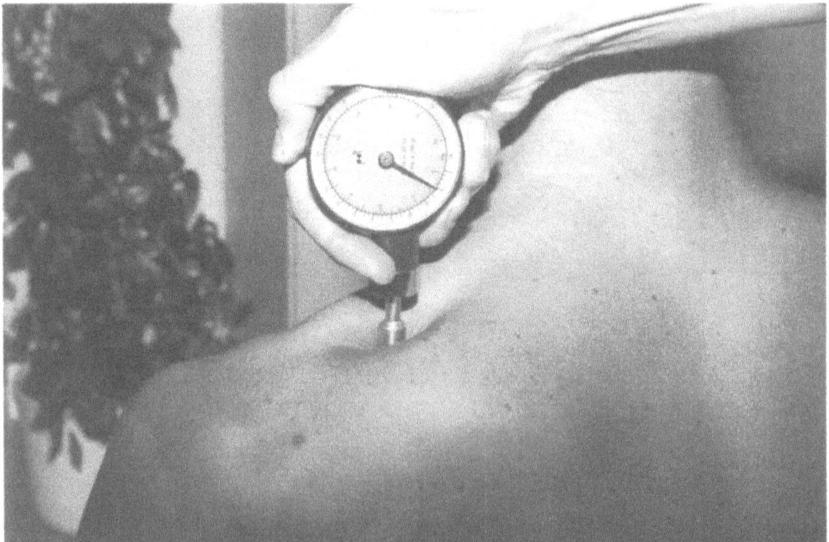

Anwendung des Druckdolorimeters am M. trapezius

# Geräte

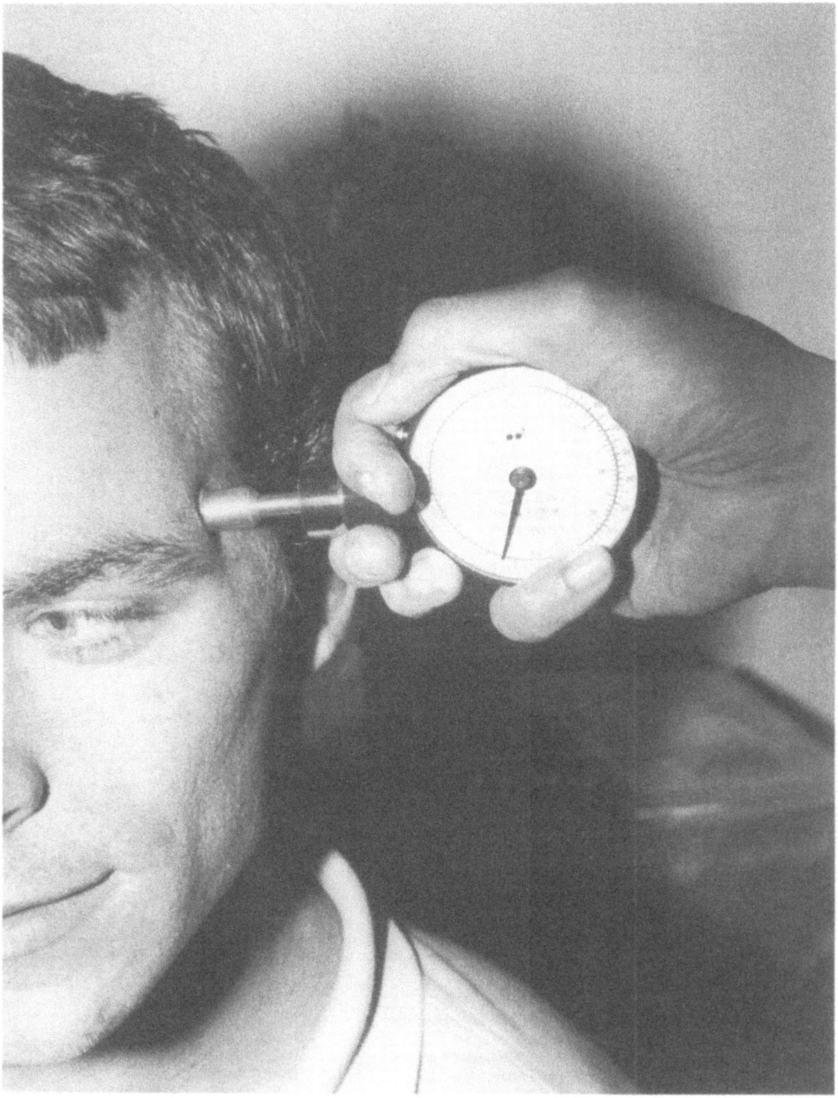

Anwendung des Druckdolorimeters an der Schläfe

# Fragebogen zur Erfassung des Schmerzbildes (FES)

| | |
|---|---|
| Code-Nr.: | |
| Datum: | |

## Schmerzfragebogen

Geschlecht: ☐ weiblich ☐ männlich Alter: ☐ Jahre

Familienstand:
- ☐ ledig
- ☐ verheiratet seit ☐ Jahren
- ☐ getrennt lebend seit ☐ Jahren
- ☐ geschieden seit ☐ Jahren
- ☐ verwitwet seit ☐ Jahren

Kinder: ☐ nein ☐ ja Anzahl: ☐

Schulbildung:
- ☐ Sonderschule
- ☐ Haupt-(Volks-)schule ohne Abschluß
- ☐ Haupt-(Volks-)schule mit Abschluß
- ☐ Mittlere Reife
- ☐ Abitur
- ☐ abgeschlossenes Fachhochschul- oder Hochschulstudium
- ☐ andere: ☐

berufl. Tätigkeit:
- ☐ Arbeiter
- ☐ Angestellter
- ☐ höherer Angestellter/Beamter
- ☐ im Haushalt tätig
- ☐ in Ausbildung (auch Studium oder Umschulung)
- ☐ selbständig
- ☐ in Rehabilitationsmaßnahme
- ☐ arbeitslos
- ☐ erwerbsunfähig
- ☐ pensioniert oder berentet

Falls Sie pensioniert oder berentet sind: Ist dies wegen der Schmerzen? ☐ ja ☐ nein
Befinden Sie sich in einem Berentungsverfahren? ☐ ja ☐ nein
Wenn ja, ist dies wegen der Schmerzen? ☐ ja ☐ nein

Arbeitszeit:
- ☐ ganztags
- ☐ Teilzeit (weniger als halbtags)
- ☐ halbtags
- ☐ nicht berufstätig

Ausgeübter Beruf: ☐
berufstätig seit: ☐ Jahren

Bitte kreuzen Sie an, wer im selben Haushalt wohnt wie Sie?
- ☐ Partner
- ☐ Eltern, Schwiegereltern
- ☐ andere Verwandte
- ☐ Kinder
- ☐ Geschwister
- ☐ andere Personen (z.B. Wohngemeinschaft, Heim)

Sind Sie Raucher? ☐ ja ☐ nein

Bitte beziehen Sie Ihre Antworten bei den nachfolgenden Fragen auf den Zeitraum der letzten 6 Monate:

Bitte geben Sie an, wo Sie Schmerzen haben:

- ☐ Kopf
- ☐ Gesicht, Mund
- ☐ Nackenbereich
- ☐ Schultern, Oberarme
- ☐ Brust
- ☐ Bauch
- ☐ Kreuz
- ☐ Beine
- ☐ Unterleib
- ☐ Gesäß, Genitalien
- ☐ an mehr als 3 Stellen

Bitte tragen Sie auf der untenstehenden Zeichnung die Stellen ein, wo Sie Ihre Schmerzen verspüren. Tragen Sie **in jedem** der eingezeichneten Areale gemäß der unten angegebenen Skala die Stärke der Schmerzen ein.

| | | | | | | |
|---|---|---|---|---|---|---|
| 0 | 1 | 2 | 3 | 4 | 5 | 6 |

überhaupt nicht sehr stark

**Für Kopf- und Gesichtsschmerzen:**

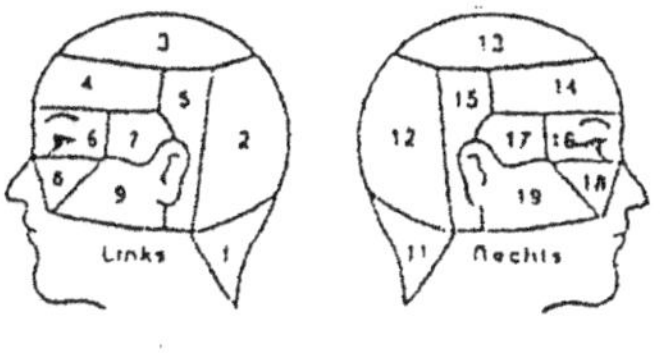


**Für Körperschmerzen:**

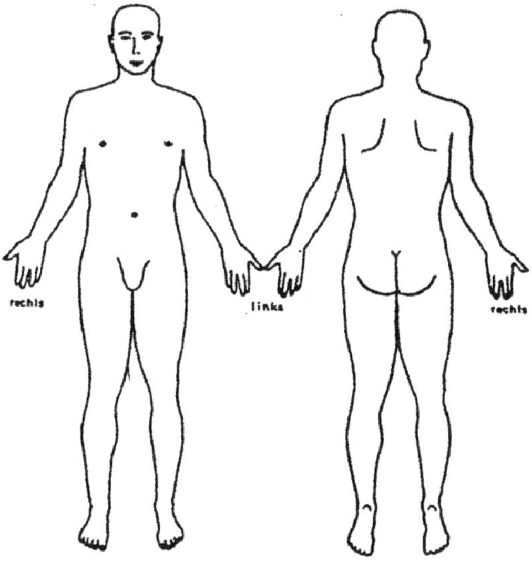

Geben Sie die Stelle an, an der Sie die meisten Schmerzen haben: [ ]

Wann sind **diese** Schmerzen zum ersten Mal überhaupt aufgetreten?

Tag: [ ] Monat: [ ] Jahr: [ ]

Wann haben **diese** Schmerzen das letzte Mal für längere Zeit (mindestens einen Tag) ausgesetzt?

Tag: [ ] Monat: [ ] Jahr: [ ]

Wie lange? [ ] Tage [ ] Monate [ ] Jahre

Bitte schätzen Sie nun ihre aktuelle Schmerzstärke ein, indem Sie auf der untenstehenden Skala ein Kreuz machen.

kein Schmerz ________________________________ stärkster vorstellbarer Schmerz

| Code-Nr.: |
|---|
| Datum: |
| Summenscore: |

# EAA - Fragebogen zur Erfassung apparatespezifischer Angst

Die einzelnen Angaben in diesem Fragebogen bezeichnen Dinge oder Erfahrungen, die Angst oder ähnliche, unangenehme Gefühle hervorrufen können. Lesen Sie sich bitte jedes Beispiel durch und entscheiden Sie, wie stark Sie die angegebenen Situationen oder Gegebenheiten beängstigen. Bitte machen Sie nach dem folgenden Schema für jedes Beispiel ein Kreuz:

| überhaupt nicht | wenig | deutlich | stark | sehr stark |
|---|---|---|---|---|
| 1 | 2 | 3 | 4 | 5 |

1. Halten Sie sich für einen selbstbewussten Menschen? 1...2...3...4...5
2. Denken Sie, dass Frauen ängstlicher sind als Männer? 1...2...3...4...5
3. Sind Sie aufgrund der Untersuchung aufgeregt? 1...2...3...4...5
4. Glauben Sie, dass das Wetter Ihre Stimmung beeinflusst? 1...2...3...4...5
5. Haben Sie Angst, dass Sie während der Untersuchung Schmerzreize erhalten, ohne dass diese vorher angekündigt werden? 1...2...3...4...5
6. Halten Sie sich für einen ängstlichen Typ? 1...2...3...4...5
7. Haben Sie Angst während der Untersuchung unangenehme Erfahrungen zu machen? 1...2...3...4...5
8. Befürchten Sie, dass durch die elektrische Stimulation an der Schläfe Kopfschmerzen ausgelöst bzw. verstärkt werden könnten? 1...2...3...4...5
9. Haben Sie Angst vor Spinnen? 1...2...3...4...5
10. Befürchten Sie, dass durch thermische Stimulation Verletzungen (z.B. Hautverbrennungen) auftreten könnten? 1...2...3...4...5
11. Trauen Sie der Versuchsleiterin zu, dass sie die Apparatur kompetent bedienen kann? 1 1...2...3...4...5

**Auswertung:**

apparatespezifische Ängste: Items Nr. 3, 5, 7, 8, 10, 11

unspezifische Ängste: Items Nr. 6, 9

neutrale Items: Items Nr. 1, 2, 4

## Ergebnisse der Faktorenanalyse für den Fragebogen zur Erfassung apparatespezifischer Angst (EAA)

| Item | Faktorladung auf Faktor 1 | Faktorladung auf Faktor 2 | Faktorladung auf Faktor 3 |
|---|---|---|---|
| EAA 1 | - 0.621 | | |
| EAA 2 | | | 0.625 |
| EAA 3 | 0.691 | | |
| EAA 4 | | | 0.800 |
| EAA 5 | 0.778 | | |
| EAA 6 | 0.797 | | |
| EAA 7 | 0.761 | | |
| EAA 8 | 0.755 | | |
| EAA 9 | | 0.770 | |
| EAA 10 | 0.640 | | |
| EAA 11 | | 0.803 | |

varimaxrotierte Faktorenmatrix

## Ergebnisse der Itemanalyse für den Fragebogen zur Erfassung apparatespezifischer Angst (EAA)

| Item | Schwierigkeits-index<br>P | Trennschärfe-koeffizient<br>$r_{it}$ | Reliabilität der Skala, wenn Item gelöscht<br>$Alpha_{id}$ |
|---|---|---|---|
| EAA 1 | | - 0.5751 | 0.7645 |
| EAA 2 | | 0.1428 | 0.6286 |
| EAA 3 | 13.3 | 0.4222 | 0.5657 |
| EAA 4 | | 0.1256 | 0.6283 |
| EAA 5 | 8.3 | 0.6024 | 0.5298 |
| EAA 6 | 21.7 | 0.4722 | 0.5428 |
| EAA 7 | 10.0 | 0.4684 | 0.5543 |
| EAA 8 | 16.7 | 0.6432 | 0.5072 |
| EAA 9 | 18.3 | 0.5149 | 0.5260 |
| EAA 10 | 6.7 | 0.5408 | 0.5436 |
| EAA 11 | 3.3 | 0.3607 | 0.5886 |

**Ergebnisse der Reliabilitätsanalyse für die modifizierte Fassung des Fragebogens zur Erfassung apparatespezifischer Angst (EAA)**

| Item | Trennschärfe $r_{it}$ | Reliabilität der Skala, wenn Item gelöscht $Alpha_{id}$ |
|---|---|---|
| EAA 3 | 0.5334 | 0.8290 |
| EAA 5 | 0.7063 | 0.8053 |
| EAA 6 | 0.6670 | 0.8082 |
| EAA 7 | 0.6029 | 0.8192 |
| EAA 8 | 0.6920 | 0.8041 |
| EAA 9 | 0.4450 | 0.8525 |
| EAA 10 | 0.6130 | 0.8186 |

## Ergebnisse der Reliabilitätsanalyse für Skala 1 der modifizierten Fassung des Fragebogens zur Erfassung apparatespezifischer Angst (EAA)

| Item | Trennschärfe $r_{it}$ | Reliabilität der Skala, wenn Item gelöscht $Alpha_{id}$ |
|---|---|---|
| EAA 3 | 0.5613 | 0.8415 |
| EAA 5 | 0.6895 | 0.8193 |
| EAA 6 | 0.6606 | 0.8263 |
| EAA 7 | 0.6515 | 0.8257 |
| EAA 8 | 0.6989 | 0.8160 |
| EAA 10 | 0.5883 | 0.8370 |

Peter Lang · Europäischer Verlag der Wissenschaften

Ursula Voss

# Überwachen und Schlafen

Frankfurt/M., Berlin, Bern, Bruxelles, New York, Oxford, Wien, 2001.
228 S., zahlr. Abb. und Tab.
ISBN 3-631-37443-7 · br. DM 69.–*

Diese Arbeit unternimmt eine evolutionsbiologisch orientierte Synthese der bisherigen Ergebnisse aus Neurologie, Psychologie und Schlafmedizin bezogen auf die Frage „Warum schlafen wir wie". Dies betrifft zum einen die Struktur des Nachtschlafs und zum anderen den Übergang zwischen schlechtem und gutem Schlaf. In Anlehnung an zahlreiche Beispiele aus dem Tierreich wird postuliert, dass der ständige Wechsel zwischen Leicht-, Tief- und REM-Schlaf aus einer biologischen Notwendigkeit resultiert, die Schlafumgebung in regelmäßigen Abständen nach akustischen Gefahrreizen abzutasten. Entsprechend den Hypothesen belegen die durchgeführten Befragungen und experimentellen Studien, dass ein übersteigertes Überwachungsbedürfnis mit leicht störbarem Nachtschlaf einhergeht und anfällig macht für die Ausbildung einer Insomnie-Erkrankung.

*Aus dem Inhalt*: Physiologische Grundlagen von Wachheit und Schlaf · Schlaf der Tiere · Normaler und gestörter Schlaf · Persönlichkeit und Schlaf · Streß und Schlaf · Schlaf und Bewältigungsmechanismen · Rigide Copingstile Monitoring (Überwachen) und Blunting (Ablenken) und Schlafverhalten

Frankfurt/M · Berlin · Bern · Bruxelles · New York · Oxford · Wien
Auslieferung: Verlag Peter Lang AG
Jupiterstr. 15, CH-3000 Bern 15
Telefax (004131) 9402131

*inklusive Mehrwertsteuer
Preisänderungen vorbehalten

**Homepage http://www.peterlang.de**

FSC
www.fsc.org
MIX
Papier | Fördert gute Waldnutzung
FSC® C083411

Kolibri 360 GmbH
Ferdinand-Jühlke-Straße 7
99095 Erfurt, Deutschland
produktsicherheit@kolibri360.de

Druck:
CPI Druckdienstleistungen GmbH
im Auftrag der
Kolibri 360 GmbH
Ferdinand-Jühlke-Str. 7
99095 Erfurt